U0296236

上下求索，玉汝其成

——我的交大情与医工缘

庄天戈　著

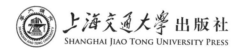
上海交通大学出版社
SHANGHAI JIAO TONG UNIVERSITY PRESS

内容提要

本书汇集了庄天戈教授从教65年来在教学、科研、学科建设等方面的经历、感悟与思考；记录了上海交通大学生物医学工程学科从创建、发展到壮大的历程；回顾了上海交通大学生物医学工程学院组织并参与重要国际学术交流活动的历史。书中的内容体现了以学生为中心的教学理念，注意了课程建设的创新性、前瞻性与实践性。

本书可供从事生物医学工程领域历史研究人员及相关人员参考。

图书在版编目（CIP）数据

上下求索,玉汝其成：我的交大情与医工缘 / 庄天戈著. -- 上海：上海交通大学出版社,2025.1 -- ISBN 978－7－313－31832－9

Ⅰ. R318－53

中国国家版本馆CIP数据核字第2024BM4795号

上下求索，玉汝其成——我的交大情与医工缘
SHANGXIA QIUSUO, YURUQICHENG——WODE JIAODA QING YU YIGONG YUAN

著　　者：	庄天戈			
出版发行：	上海交通大学出版社	地　　址：	上海市番禺路951号
邮政编码：	200030	电　　话：	021-64071208
印　　制：	上海文浩包装科技有限公司	经　　销：	全国新华书店
开　　本：	710mm×1000mm　1/16	印　　张：	23
字　　数：	328千字			
版　　次：	2025年1月第1版	印　　次：	2025年1月第1次印刷
书　　号：	ISBN 978-7-313-31832-9			
定　　价：	98.00元			

序

　　庄天戈教授和我是同一时代的人，都是在1956年前后考入大学的。庄教授考入上海的交通大学；我考进了南京工学院（现名东南大学）。1978年以后，在改革开放带来科技和教育大发展的春天里，又都曾为生物医学工程的发展工作过。1978年左右，浙江大学和上海交通大学等一批高校，率先建立了生物医学工程专业。南京工学院（现东南大学）是后来者，到1984年才建立了生物医学工程系。为了向先行院校学习，共同探索生物医学工程的教育和科研发展，我和庄天戈教授常常有机会共同参加许多学术活动。对庄教授的学风、见解和为人，印象深刻。2005年，在中国首次申办生物医学工程年会（Annual International Conference of Engineering in Medicine and Biology Conference, EMBC）的过程中，我们又有了更进一步的交流和合作。庄天戈教授为成功举办这个国际上最大的生物医学工程方面的年会，从动议、申办、筹备到成功举办，坚持努力多年，奉献了卓越的智慧和远见。为会议的成功举办，他作出了不可替代的贡献，正是这次重要的国际会议，让世界较全面地了解了中国生物医学工程的发展，也开拓了中国和国际交流合作的新渠道。

庄天戈教授是上海交通大学的一名资深教授。他把毕生精力贡献给了国家的教育事业。在庄天戈教授90寿辰暨从教67周年之际，上海交通大学编写了庄天戈教授的《上下求索，玉汝其成——我的交大情与医工缘》以追忆庄老师几十年来对生物医学工程学科发展的付出。这本文集精心编撰，收录了庄教授对学科发展的思考、科教育人心得、学术论文，以及个人、学生和同事们的深情回忆。每一章节都是庄教授学术生涯的见证。它不仅是一本著作，更是一份情感的载体，凝聚了庄教授一生的追求与梦想，以及他对医学成像、生物医学工程领域无尽的热爱和贡献。同时，本书折射出上海交通大学生物医学工程学科的发展历程，也将激励后人。因此，上海交通大学的负责同志邀我为本书作序，我欣然接受。我很高兴有此难得的机会，向庄天戈教授表达我的敬意。

庄天戈教授生于1935年，自幼在江南水乡长大，家境虽然不富裕，但在家族浓厚的读书氛围中，庄教授早早萌发了对知识的热爱。1947年，他考入上海市立吴淞中学，开启了求学之路。1953年，他以优异成绩考入交通大学电工器材制造系，随后在1957年留校任教，当年又随校迁往西安，在西安交通大学电机系、无线电系工作了22年，改革开放后调入上海交通大学生物医学工程专业，直至退休。期间，他曾以访问学者身份到美国圣路易斯华盛顿大学、宾夕法尼亚大学访问交流。

回顾庄老师的学术生涯，他不仅关注医学工程领域的前沿课题，还积极探索将现代科技应用于临床医学。他在国内生物医学工程领域较早地开展了PACS（20世纪90年代中）和人工神经网络的教学和研究（20世纪90年代初）以及计算机外科手术的研究与教学等。他在医学图像处理方面的研究，不仅推动了相关技术的发展，还为医学诊断提供了更加精准和高效的工具。他的多项科研成果在国内有很重要的影响，特别是，通过他的带动，上海交通大学的生物医学工程学科也形成了工程与医学的深度交叉并共同促进的特色。庄天戈教授是我国生物医学工程领域开拓时期的参与者与毕生努力的实践者。为了表彰他的贡献，中国生物医学工程学会在庆祝学会成立30年之际（2010年）授予庄老师终身贡献奖。

庄老师在教学科研等方面，兢兢业业，甘为人梯，勇挑重担。庄老师编写、翻译了多本有影响的教材。他会同其教学团队获得了2004年国家级精品课程。他编写的《CT原理与算法》教材，是许多进入X射线成像领域学习的青年学子和研究人员的启蒙书籍，至今仍是相关课程的重要参考书。在庄老师的教学生涯中，最为突出的特点之一是他的"因材施教"方法。他深知每个学生都有自己的特点和潜力，因此，他总是尽可能地了解每个学生的长处和短处，并根据他们的实际情况进行个性化的指导。这样的教学方法，不仅使学生们在学术上取得了优异的成绩，也帮助他们在个人成长方面得到了全面的发展。

庄老师在学科建设上具有前瞻性视野。他始终坚持"学无止境"的理念，不断追求知识的深度和广度。他不仅在专业领域内不断钻研，还涉猎广泛的学科领域，力求将多学科的知识融会贯通。这种严谨治学的态度，不仅使他在学术上取得了卓越的成就，也为学生们树立了良好的榜样。他注重培养年轻教师与博士生，为他们提供力所能及的条件。他对学生的影响，不仅体现在学术上，更体现在人格和精神的传承上。在他学生的眼中，庄老师是一位和蔼可亲的长者，他以身作则，教导他们如何做人、做事。他不仅关心他们的学业，更关心他们的成长和发展。无论课堂内还是课堂外，他都能以亲身经历和深刻见解，引导他们树立正确的人生观和价值观。

在庄老师九十年的人生中，最令人感动的是他始终如一，以赤子之心坚守和奉献于生物医学工程教育和科研事业，并始终保持锐意改革的教育家精神。他认为，教育改革应以学生为中心，注重培养学生的创新能力和实践能力。他的这些观点，为我国教育事业的发展提供了宝贵的借鉴。他无论身处何种境地，始终保持着对教育事业的热爱和对学生的关怀。桃李满天下，庄老师的学生们遍布海内外，他们在各自的岗位上，继承和发扬着庄老师的教育理念和精神。这些学生，无论身处何地，都怀着对庄老师的感激和敬仰之情，时刻铭记他的教诲，并以实际行动回报社会。这是庄老师育人硕果的最有力证明，也是他一生最珍贵的财富。

愿本书能够让更多的人了解、感受到庄老师的风采和精神，成为激励师生们不断前行的力量源泉。

衷心祝愿庄天戈教授健康长寿，幸福安康！

韦　钰

中国工程院院士

中国教育部原副部长

2024 年 8 月 6 日

目 录

001　第一章
自述二篇

003　我的前半辈子　庄天戈
035　七十述怀　庄天戈

039　第二章
学科建设

041　点点滴滴忆"生医"，真真切切医工情——庆祝上海交通大
学生物医学工程学科／专业成立 30 周年　庄天戈
052　"以玉攻石""依法治教"——学习田长霖高等教育思想随记
兼谈完善《高等学校章程制定暂行办法》的思考　庄天戈
056　BME 教育与教学之我见　庄天戈

067　第三章
科教融合

069　上下求索　玉汝其成——《CT 原理与算法》教材琐谈　庄天戈
077　精品课程生物医学图像处理的建设
赵　俊　钱晓平　王一抗　庄天戈
082　"30 后"教师谈教学　庄天戈
092　把握定位　凝练主线　与时俱进——《计算机在生物医学
中的应用》编写理念　庄天戈
095　关于上海交通大学生医工实践教育教学中的工作　庄天戈
101　世上无难事，只怕有"xin"人——上海市静安区中心医院
PACS 诞生记　庄天戈
111　DeskCAT 互动 CT 教学实验系统剖析——兼谈 CT 的实验教
学　庄天戈
129　从"西风""雁叫"想到学习——读报偶感　庄天戈
132　也谈师资培养　庄天戈

135 第四章
学术交流

137 五年忙一"会"——申办 27 届 IEEE/EMBS 国际会议始末
庄天戈

159 追忆与邱佩璋教授交往的几件往事　庄天戈

163 第五章
代表性综述

165 "图像存档及通讯系统"与"远程放射学"　庄天戈
172 医用 X 射线技术发展综述（一）——为纪念伦琴发现 X 射线
一百周年而作　庄天戈
180 医用 X 射线技术发展综述（二）——为纪念伦琴发现 X 射线
一百周年而作　庄天戈
191 世纪之交谈"成像"　庄天戈
196 我国 PACS 十年发展回顾及展望　庄天戈
200 走近分子成像　庄天戈
216 医用 X 射线成像历史的追溯、思考与期盼——为纪念我国第
一台 CT 诞生 30 周年而作　庄天戈
226 从放射摄影到放射影像组学——纪念伦琴发现 X 射线 120 周年
庄天戈
240 科学服务人类"小孔"孕育伟大——纪念华莱士·库尔特
（Wallace Henry Coulter）诞生 100 周年　庄天戈

253 第六章
他人眼中的庄老师

255 我们的父亲　庄　槿　桑　鸿
258 庄天戈教授和我的一些往事　朱章玉
264 扶锄望　处处青痕——记我国 PACS 事业的先行者庄天戈教
授　曹厚德
269 《中国医疗器械杂志》引领者——庄天戈教授　杨秀琼
273 敬贺庄天戈先生九秩荣寿　王　革
275 我认识的庄天戈先生　严壮志
277 一次难得的聚会　姜　明
279 感谢与祝福　赵滨生
280 时光荏苒，恩师情长　马春排
286 庄先生与我　徐微苑

290　师父　赵　俊

300　我的恩师庄天戈老师　张　虹

303　致敬庄先生：一位学业和人生导师　屠纪东

305　我的导师庄先生　孙　伟

308　师恩难忘　薪火相传——祝贺庄天戈先生迎九秩华诞　陈来高

312　我所敬重的庄老师　严加勇

315　庄老师两三事　秦翊麟

317　念念师恩　赵　静

326　我心目中的庄先生　王　鑫

329　教一楼拾遗　郑　雷

332　我眼中的庄老师　徐　昊

339　工程师成长随笔——庄天戈先生对我的影响　赵晨光

341　赤子之心——记庄老师二三事　张　静

344　由两张照片引发的回忆　金燕南

347　一个不浮夸别人的老教授　郑　茂

350　岁月留声，情谊永存——80211班同学与恩师庄天戈教授重聚交通大学　李云霞

354　后记

357　附录　庄天戈创新基金捐赠名单

著者说：本书诸多文章已在期刊、报纸等媒体公开发表过，在此作为史料汇集，著者本着"尊重文章原始样貌"的准则，除了一些明显错误，尽量少改动。

第一章

自述二篇

<<

我的前半辈子

庄天戈

我1935年11月出生于江、浙、沪交界处的一个不大不小的乡村（近泖港，原属上海市金山县，今属上海市松江区），东南15公里处是光纤之父高琨的家乡张堰镇（属上海市金山区）与上海金山石化公司，西南同样距离处，是著名画家程十发的故乡枫泾镇（今属金山区，原属浙江省），是典型的鱼米之乡，水路交通发达。由于江河阻隔，过去，陆路交通相当不便。记得童年时随老人进城（到松江或金山县城），都靠步行，一路上必须过几条江，摆几个渡，走一两个小时才到。

家 族 梗 概

我的祖父庄望之，年少得志，20岁就中了前清秀才，但由于沉湎鸦片，年仅40岁就因痨病（肺病）亡故。从此家道中落，留下三子二女，全靠祖母与曾祖母操持全家。五个子女中，后来只有伯父有幸读了大学；父亲和叔叔，均上了公费的黄渡乡村师范学校；大姑母，上了幼儿师范。小姑母没有上学。伯父大学毕业后曾在上海几个女子中学（包括务本女中）教书，解放前到上海市立吴淞中学任化学教师（改革开放后被评为中学特级教师）。父亲和叔叔土改前都是沥港小学教师（分别任校长与教导主任），大姑母是幼儿园教师，我姐姐女承父业，也是小学教师。总的说来，我的家族，是典型的教师之家。土改时，伯父、父亲、叔叔连同祖母和母亲，全被划为地主。1979年1月11日，中共中央作出《关于地主、富农分子摘帽问题和地、富子女成分问题的决定》。所以，在1979年1月以后，我与几个兄弟姐妹的家庭出身均不是地主成分了。

中 学 时 代

我1947年考入上海市立吴淞中学初中部，1950年免试直升高中，1953年毕业。吴淞中学在曾任两届校长的教育家程宽正带领下，学风严谨，教学水平高。其后几任校长也都是名人，如王一知（张太雷夫人，1949年任吴淞中学校长，后来曾任北京101中学校长）、朱凤豪（著名的《新三角讲义》的作者，中学数学名师，1950—1969年任吴淞中学校长，上海市特级校长）等。1953年中学毕业后，我以第一志愿考入交通大学（交大）电工器材制造系本科。

大 学 时 代

初识柿子湾

记得当时（1953年）大学的录取名单是率先在报上公布的。我是在镇上等了好久才盼到班船靠岸。它送来了当天的《新闻日报》，很快找到了自己的名字。一颗心总算放下了。接到录取通知书是几天以后的事。通知书上明确写着，新同学的报到地点，是"柿子湾分部"，心里不禁在问这"柿子湾"是交通大学吗？觉得这个地点既特别又陌生！

报到后发现，柿子湾分部（以前是立信会计学院，后来曾是交通大学的子弟学校和校办工厂）的宿舍楼，就在铁路沪杭线徐家汇站北侧，两者仅一个操场之隔，火车的噪声，昼夜无休。我们的宿舍是水泥地，每间住二十多人。吃饭是八人一桌，站着吃，没有凳子或椅子。分部校门离徐家汇本部约有15～20分钟的步行距离，需穿过棚户区（现在的市民村前身）才能到达本部的大操场、大礼堂（新文治堂）等重要场所。本部的图书馆坐落在华山路的"庙门"口，离柿子湾分部最远。为了更像一个"交大人"，也为了领略交通大学（本部）校园的风貌，开始几个礼拜，有的同学常常找机会往本部跑，虽然我们上课、生活的根据地在柿子湾分部。我有时还在晚饭后到本部图书馆自修，尽享交通大学的资源与环境。

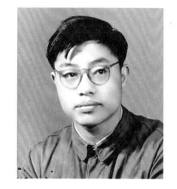

大学时代的庄天戈

很快一年级过去了。二年级，我们都搬到本部住宿和上课了。我们住的几栋宿舍看得出都刚刚落成，油漆地板，窗明几净，八人一间。相比分部，本部的条件不说天壤之别，也算是优越上等了。

初见大教授

无论是一年级还是二年级，为我们上课的老师大多是有名的大教授，如教我们数学的是朱公瑾教授，他是德国著名的R. Courant教授的学生，也是Courant的女婿。朱先生翻译了著名的柯氏微积分（R. Courant: Differential and Integral Calculus），并为该书纠正了若干错误，得到了R. Courant的赞赏。朱公瑾先生上课言简意赅，如他讲"无穷多"（说不尽、数不完的多），"充分条件"（有之必然，无之不必不然）和"必要条件"（无之必不然，有之不必然）等等，使我们很快领会。朱公瑾先生上课决不拖堂，下课铃声一响，他扔掉粉笔马上下课，即使粉笔字写到一半，也转身就走。这或许是德国式的教学风格吧。教物理的老师，是周铭教授。据说周先生曾在国外九年。他注重实验，课堂上演示的都是周铭先生亲自制作的教具，使我们印象深刻。朱公瑾先生后来随校西迁西安，几年后重回上海交通大学。由于周铭教授有编写物理教材的任务，一年级下学期的物理课由年轻的顾元壮先生接替。顾先生博学多才，无论理论、实践，他都在行。学生中传颂着许多关于顾老师的故事与佳话，如电机专业在制造中碰到一个工艺问题，专业老师傅没法解决，求教于顾老师，他给解决了。他把原子弹与氢弹的关键区别画龙点睛般"一语道破"：(重核分裂，氢核合成)。我们都极为崇拜朱、周两位大师，也佩服顾先生注重实践的精神，这些精神使我们学生得益匪浅，受用终身。顾先生的标准着装是一身皮夹克。他也曾支援西安，后因要解决两地分居问题，调回上海，去了复旦。复旦以2名讲师与西安交通大学交换顾先生。20世纪90年代，我们几个在沪的同学还曾去拜访过顾先生。顾老师热情地接待了我们，一起回忆在西安的教、学岁月，真是师生情深。

俄语统治

20世纪50年代的国际形势是"一边倒"，倒向苏联，全盘苏化。大学里用的教材，很多是从俄文翻译过来的。应教学之需，许多老师也都争学俄语。

大学里的外语课，当然只教俄文。教我们俄文的是周馨逸老师，后来知道周老师是从英语老师转来的。可见新中国建立初期俄语师资的缺乏。

记得在交通大学校园里，有一位白俄老师。他经常在路上拦住学生，与同学讲/教俄文。事实上当时不是所有同学都能理解俄文的重要性的，同时同学们也有难言之隐，刚刚学了一些俄文字母和简单的语法，要与洋人交流，显然"难以启齿"。

良师益友

人生能得一挚友是一生的幸运。在班级里，我遇到一位志同道合的好友，姑且称他为郑兄吧。郑兄来自南洋模范中学。我们两人虽来自不同的中学，但有相同的认识、共同的兴趣与相似的英语基础。我们的共识是"若学了俄文而废弃英文，不免太可惜，尽量在学习俄文的同时，兼顾英文（自学）"。于是两人在图书馆借了英文科技（电学）方面的参考书，也在旧书摊上淘英语旧书自学起来。恰巧，遇到电机制造教研室的费鸿飞老师（讲师），费老师很热心。他对我们说，"英语方面有什么问题尽管问我"。就这样，我们两人一起坚持了一段时间的科技英语自学，既收获了知识，又增进了友谊。

二年级下学期时，高教部在我们大班抽调了约10位同学去清华大学，连同清华大学自身相同数量的同学，转行学计算机，郑兄也有幸被抽去清华大学。我们两人就此分别了。之后我在交通大学电器专业毕业，然后去了西

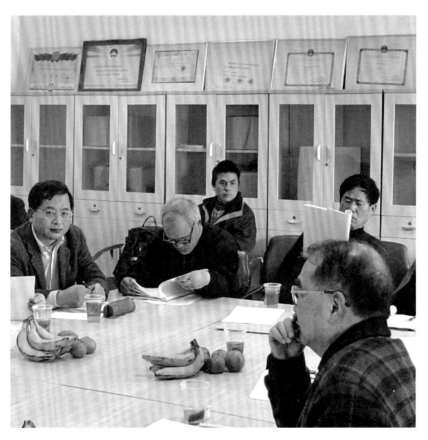

2003年的一次答辩会，左一、左二、右一分别为严壮志教授、大学时代的好友和同学郑衍衡（郑兄）、中学校友王威琪院士

安，郑兄在清华大学计算机系毕业，并留清华大学任教。改革开放后，国家派第一批访问学者52人出国访学（1979年前后），郑兄是其中之一。他能被选中首批赴美，坚持自学英语，无疑是其优势之一。

毕业设计　生产实习

在全面学习苏联的教学体制下，对工科专业而言，除课堂教学之外，课程设计、下厂实习是必不可少的环节。实习分认识实习、生产实习与毕业实习三个阶段，分别在二年级、三年级与四年级暑假（或寒假）进行。认识实习时，同学只在工人师傅旁边观看如何操作，然后在实习笔记本上记下一些心得体会。一般不参加劳动。其他两次实习则视情况，可以动手操作，不过有时怕影响工厂生产，动手机会也不是太多。故对实习与毕业设计等环节，学校一度有"纸上谈兵"与"真刀真枪"之辩论。后来，总结经验后，都朝"真刀真枪"方向努力了。

我们电器专业的认识实习，被安排在上海华通开关厂（华通厂），记得当时的华通厂，有几个车间，分散在各个街道。生产实习则在沈阳低压和高压电器厂进行。毕业实习我们几个分在哈尔滨阿城继电器厂（阿城厂）。在阿城厂，我们遇到几位交通大学校友，他们早年在交通大学毕业后来到东北工作，看来当时他们已经习惯这里的一切了。实习过程中，我们有机会听到来厂帮助工作的苏联专家的讲课（有翻译）。值得一提的是，当时学校设有生产实习科，有专人在几个实习地点驻守，为同学们的实习联系住宿与交通等事项。在那里，我们充分体会到国家对生产实习的重视。

迁校鸣、放

1955年，我们在上大课时，突然听到同学们在私下议论说交通大学要迁校，后来这个消息得到了证实。1957年暑假，我们行将毕业离校。于是在当年"五一"前，班上同学组织到杭州游玩了几天，回来后得知中共中央发出了《关于整风运动的指示》。交通大学领导要求师生员工对学校工作提出批评意见；高教部明确指示对交通大学迁校问题允许发表不同意见，可鸣，可放。于是校园里贴满了关于迁校问题的大字报，有的说高教部在拆散交通大学，把汽车专业给了长春汽车拖拉机学院，把航空专业给了华东航空学院，把电讯专业给了成都电子科技大学。有的教授说，迁校是高射炮打蚊子。还有些同学访问了陈石英副校长，请他谈谈对迁校问题的看法等。当然也有一些师生明确赞成支持国家迁校的决策。双方辩论相当激烈，大字报贴满总办公厅（行政楼）的东墙，还溢出到几条大路两旁。交通大学迁校的鸣、放，也引起了国家多位高层领导的重视。记得有一次高教部杨秀峰部长来交通大学，在交通大学新文治堂对全校师生作了有关迁校问题的讲话。临近散会时，会场秩序有点乱，彭康校长当场对同学们提出了严厉的批评，指出要尊重领导与师长。这是我见到彭校长唯一一次发火。平时，彭校长在校园里见到同学总是点头含笑，和蔼可亲。

必须提到的是，迁校问题一度有过波折，那是因为国际形势有所缓和，毛主席发表了《论十大关系》的讲话。舆论认为交通大学可以迁，也可以不迁，在这骑虎难下之时，周总理提出原则意见：必须顾全大局，兼顾国家的社会主义建设、上海与西安的发展，有利于团结。供师生讨论。记得周总理还专门邀请了一些教授如林海明、沈三多等到北京，听取意见。后来，终于有了圆满的解决方案：一校两地。交通大学在上海、西安两地分设两个部分。教师到西安分长期落户与短期支援两种模式。交通大学西迁问题的圆满解决，充分说明了当时领导人的原则性与务实精神。后来我们知道这是彭校长智慧思考的结果。不得不说彭校长为交通大学西迁作出了不可磨灭的贡献。

感到惭愧的是，我们应届毕业的同学对迁校问题关心度不够，大鸣、大放、大字报也只集中在与毕业设计有关的问题上，偶尔涉及个别老师的意见与看法，也是不痛不痒。记得当时我的任务是抄写大字报（用毛笔）。自然还有一部分同学负责贴大字报。

留校　西迁

毕业分配阶段，在工程馆二楼一个阶梯教室内由系主任锺兆琳先生宣布电工器材制造系的分配名单。宣布之前一般学生完全不知道自己的去向，但按照国家第一个五年计划的部署，去东北或西北，对我来说，都是有思想准备的。

大家紧张地等待着锺先生的"宣判"。有几个同学的家长，焦急地等在阶梯教室的外面。片刻，分配名单揭晓了！我被分配留校，并去西安。应该说，我还是高兴的。有几位同学被分配到沈阳、西安和许昌的一些工厂企业。由于事先缺乏思想准备，心态失衡。当天晚上，他们在外滩逛马路，直到天亮。

一起留校的还有孙国基（后任西安交通大学副校长）、宋文涛、潘季（后任西安交通大学党委书记）、陆忠亮、邱元仁、沈育毅、卞樽等十余人。留校同学中，大多去西安，并分配到机械制图、企业组织等基础教研室，只有少数人被分到专业教研室或留在上海。吴受章、宋文涛被分在电器教研室。潘季、孙国基不久就被派往苏联留学。我与张令初被分配在电工学教研室。

在上海徐汇总办公厅二楼报到后，猛然觉得，我成了交通大学教师了！校徽衬底也由白色换成了红色。这，多少有些自豪感。

落实工作后，第一件事是到华山路一家店里买了个装钱的钱包（皮夹子），然后到财务科领了生平第一笔工资：48.5元。再后来当然要回一次家，准备些御寒的衣物。记得母亲特地为我做了一副加强版棉手套。可惜，到西安后不久，我不小心把这手套弄丢了。

学校规定西迁教师允许以优惠价购买一只学校自制的樟木箱（当时工程馆只有两层，是标准的教学楼结构。二楼上面是一层堆放杂物的阁楼，交通大学决定迁校后，阁楼就改成临时木工场，为西迁教职工制作一批包括樟木箱在内的家具）。遗憾的是我去迟了，没有买到。

记得我是1957年9月26日前后到达西安的。我们的行李是由学校统一在柿子湾分部旁边的铁路徐家汇站装车运往西安的。想不到柿子湾分部在迁校中发挥了独特的近水楼台的作用。

学校为我们买了卧铺票。这是我平生第一次坐卧铺。车厢同一单元内有仰慕已久的著名的林海明教授，还有同班同学陆忠亮，以及上海外语学院毕业、分配到交通大学外语教研室的新教师翁世仰。林海明先生是我们大学时代主讲电工原理课的大教授，江苏兴化人，1929级交通大学校友，MIT科学博士。林先生支援西安两年，后来调回上海。能与林先生同行，感到分外荣幸。旅途中，林先生与我们分享了许多学习方法与人生感悟，收获颇丰。正所谓"听师一席话，胜读十年书"。我们很敬佩林先生的学问，林先生则羡慕我们年轻。其实当时林先生也只有50多岁。

西 安 忆 旧

踏进新交大　一个小上海

到西安后，只见校区校舍已有三分之一完工。行政楼、中心楼已可使用。教学楼中，东一楼已竣工，东二楼还未封顶，东三楼的地面，正在钻孔，准备打地基盖楼[①]。家属宿舍有一村、二村，它们和一村单身宿舍都已全部竣工，交付使用。单身宿舍有33舍、34舍、35舍、36舍共四幢。学校规定单身讲师一人一间，助教2人一间。我和陆忠亮在一村35舍，合住一间。学校对我们西迁人员，照顾得很好，例如，只要在前一天晚上把空热水瓶放在门口，隔天早晨就有专人灌满热开水。这个待遇，使我们受宠若惊。教工食堂有第一与第二食堂两个（注：后来建了个第三食堂）。第一食堂供应普通饭菜，菜价最低5分，高的1角5分或2角左右；自然，第一食堂成了我们单身、年轻教职工的首选就餐点；第二食堂是炒

---

① 西安属古都，地下情况复杂，地质不均匀，地下还可能有许多墓穴残留。这点与南方不同。

菜部，用餐环境较好，菜的花样也多，价格也较贵，一般在3角左右。例如炒猪肝3角每份。朱公瑾、林海明等未带家属来西安的大教授基本上每餐都在二食堂就餐。两个食堂的师傅大部分是从上海、苏州动员来的。例如，一食堂的薛师傅，是苏州来的，长于糕点制作（也是炒菜高手），二食堂的老黄师傅，是上海梅龙镇来的师傅，所以菜的口味就是沪苏风味。改革开放后外宾来西安交通大学访问，宴请的筵席均由薛、黄两位师傅掌勺。学校有上海迁来的理发店，师傅多是扬州籍。校园里的绿化松柏，都是从杭州等地运去的。记得有位管理绿化的老花工叫胡全贵，胡师傅技术精湛，勤勤恳恳。西安交通大学（西安交大）校园的树木都是在他带领下修剪美容的，整齐漂亮。他被称为西安交通大学的"校园美容师"。值得一提的是，胡师傅老家就在上海徐家汇。改革开放后，我回上海探亲，还在交通大学徐汇校区见过他，真心祝愿他身体永远硬朗健康。不得不提的是还有一位在一食堂服务的阿兴师傅，他是做面条和玉米松糕的；秋天红薯上市季节，他经常蒸几笼红薯供应用膳者。蒸红薯在上海也不是经常吃得到的。每年春节放假，阿兴师傅就背了大包小包与我们这些单身年轻教师一起乘火车回家。他的家在上海宝山，到了上海（北）站，他还得转车到宝山老家，比我们辛苦。印刷厂的老师傅也是上海迁去的，他们原来都是上海一些大、小印刷厂的熟练工人。学生用的教材讲义，很多都是教师自编，印刷厂及时印好发给学生。改革开放初期，全国兴起学英语热潮。一开始国内出版社没有相应的英语教材供应，当时西安交通大学印刷厂翻印了许多英语辅助教材，如《新概念英语》《基础英语》和《英语900句》等。这些书印刷装订都出自这些师傅之手。翻印速度奇快，数量也不少。我们也都带回上海供爱好者"解渴"。在校园西南角有个豆腐坊，专做豆腐、豆腐干等豆制品，顺便也做腐竹等高档豆制品供应教职工。困难时期，我们还带些腐竹回上海。说西安交通大学像个小城市，丝毫没有夸大。例如，西安交通大学一村有邮电局，还有一个百货公司。印象最深的是邮局里那位女工作人员，她手脚麻利，效率极高。我月月都要汇款到上海家中，故每月至少一次"拜访"她。原来，她也是上海调来的。后来知道她先生就是西安交通大学机械制图教研室的徐子荣老师。徐老师很能干，设计了自动擦黑板的黑板擦，还设计了乘公共汽车换站转车的可转动的卡；最牛的是他设计了俄文语法转卡。百货公司的营业员也是南方来的，浙江口音。总之，那时西安交通大学校内就是一个小上海，是具有南方风情的小城市。大多人都是讲的上海话或是吴侬口音。

下放西郊　劳动锻炼

到西安后，我做了一学期的电工学助教。当时教研室讲师以上的教师，有袁旦庆、顾立篯、方志成、庄由等老师。顾、方两位老师课讲得很好。我主要是带实验，记得实验室在北区。所谓北区，实际上是原西安动力学院的校址，与交通大学西安部分主校区（兴庆校区）隔路相望。交通大学分设上海部分和西安部分后，西安动力学院就并入交通大学西安部分，其地盘就成了交通大学西安部分北区，教师则并入交通大学西安部分相应教研室。于是电工学教研室增加了许多新面孔，除上面提到的庄由老师（苏工专并来的，交通大学毕业）外，还有从西北工学院并入西安动力学院的李希绶、赵世英等。1957年末、1958年初，国家号召"精简机构，下放干部"，践行"教育为无产阶级政治服务，教育与生产劳动相结合"的教育方针。交通大学西安部分坚决贯彻执行，1958年2月初，第一批干部下放到农村——西安郊区的黄桑圃乡。3月初公布了第二批下放干部名单，我是其中一员。彭康校长指示，青年教师下放锻炼，尽量结合专业。于是第二批下放干部基本上都到了工厂。我被下放到西郊电工城。顺便提一下，西安的东郊是纺织城，有八个纺织厂；西郊是电工城。第一个五年计划期间苏联援助我国的156项重点工程中，多个工程的工厂都在西安电工城。它们是：电瓷厂、变压器厂、整流器厂、高压开关厂、电缆厂、电力电容器厂、绝缘材料厂。东德援助的仪表厂也在电工城，一起下放的老师有安信、程敬之、张言羊、曹余庚、何秀伟、任孝梁、胡凤昌、孙金浩、瞿光德等，其中，我的年龄最小。我们都下放到整流器厂，分配在不同的车间。不过，都住在电工城宿舍区301楼的同一间房内。该楼靠近仪表厂和西梢门，离整流器厂步行要20分钟左右。我们每天早出晚归，走在电工城宽阔的林荫道上，心旷神怡。我分在设备仓库，每天上班后，即手拿榔头、铁撬杠，同几个工人师傅一起开箱，清点验收进口的苏制设备，然后登记造册。师傅中有一位姓铁的回民同胞，我们管他叫老铁（师傅），还有一位葛师傅，年纪较大。

老铁师傅记性特别好，哪个设备放在哪个角落，他一清二楚。一起开箱清点设备的还有一位叫柏永新的老师。他也是南方人，1955年交通大学毕业的，分配在西安动力学院当老师。他住在西安城里，每天一个人独来独往，按时上下班，与我们不住在一起，交谈也不多。说起交谈，不得不提一下有位姓任的师傅，山东口音，他倒经常来我们歇脚休息兼写入库单等的小办公室聊天。他是上海华通开关厂调来的（注：整流器厂大部分工程师和高级工师傅都是上海华通开关厂调来的。技术员、工程师中许多人都到苏联实习过）。任师傅是六级技工，据说他当时的月工资就有90多元（相当于大学里高级讲师的待遇）。

我们是由学校组织来的，自然有个负责人，即组长，我们的组长是程敬之老师。程老师透露，"我们何时上调，没有时间，大家安心锻炼"。除了我们几人在设备仓库外，其他老师都在厂里挖电缆沟，还参加车间的技术革新，提合理化建议等（注：我在仓库，没有这个任务）。大家倒也干得有声有色。下班回来，各人聊聊提了几条合理化建议呀，等等。夏天，西安西瓜很便宜，记得那时才一分钱一斤。我们合起来买了好多个，放在房间里的水泥地上，每天杀（开）一两个，亦怡然自得。我在仓库，必须接触俄文的设备说明书，于是乘机提升一下俄文水平。同房间的任孝梁与胡凤昌老师都曾在俄语专业专门读过两年俄文。他们原来就是浙江大学的同窗同学，所以两人常用俄语交谈。厂里星期天开两顿饭。我们单身，休息日无处可去。几位有家属的老师，周末回学校，周日晚上回来。我总是盼望他们回厂讲些学校里的情况。厂里有夜校，夜校领导看中我们这些下放锻炼的青年教师，邀请我们（记得还有一位是孙金浩）去上课。我被请去上了一学期"三角"课，效果还可以，受到同学们欢迎。听课同学大多是安装队里的青年工人（安装队是从东北过来的，队长姓李）。如此也加深了我们与工人们的感情。夜校给上课老师一些课时费，我们就以此买些南糖（即芝麻花生糖，在西安被叫作南糖），解解馋。

1958年下半年开始，大家已明显感觉到经济形势在下滑。南糖的价格从开始时的每斤7角4分，一路上涨。当时，整个形势是三面红旗：总路线，大跃进，大炼钢铁。学校里的标语口号是"鼓足干劲，力争上游，多快好省地建设社会主义"。教学方面盛行"单课独进"（即在一段时间内，集中上一门课），"由学生主讲"（即学生当教师给班上同学讲课）等改革措施。我有时难得回学校一次，感受到的满是"大炼钢铁""大跃进"气氛。其时厂里还试行"吃饭不要钱"的"共产主义按需分配原则"。我记得厂里特地搭建了一个简陋的食堂，大家进去自由取食，吃饱为止。开始几天，饭菜很好，还有肉吃。慢慢地只供应清汤了。

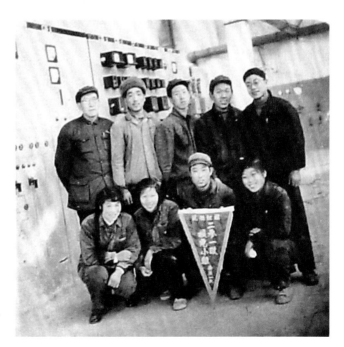

1958年，下放西安高压开关厂锻炼，后排右一为庄天戈

从"仪表"到"电工原理"

1959年初我们结束"下放锻炼",上调回校。据说起先系里计划安排我去电子学教研室。大跃进形势下,大家"鼓足干劲力争上游",新专业层出不穷。电机系成立一个电气仪表新专业(印象中,该专业主要侧重于热工仪表,不同于1970年代成立的仪表专业)。我被分派到该教研室。记得一共有近10位年轻教师。除我以外,还有潘渭清、冯允平、叶德璇、吕焱等。主任是蒋大宗教授/先生。蒋先生经常组织学术活动。多数内容是为我们新教师讲课,解剖某个电子线路。蒋先生讲课思路清晰,我们受益匪浅。他还带我们去附近(靠近第四军医大学)的一个热工仪表厂(研究所)参观。

新专业持续没几个月,大跃进开始降温,国家提出"调整、巩固、充实、提高"八字方针。新专业解散,我被调整到电工原理教研室。教研室主任是冯慈璋先生(原西安动力学院老师)和于轮元老师(原交通大学老师)。刚到教研室,于轮元老师让我解剖一台苏制电位差计ATT。我虽勉强完成了任务,但思想上总有些想不通,觉得名义上是搞"电工原理",但我连电工原理的门都没有摸到过。搞这个与课程无关的ATT小仪器何时才能接触本行(当然最后搞成了,还蛮有成就感的)?正好,那时彭校长作了一个培养青年教师的报告。我在西安交通大学校刊上写了一篇稿子《也谈师资培养》。不久,教研室安排我去辅导静电场课。经过一段时间辅导后,教研室很快就让我开(主讲)大课。第一次开的大课是为工程物理系的一个班级(记得是58年入学的那个班)开的"电磁场"课,课时不多。以后又为电制31班(1963年入学)那个班正儿八经开"电工原理"课。作为试点,我采用的教材是俞大光先生编的《电工原理》通编教材①。开始时效果不好,后来花了很大力气才把声誉扳了回来,得到学生好评。如此,我在

---

① 俞大光,哈尔滨工业大学(哈工大)教授,苏联专家的研究生。那时哈工大是典型的苏化高校,苏联专家云集。全国其他学校普遍采用俞大光编的那本教材,我们教研室其他老师用的是本教研室邱关源先生主编的教材。

电工原理教研室渐渐站稳了脚跟。这一待，就是7年。1965年11月，我升了讲师。不像现在，讲师是再普通不过的职称，那时，由于"反右派""反右倾""大跃进"等运动不断，组织上无暇顾及教师的职称晋升问题，多年没有评定，所以当时的讲师，也属稀缺与珍贵之物，待遇上也相对多照顾一点。体现在两个方面，一是讲师出差，可以直接享受乘飞机待遇，不需特批；二是工作调动时沾光不少，感觉上不比现在的教授差。这是后话。

推广四化　虢镇拾零

大跃进后期，教师下乡下基层的安排依然不少。1960年，陕西省组织一个小组下去推广"四化"，内容是推广超声波化、导电加工化（即在车床车刀与工件间施以低压电，说是可以提高车削效率）等。西安交通大学被调参加的老师有我、机械系的周老师以及机切专业的宋飞等。西北工业大学参加的老师是姜长英教授，组长是陕西省农业研究所的陶工程师。我们先去靠近宝鸡的虢镇，那里有个陕西机床厂。印象最深的是厂里有一位工程师段景超，他积极钻研业务，是厂里的技术革新能手。他为厂里自制了一台电动机，试车时碰到一个问题：无论怎么搞，转速就是上不去。段师傅来问我，我心想，我更无经验。但赶鸭子上架，只得苦思冥想，翻阅资料。幸好在大学里我学过"电力拖动"课程，采用的那本苏联教材上有一条转速与电压关系曲线。我研究后，向段师傅建议说，估计是施加的电压不够，转矩太小，爬不过高峰，是否尝试提高一些电压？一试，果然有效，转速立即上去了，段师傅与我都非常高兴，从此段师傅与我成了好朋友。我把那本电力拖动教材送给了段师傅，作为纪念。段师傅是山西人，从此我对山西人有一种特殊的好感。这也是与工农结合的一个收获吧！1961年春节，他还不忘寄一张照片给我作留念。

印象深刻的还有西北工业大学的姜长英教授，他是搞飞机场设计的。他的特点是喜欢提出问题与思考问题。有一次我与他一起走过厂里一个烧开水的锅炉房（即上海的所谓老虎灶）。他问我这个锅炉房设计哪里不合理？他的问题我一般答不上来，但我无意中向他学到了许多东西——要勤于观察，多多思考。若干年后了解到姜教授是一位对我国航空事业有特殊贡献的专家，他编纂了一部我国最全的航空发展史，对我国航空事业贡献很大。

结束虢镇之行后，下一站是汉中，一到那里，即闻蛙声阵阵，一派江南风光，好像回到上海家乡，不禁赞叹祖国的大好山河。

"发愤"？"发奋"？

1961年前后国家正步入困难时期，居民粮食定量都是每月30斤左右，膳务科按定量发相应数量的代价券，青年教师活动量大，每月30斤定量一般不够吃。当时有个口号叫"粮不够，瓜菜代"。正好，每天早晨在第一食堂外面总有几个附近村的小女孩提着篮子高价叫卖热气腾腾的熟红薯（西安老乡管红薯叫地瓜），八毛钱一斤。我是这些提篮叫卖者的常客。

那年头，为了缓解困难，政府也出台了高价食品的政策，如供应高价糖、高价粮、高价肉等。我对门房间的刘乐山，早晨去上课，必然先到东门口一家烟纸店（我们习惯称为小店）买上5毛钱（十粒左右）高价糖果，边走边吃去课堂。对付粮食不够，各人招数不同。例如李在根、张泗海，星期天硬是不吃饭，睡一整天，以减少能量消耗。不少教师因为没有吃饱，营养不良，得了浮肿病。

那时，学校后勤部门还动员各单位打猪草，供学校养猪。打猪草的任务自然都落到我们几个单身青年教师身上。我们拉着架子车到学校附近的荒地去打草。路过萝卜地不免随手拔几个萝卜啃啃。这时也顾不得面子之类了。记得电机教研室青年教师邱贤琨实在饿得不行，竟从气窗翻进厨房。每到寒假，学校会杀一些猪，给每个教职工发上一两斤肉。一次春节，我和李在根两人都没有回家，一起烧了两斤肉，一顿扫光。我饥不择食，吃了较多肥肉，结果一个春节假期猛拉肚子，得不偿失。

记得当时有一个说法，造成国家"困难"的原因是天灾人祸，包括苏联逼债。后来，在东一楼外面墙上，贴出大幅标语口号："自力更生，发愤图强"，以"发愤图强"代替以前的"发奋图强"。一字之差，含义深刻。当时没有在意，后来终于明白了其中的原委。大概在1960年9月，原子能专家钱三强来西安交通大学草棚大礼堂做了一次关于原子能方面的报告。钱三强顺便谈了红专关系。他说红专二者，类似于矢量的幅度与辐角。要投影值大，幅度之外，还应考虑辐角的大小，如把幅度看作"专"，则辐角可看作"红"。这是科学家对红专关系的理解，也很形象。据有关人员透露，钱三强这次来西安的目的，在于动员西安交通大学纳入二机部系统，搞原子能（弹）。那时（1959年6月到1960年8月）苏联撤走了全部在华"专家"，中苏交恶，我国的国防工业受到了很大影响。自力更生，"发愤图强"，是无奈之举，也是必然的选择。

时至1964年、1965年，经济形势渐趋好转。全国开展社会主义教育运动（即"四清"），各单位动员一些干部下乡参加"四清"。在学校则开展红专关系辩论。各人检查自己的红专思想，记得我也写了检查，检查自己只重视业务，不重视政治，只专不红的错误思想，并从阶级出身的根源上挖掘。1965年初，时任陕西省委书记的胡耀邦同志来西安交通大学对全校师生和西安兄弟院校代表作报告，传达"社教二十三条"，以纠正"四清"中的左倾行为，并解释了知识分子政策和正确对待阶级出身等问题。报告结束后，照例是提问题。有同学提出如何看待红专关系的问题。胡耀邦书记爽快地回答："红就是红，专就是专，干部就是干，战士就是战"。这是对红专关系更直接的诠释。胡总书记还透露他那年整50岁。

"文革"洗礼

1966年6月1日晚上，我们几个年轻教师正在打乒乓球，听到中央人民广播电台广播全国第一张大字报。自此开启了"文革"岁月。6月3日陕西省委派工作组进驻西安交通大学，组长叫严克伦。接着，彭康校长等一批领导就靠边站了。以后，造反派常令这批靠边的干部或参加劳动或接受批斗。

彭校长住的楼坐落在从一村到教学区的那条主干道北侧。这条路，我们目睹它在1957年修建完成。教职工每天上下班，必走此路，人来人往，十分热闹。彭校长靠边站后，我们常见他站在阳台上，摘掉眼镜，眼睛盯着该干道上来往的人们。他肯定在思考着什么问题。校园里大字报很多，大多数是揭发一些领导干部的生活作风问题和执行的路线问题。以后各单位就成立战斗队、专案组、各级革命委员会等。西安交通大学校革命委员会主任是李世英，一个1964级的学生。教学活动（主要是课堂教学）当然都停了。当时专业课教师与基础课教师编在一个连队。教师每天上午必定要到教研室学习毛主席著作，开始学老三篇，后来学毛主席语录。大家坐下来，第一个节目必定是谈一些小道消息，然后读一会儿老三篇，接着就出去看大字报，或写大字报，或拿起糨糊桶去贴大字报。后来串连的气氛渐浓，一些教师也跃跃欲试，也想外出串连。

步行长征串连　缅怀彭康校长

1966年11月前后，我们联络宁超、浦华修、钱秀英、励庆孚、潘季（曾任西安交通大学党委书记）、薛钧义、范丽娟先生、沈明、郑家麟、肖衍明、周佩白、倪光正、叶金官等十几人，成立了一个"井冈山长征队"，出去串连，先是乘火车到重庆，然后步行到贵州遵义，日行60～80里左右。那个季节南方称为小阳春，我们昼行夜宿，到站有人接待，然后打开铺盖就地睡觉，天亮后打包开路。一路上风和日丽，大家边走边谈，十分放松，沿路经过綦江（四川）、三元坝、娄山关等地。在路过綦江时，促成了叶金官与其姐的短时相会。在三元坝，队伍停下来与老乡一起劳动，体会到贵州人民的淳朴。路过娄山关时，领略了娄山关的雄伟，体会到毛主席《忆秦娥·娄山关》中，"雄关漫道真如铁，而今迈步从头越"的豪迈气势。最后到达遵义，参观了遵义会议旧址，然后乘火车回校。

对于彭校长，同学中传颂着许多佳话。其中一条是他在苏州监狱中与狱友一起坚持斗争，巧妙地写下"拥护蒋介石团结抗日"，以此迷惑蒋介石，

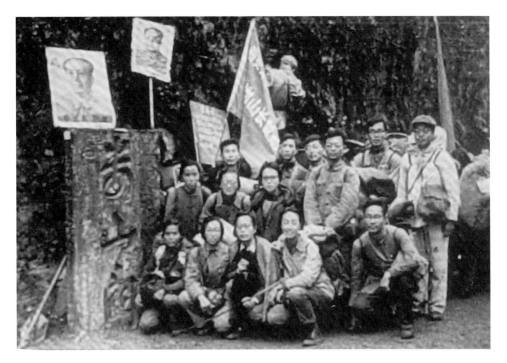

1966年步行串连到娄山关留影。前排右起：潘季，周佩白，范丽娟，钱秀英；二排右一为庄天戈；后排左一为倪光正

造成"拥护蒋介石"的错误理解，其实彭校长的意思是拥护蒋介石"团结抗日"。不得不提的是彭校长在师生中享有极高的威望，他经常到食堂排队了解伙食情况；他平易近人，关心校运动队员学业，勉励他们"要好好学习"；教工每年年终都有乒乓球比赛，比赛一般在周末晚上举行。他经常饶有兴趣地莅临观摩；他特别关心青年教师的培养和成长。从迁校西安以后，他每年都有这方面的讲话或指示。例如，1958年干部下放锻炼，他指示要把青年教师下放到工厂，以便结合专业；1961年年终，他专门到无线电系和工程物理系调研师资培养情况，并在全校作培养师资的报告，翌年又让学校制订"师资培养提高三年规划"；1963年学校进一步要求青年教师必须练好基本功，对教学环节、实验技能、科研能力、外文以及生产知识等方面要全面安排，严格培养。彭校长指出，学校工作就是党的领导和提高教师队伍素质两条。彭校长执行党的政策，既有很强的原则性，又能结合学校实际。例如，

他提出的"三活跃",即思想活跃、生活活跃、学习活跃,就是结合学校和学生实际,执行党的教育路线的范例;在迁校过程中,更是体现出彭校长执行中央与国家政策的坚定性与结合实际的灵活性。考虑到我国高等学校布局合理性和国际形势的复杂性,1955年国务院决定将交通大学迁校西安,是年4月,教育部电话通知彭校长这一迁校决定,彭校长接到电话后,坚决执行,迅速行动。很快,一年不到,西安部分第一期建设任务完成:中心楼、部分教学楼、办公楼等建成,首批师生迁到西安,开学上课。但不久国际形势发生变化,毛主席发表了《十大关系》,沿海地区与内地的关系又生变化,一时,迁与不迁,引起极大争论。周总理提出原则意见,即在这骑虎难下的情况下,迁或不迁,均无不可,但必须顾全大局,兼顾国家的社会主义建设、上海和西安的发展,有利于团结,并供师生讨论。彭校长创造性地提出了"一校两地"的方案,灵活而智慧地解决了交通大学迁校问题。彭校长为交通大学迁校,立下了大功。

"五七"干校轶事　劳动再锻炼

1969年中国与苏联发生珍宝岛冲突,国家准备打仗,省里下达了疏散命令,教职工家属疏散到岐山、凤翔等地或回老家。无线电系主任黄席椿先生和卫生科科长沈伯参医生等到了岐山。他们二人年龄相仿,住在一起。据说,沈科长会料理家务,而黄先生是典型的书生。沈科长对黄先生在生活方面照顾入微,在我们这些晚辈中传为佳话。1970年初全校继续进行战备疏散。这个指令对我们单身影响不大。其时,中央发布了《关于打击反革命破坏活动的指示》《关于反对贪污盗窃、投机倒把的指示》和《关于反对铺张浪费的通知》,即中央1970年3号、5号、6号文件。军宣队要求1 000多名教职工集中住在校区西面两栋四层楼学生宿舍里集中学习,星期天也不准回家,从四月份一直到六月份。

遵照毛主席"五七"指示,学校在西安郊区高陵县办了一个"五七"干校,作为教职工劳动锻炼场所。1971年初我们作为首批学员到了高陵县的

"五七"干校。记得同一批学员中好多都是学术大咖，如蒋大宗先生（电子学家）、游兆泳老师（数学教研室全能老师）、王哲生先生（低压电器老师）、钱文瀚先生（力学家，杰出青年教师）、万家翔老师（英语老师）、周建枢先生（数学老师，兼通古典音乐）、杨世铭先生（著名传热学家）等，还有顾积栋（电机教研室老师）、浦华修（电工学老师）、徐祖逊老师（苏联专家舒金的首席翻译）、朱声石老师（发电教研室老师）、巫松桢老师（绝缘教研室老师）、陈绍觉（高压教研室老师）等。从西安交通大学到干校，先要乘公交车，下来后，再乘渡船过灞河，然后到住处。该段灞河，河宽约百米，河水浑浊，不像上海黄浦江水那样清澈。我们都住在老乡家中。我与徐祖逊、朱声石等住一间房间。他们睡在炕上，我睡在学校带去的双层钢丝床的上铺。房东姓谢，是队长。我们称他为谢队长。他很能干。他家就住在后面的窑洞里，儿子叫产量，有一个闺女，不知其芳名。我们劳动的地方，离住所很远，一般要走20分钟左右，是成语"泾渭分明"所指的确切地理位置。南面是渭河，河水黄浊，北边是泾河，水清见底。二条河开始"各奔前程"，继而交而不融，互不侵犯，煞是壮观。劳动内容是加固河滩，先用树枝扎"沉捆"（树枝为框，内装石头）沉入河底，再用泥土填上，打桩、夯实。在这个环节中，我中学时听熟会哼的建筑工人打夯号子这回派上了用场："唉……唷……唷……唉呀唉吱唷……唷嗨，嗨哟。嗨呀嗨吱唷……。"巫松桢是扎"沉捆"的能手。不要以为这种劳动没有风险。一次，钱文瀚老师的手指在打桩时不小心被砸伤，但他轻伤不下火线，包扎后继续干活。劳动是累的，但边干边侃，亦乐在其中。

队里农民的生活是清苦的，他们一年四季难得吃上一顿肉。我们干校的大师傅姓刘，刘师傅总是设法搞点肉给我们吃，补充些营养。我间或到刘师傅处帮厨，顺便学些烧菜技术。

队里还有一位农民"知识分子"，我管他叫国华。他半通文墨，喜欢侃文革轶事，还爱捣鼓半导体收音机。捣鼓时碰到问题常来找我和顾积栋老师。后来我们从干校"毕业"，他还常到西安市内咸宁路交通大学找我们。

以后我回上海，他也不忘来信。农民的淳朴之情使我们感动。

陪伴工农兵大学生

自1966年下半年起，大学停课并停止招生，实际上国家一直有复课和招生的意向。其间，1967年10月中央和国务院中央文革联合指示"复课闹革命"。1968年，毛泽东作"七二一"指示指出："大学还是要办的……，但学制要缩短，教育要革命，要无产阶级政治挂帅，走上海机床厂从工人中培养技术人员的道路。要从有实践经验的工人农民中选拔学生，到学校学几年以后，又回到生产实践中去。"这是大学停止招生三年以后，毛泽东对恢复大学招生及改变大学教育制度的一种构想。此后，各地兴办了许多全日制、半工半读以及业余"七二一"试点班、"七二一"工大等。直到1971年教育部正式决定于1972年招收首届工农兵大学生进校。1967年"复课闹革命"后，我为70届无线电班同学准备上课。久未上课，教材也不够，不得已自己刻蜡纸油印一批《交流电路补充讲义》。当时提倡基础课教师下专业，因此，物理教研室的秦惠兰老师等也来听我的电路课。同学中，我记得有一位颇受黄席椿先生（无线电系主任）器重的学生董冠群。他是从上海招去的学生，业余时间在校广播电台负责机务方面的工作。动手能力颇强。文化大革命期间游行时，常见他在广播车上，照顾广播机以保证广播质量。毕业后他在工厂工作一段时间后，考取上海工业大学顾立篯教授的研究生，随后到了上海医疗器械专科学校工作。徐俊荣先生一度想挖他过来做助手，不知怎的，未能如愿，亦为一憾事。此是后话。

1972年"五一"前，仪表专业第一届工农兵学员进校。记得我们教师主动到同学宿舍去看望同学们。有从广东湛江来的陈春生，有从宁夏中卫来的马春排，有从延安来的王长岭，有从新疆来的木克热木，有军人邹建华……，真是来自五湖四海。同学以初中程度为多。有几位高中毕业的，像张建国、郑晨光等。

1972年8月，学校组织学生到延安拉练。教师中参加的有我、数学教研室的一位老师，还有实验员唐鑑明和支部书记（政治辅导员）朱老师等。我们系里参加拉练的还有系学生干部、兼任拉练学生会总负责人（五十年后任上海交通大学党委书记）的马德秀（书记），凡数百人，浩浩荡荡，一路步行北上，半路上走不动的就乘上随行的卡车。路过黄陵，拜谒了黄帝陵。其中，黄帝陵三个字是郭沫若题的。陵中合抱柏树，多得数不过来（大小有8万多株），有一棵树旁标着"七搂八匝半，疙里疙瘩还不算"。蔚为壮观，让大家眼界大开。我们路过洛川等城镇。原来在我脑中，陕北一定满是黄土，荒无人烟。但这下，一路上，只见空气清新、风光秀丽，风吹草低见牛羊，彻底颠覆了过去的认知。沿路梯田片片，打理得十分整齐。其中特别漂亮的梯田工程或是由解放军经营的，或是出自劳教人员之手（来延安地区劳改的

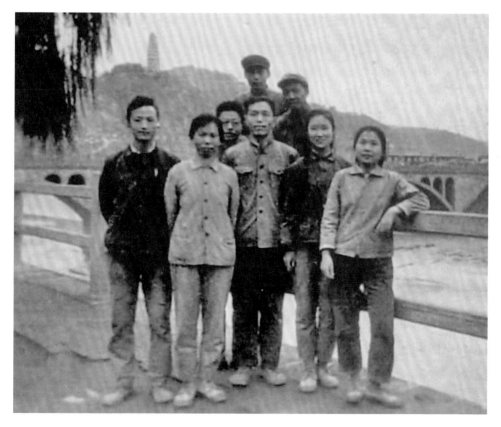

1972年，与工农兵学员拉练到延安，宝塔山前留影。左三为庄天戈

犯人特别多）。在接近延安市区前，只见一排排窑洞（式）建筑，一打听，原来是延安大学。这种以窑洞为校舍的大学，在国内还是很少见的。队伍经过南泥湾时，想起了"花篮的花儿香，听我来唱一唱，……来到了南泥湾，南泥湾好风光，……再不是旧模样，陕北的好江南，……三五九旅是模范"的歌曲。到延安以后，参观了杨家岭、中央大礼堂、毛主席住过的窑洞，以及七大会址，也到了宝塔山……。在从延安返回途中碰到大雨，又是下坡，凭着童年时在乡下走雨路的经验，我连跑带蹚，很快下得山来。这次拉练来回近千里，我可以自豪地说：我，一步不落完成任务。这归功于童年的锻炼和学生时代的运动。

指导学生下厂实习散记

招生以后得注重业务准备。当时，于轮元先生召集一部分教师搞300兆赫频率计。文革以后，电子学领域的主要变化是晶体管、半导体数字电路发展飞快，复旦大学、上海交通大学、北京大学与清华大学都有相关教材问世。我们西安交通大学相对落后，必须急起直追，快捷途径是以生产、科研项目带动教学。于是由于轮元老师领衔，教研室在1972年自拟300兆频率计项目进行研制。参加研制的老师有程敬之、林雪亮、叶德璇、江家麟以及本人等十余人。时值文革中期，热门话题仍然是教育革命、师生下厂、开门办学等，提倡"走'五七'道路，以学为主兼学别样"。大家热情很高，争相搞些业务。我住在实验室，条件有利，每天都自己做些脉冲数字电路实验，如单稳态、双稳态触发器等，也算是备课吧。毕竟，搞了这么久的政治运动，原来的业务生疏了，而新知识层出不穷。因此，有时还在业余时间用示波管装电视机，增强动手能力。

同学进校了，马上要安排同学实习等教学环节，教师们多少有些压力。仪表专业是新专业，我们在国内工厂的人脉积累不多。得知苏州电讯仪器厂生产数字电压表PZ-5。后来知道这是上海电表厂的衍生（仿制）产品，十分对口；另外，正巧，西安交通大学企业组织教研室汪应洛老师的胞弟汪应关同志在该厂任技术员/工程师。我们教研室的支部书记李根凤老师与汪应洛老师又相熟。这样，天时、地利、人和，我带同学在1974年10月就去了苏州电讯仪器厂进行实习，历时一个月。苏州电讯仪器厂里还有一位西安交通大学物理系毕业的校友谢启江老师。汪、谢两位都给了我们的实习以极大的帮助。汪老师指导得十分细致。应该讲，这次实习无论同学还是老师都收获很大。回校后，电子学教研室沈志馨老师说，发电教研室那里正好有台PZ-5数字电压表坏了，我趁热打铁，把它修好了。让我又一次尝到了教师下厂的甜头。

时间过得真快，第一届工农兵大学生行将毕业，要进行毕业设计了。去哪里？林雪亮老师恰巧有个同学，老林叫他老道，在北京无线电实验厂工作。该厂生产DS-14双积分数字电压表，于是联系到该厂进行实习。厂里有位技术员，浓眉大眼，态度和蔼。人们偷偷地告诉我，他是杨成武的儿子。不过，我们与他没有业务上的联系，也不敢贸然与他交流。厂里对技术资料没有一点保留，几乎把全部的线路图都给了我们。我以此为基础，在1977年编了一本《双积分数字电压表讲义》，作为仪表专业的教材和校内的参考资料。

宝鸡有家宝鸡秦岭晶体管厂，厂长是上海支援陕西的上海人，姓名记不起来了。技术人员很多是西安交通大学毕业的，基本上都是70届毕业生，记得有张辅晶、胡锡坤、吴应龙（？），还有一位家在上海浦东的校友（姓名忘了），约四五位。他们正在搞电子秤，我们就与他们一起搞。厂里主要负责传感器，我们与校友们一起搞后面的模数转换（实际上就是一个数字电压表），同学中参加的有杨河峰、赵雁南等。我与大家一起整天泡在车间里，下班后就在山坡上坐坐，观看东去的火车，疾驶而过，勾起我思乡的情思。胡锡坤是安徽人，我调到上海交通大学后，我们两人见过几次面。

1976年5月到11月的实习是在天水长城电工仪器厂。该厂是从上海内迁去的，记得就是上海做"测量电桥"的那个厂，当时他们正在搞比率计。有几位技术员是合肥工业大学（合肥工大）毕业的，还有哈尔滨工业大学（哈工大）毕业的周老师。技术科科长叫庄求学，是中国科技大学毕业的。据说，庄求学做得一手漂亮的木工活，家里的家具都是自己做的。该厂技术力量很强。他们搞的是脉冲调宽式的。厂里要我做个学术讲座，我连夜准备，作了"双积分与脉冲调宽式数字表的比较"的报告。那时正值秋天，天水核桃上市，哈工大的周老师教我们在老乡处买核桃要注意的地方。天水也是产苹果的地方，著名的秦冠苹果就是天水产的。厂里上海来的工人也不少。有位年轻女工是上海人，讲得一口道地的天水话，一问她，她说家住共和新路，可见年轻人语言就是学得快。

出国访学散记

回沪？出国？

粉碎"四人帮"以后，国内形势一片大好，大学恢复招生，邓公召开了全国科教工作会议，提出改革开放，准备选派一批青年教师出国进修。全国第一批选派52人，大部分选自北大、清华等高校。受此形势鼓舞，各校掀起学习英语热潮，西安交通大学也不例外，举办了各种英语培训班，准备选拔教师出国进修。由于我已打报告要求调回上海，以解决长达十年余的两地分居问题。支部书记明确对我说，"你要调回上海，就不要出国；要出国，就别调回上海去"。为学校工作着想，书记的这番话，无可厚非。他让我自己考虑。自然，出国进修，是一个特别诱人的机会。调回上海是我与家人梦寐以求的大事。我考虑再三，决定以回沪为重，于是放弃了在西安交通大学的出国机会。

1979年9月经过一番周折，我终于调回上海交通大学，并与家人团聚，上海交通大学教师科毕厚富科长希望我到管理学院报到，我说我对管理学科没有半点基础，而对生物医学工程学科相对有所了解，毕竟我在西安交通大学时已关注过一些相关杂志的论文，并参与翻译了4～5集《医学信息处理》资料（内部参考资料）。而今又逢上海交通大学的生物医学工程学科强势起步，急需教师。毕科长也表示理解与支持。于是，在天时、地利、人和的大好形势下，我到了八系生物医学工程教研室，并打算稳定下来，好好工作。

首次访美

俗语说，老天为你关闭了一道门，必然为你打开一扇窗。果不其然，不久，系里也要选派一些教师出国进修（访问学者），系领导推荐我参加选拔。1980年初，经过全校外语统考与业务课程考试，我顺利过关，并于当年9月，赴美国圣路易斯·华盛顿大学（Washington University in St. Louis Mo.，WU）进修。至于为何去WU，我想可能与1978年邓旭初书记带队访美，随后WU的校长与生物医学计算机实验室（BCL）主任Thomas和J. R. Cox等教授回访交通大学，并达成某种协议有关。

到达圣路易斯住地后，受到了几位学生模样的青年接待，后来知道，其中一位是在WU读博的台湾研究生，人很热情。这是我首次遇到的台湾友人！以后又遇到好几位台湾学生，他们对大陆朋友各方面照顾有加。我也遇到来自南京大学物理系的陈俊文。他是来WU读博士的，我们一度成为室友。若干年后得知，他是我校八系康复工程研究所陈大跃博士（后任交通大学科研处处长）的叔父。陈俊文说，附近有个犹太人办的免费英语学习班，大陆来的不少学生、访问学者都在那里进修英语、练习口语，同时也结交些朋友。我也到该班学习了一段时间，带班的老师叫Rachel，一位土耳其犹太人，她对我们中国学者十分友好。顺便提一下，两年后我回国，Rachel还常来信与我交流信息。

在WU，我的活动区间主要在BCL，除参与超声电子计算机X射线断层扫描（CT）项目（负责控制系统的设计）外，我还收集有关CT、心电图（ECG）、脑电图（EEG）等资料，参与有关讲座和学术活动，如Snyder博士举办的关于CT的系列讲座，以及黄嵩正（Henry Huang）博士应邀前来作的关于PET的讲座等，黄博士其时已调往加利福尼亚大学洛杉矶分校（UCLA）。我了解到第一台PET就是黄博士等在WU医学院著名的Mallinckrodt放射学研究所一起搞出来的。我们一起去参观了这台PET。那时黄博士还挺年轻，英姿飒爽。记得我在1982年从圣路易斯回国时特地取道洛杉矶，专程到UCLA去看望黄博士。以后，在21世纪20年代，在一次国际会议上，也曾见到过黄博士。岁月不饶人，那时他已略显苍老了。我在这里着重提到黄嵩正博士，旨在说明，在医学成像设备的开创性研究中，华人也曾有过重要的贡献。顺便提一句，冯大淦院士是黄博士的高足。

在BCL，几乎每周都有学术讨论会。常见Ter-Pogossian（著名的放射研究所Mallinckrodt的资深教授）等大教授前来参加。记得就在这一年，Ter-Pogossian教授创办了IEEE Transaction on Medical Imaging。

我深知，我能出国进修，全因邓公的改革开放政策，不然，我是不可能入选出国名单的。我必须抓紧机会学习国外的先进理念、先进技术，回来报效祖国，没有丝毫借机留在美国的念头。有时，下班太晚，误了班车，我就在实验室地毯上凑合一个夜晚。

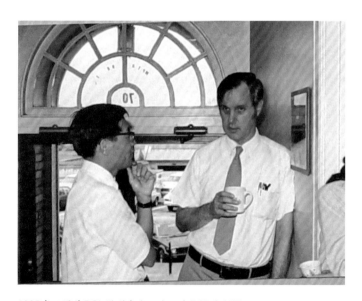

1982年回国前BCL送别会上，右一为BCL主任Thomas

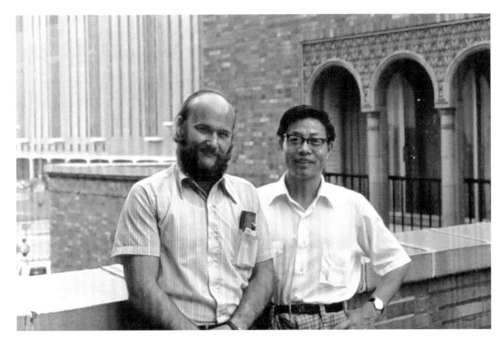

BCL送别会上，左一为BCL工程师Stephen

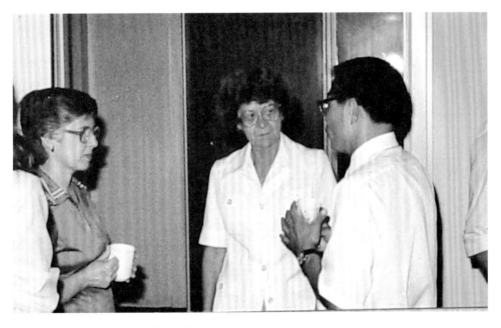

BCL送别会上，庄天戈和BCL秘书们在一起

两年访问学者生活行将结束，BCL为我开了一个送别会。送别会上，大家依依惜别，照相留念。这也算是BCL对我两年来访美工作的鉴定吧。可以告慰学校、系领导，同时也作为自我安慰的是，我于两年访问期满后准时返校，没有一天延迟耽搁。

再度访美——U-Penn

1993年组织上安排我作为高级访问学者到U-Penn（费城）访问。我在著名的医学影像处理组（Medical Image Processing Group, MIPG）上岗。那里遇到著名的CT权威G. T. Herman教授等学术大咖。他们对我们中国学者都相当友好。一次，我把那本刚刚出版的《CT原理与算法》赠予Herman教授。Herman与夫人十分客气地邀我在附近喝咖啡交谈。其时Herman任IEEE TMI主编，他夫人在编辑部协助工作。

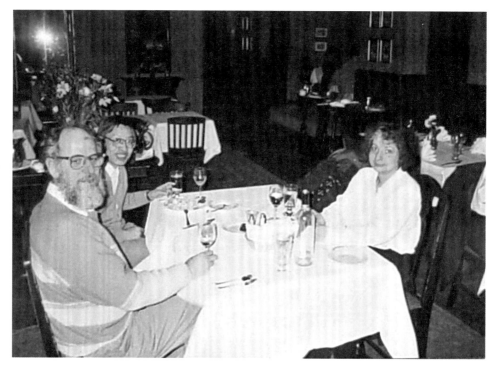

左一为CT泰斗Gabor Herman，左二为庄天戈

MIPG的主任是印裔美籍教授Udupa。组员几乎都是印度学者。华人学者不多，我在那里遇到蒋大宗先生的研究生夏维实。在U-Penn，我着重收集了有关影像储存和传输系统（PACS）的资料，特别是了解关于医学数字成像和通信（DICOM）标准的讨论过程。也拜访了几位搞PACS的教授。这些交流对我回沪后参与静安区中心医院的PACS项目和进行相关研究，帮助很大。我还与一位印度博士后讨论一篇关于人工神经网络的综述文稿。由于我在国内为研究生开过人工神经网网络课程，故应付自如。这位博士后与我很谈得来。只是印度博士的姓名太长，记不住，只记得第一个字母V。一次V突然对我说，"you're full of energy"，并请我到附近印度餐馆品尝了一次印度菜肴。这也算是一次奇特的经历。

　　不得不提一下，我在U-Penn时，参加了一次特殊的活动，那就是大科学家、U-penn的功勋教授顾毓琇先生的女儿顾慰文（她出国前是上海

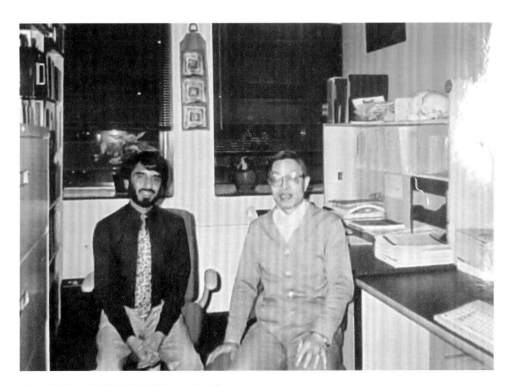

左起：U-Penn的MIPG主任Udupa，庄天戈

交通大学管理学院教授）的追悼会。那时顾慰文夫妇俩均在Drexel任教（Drexel与U-Penn比邻）。在一次下班回家停车过程中，其夫谢志良（原上海交通大学计算机系教授），在倒车时不慎撞倒正在车后指挥的顾慰文，致顾不治身亡。真是悲剧。

两次出国，各方面收获巨大，也体会到不小差距，自然有很多感慨：第一次出访时，个人电脑Apple、IBM PC等方兴未艾，互联网则尚无影踪。第二次出访时，万维网、E-mail等在国外已开始普及。不禁感叹科技发展之迅速，无形中促使我们要加倍努力，否则很快就会落后于形势。

衷心感谢国家的改革开放政策。没有改革开放政策，我出国的几率是不大的。

光阴如箭，日月如梭，前半辈子，很快在时代交替中跨了过去。无论对我个人还是对国家，我的遗憾很多，但还是一句老话"未能尽如人意，但愿无愧我心"！

（2022年6月6日）

七十述怀

庄天戈

(一)

斗转复星移，少年成古稀；

问学未有成，珠黄人老矣；

弱冠西迁去，不惑调爱回；

匆匆出国考，一鸣惊邻里；

感谢党政策，游子记心内；

两年勤学习，不差分秒归。

人生有穷期，学习不放弃；

为学须踏实，穷追直见底；

"西风"与"雁叫"①，共勉并牢记。

为人忌浮夸，实话见真谛；

言行要一致，诚信数第一；

为师严当头，切弗误子弟；

为教要认真，备课几多回；

科研宜专一，咬住不松气；

分居十三年，为夫心有愧；

---

① 见本书p129。

未闻女呱呱，更昧胎音味；

受累又受罪，从今长相随；

为父未尽责，至今悔难已；

日后有余年，加倍还孙辈。

假我二十载，偿还诸凤愿！

（二）

横潦泾畔一孩童，弹指一挥成老翁；

往事如烟亦如梦，三分西来七分东。

犹记当年上学去，忍向倭寇半鞠躬；

今日民富国更强，神六冲天游太空。

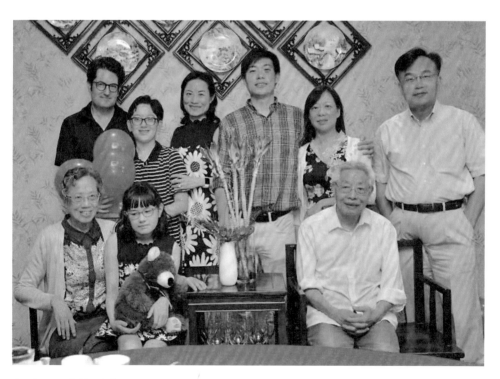

庄天戈2018金婚　全家福

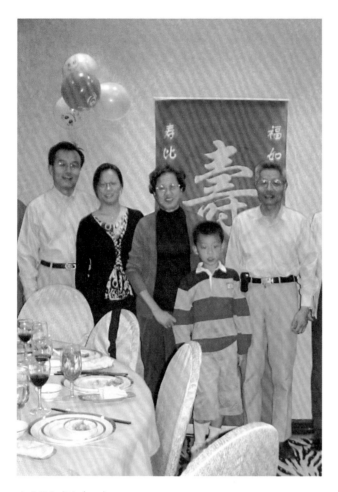

庄天戈与家人在一起

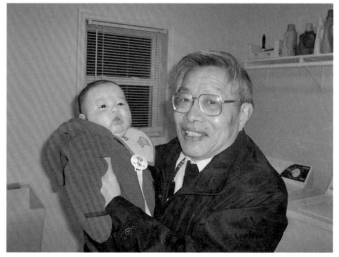

庄天戈与家人在一起

第二章

学科建设

<<

点点滴滴忆"生医"，真真切切医工情

——庆祝上海交通大学生物医学工程学科/专业成立30周年

庄天戈

1979年9月我从西安交通大学调回上海交通大学，重新踏进22年前走出的华山路1954号校门。是年，上海交通大学的生物医学仪器教研室刚刚（1979年4月）成立，这样我就几乎同步地与上海交通大学的生物医学工程专业绑在一起，共同成长，伴随它迎来每一轮朝日，送走每一届学生，至今刚过30个年头。回忆上海交通大学生物医学工程30年的发展历程，要说的事情很多，但从时间排序和发展内容来讲，归纳起来可分为三个阶段。

第一阶段：1979—1989　创业维艰　齐心协力

从本专业筹备第一天起，上海交通大学就与当时的上海第一医学院（一医）合作，签订合办生物医学仪器和医学工程专业、师生互学进修等协议书。自1979年7月起两校同时在各自学校招收生物医学仪器的本科生（上海交通大学生医专业学制5年），并商定：上海第一医学院（上医）的生医班学生在前三学年与上海交通大学学生一起在上海交通大学上数学、物理等基础课和包括电路理论、信号与线性系统在内的基础技术课；上海交通大学的生医班学生则到上医进行一年（两学期）的解剖、生理、病理、组胚等医学课程学习①。两校学生同吃同住，交流密切，情同手足。两校教师来往频繁，

---

① 从82级起改为一学期，仍住在一医。

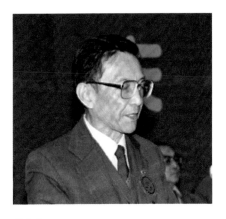

高忠华

俨然一家。常见高忠华、蒋有铭教授与研究生在上医和上海交通大学校园内讨论课题进展。当时也曾尝试在两校生医学生的毕业文凭上加盖两校校章，此事后来因为种种原因未能实现。由于当时上海交通大学的生医老师大多是从水声专业、精密仪器专业以及电子、自动控制等专业转来的，医学知识基础欠缺。为此，1980年间邀请上医生理教研室张镜如教授[①]每周为其补习一次生理课，许多老师从华山路步行到东安路听课，如此持续约一学期，课程结束时还设置考试环节，其认真态度和对"生医"的热情可见一斑。当时社会上对"生医"这个新领域也一致看好，学生对此新专业更是心向往之，踊跃报考。两校生医班学生的入学成绩位列各校前茅。

根据上海交通大学师资的业务背景，当时选定"医用超声"作为本专业的特色方向兼顾其他领域。为此，朱章玉老师等还特地从哈军工（船）引进王鸿樟教授，由于他来自部队院校，大家亲热地称他"王教员"。王教员在声学方面造诣颇深，在声学界很有影响。在"王教员"的带领下，上海交通大学在医学超声方面形成了几个研究分队。第一个分队是王教员领衔的超声热疗研究队伍，这是国内较早开展的一个方向，成员有朱章玉、孙福成、王一抗、姬树森、庄志诚等老师。课题组与肿瘤医院合作，取得了一批成果。例如，与肿瘤医院放射科合作研制的国内第一台超声加热治疗机CSZA于1984年10月通过技术鉴定，研究经费由医药管理局提供。早在1980年1月，上海交通大学与国家医药管理总局签订了关于生物医学仪器专业对口合作的协议书，医药管理总局答应每年资助上海交通大学生医专业5万元人民币，以科研项目拨款形式下达[②]。第二个分队是由许樟根老师领衔的机械

---

① 张镜如教授曾任上海医学院校长。

② 在争取经费方面朱章玉老师起了很大作用，1983年后他转去筹备生物系。

扫描扇型B超仪研究队伍，参加成员有姬树森、孙法华等老师。他们与上海医用仪表厂、中山医院、硅酸盐研究所等开展合作研究。中山医院超声科徐智章教授经常来上海交通大学一起讨论有关技术问题，该仪器后来取名为"SU3型扇形超声显像仪"，1983年完成样机，并通过由上海市教育局主持的鉴定。仪器探头设计新颖，采用光电伺服系统和高阻尼聚焦型压电换能器等，振动小，光栅均匀，质量与Aloka SSD-110S机媲美。第三个分队是与投入式声场测量相关的研究队伍，成员有寿文德老师、钱德初老师等。他们研制成"声光衍射超声功率计""应变式功率计"以及与中科院有机化学所联合研制成的"PVDF压电薄膜水听器"，并于1985年6月通过技术鉴定。这些工作后来成为《声学高强度聚焦超声（HIFU）声功率和声场特性的测量（GB/T19890-2005）》国家标准的先期准备工作。该标准获得了由国家质量监督检验检疫总局和国家标准化管理委员会授予的"2007年中国标准创新贡献奖一等奖"（第一获奖人寿文德教授），并被2个国际电工委员会（IEC）标准草案和英国国家物理实验室（NPL）的技术报告全文引用。这是非常不容易的。

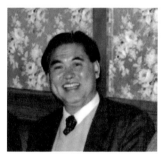
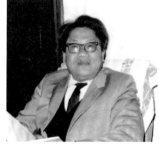
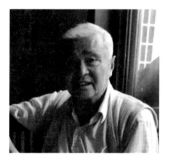

朱章玉　　　　　　　　王鸿樟　　　　　　　　黄燮昌

值得一提的是，当时声学组有一位虞秀月老师，她很擅长制造超声探头，有很高水平。毫不夸张地说，当时上海交通大学的医学超声研究是有相当实力的。

与此同时，在监护仪研发方面由周颂凯、黄燮昌、王妙法等老师组成的研发组与苏州某厂合作研究，完成了样机研制，后将该技术转让给了该厂，这可以说是产学研合作的雏形。

　　我深深感到，在上海交通大学生物医学工程学科的初创阶段，国家医药管理总局与上海交通大学校领导对新专业极为重视，体现在：① 国家医药管理总局给了我们150万元经费，用作建设新专业实验室。② 1980年5月，范绪箕校长从教育部下达的世界银行贷款中，分配给生物医学工程专业40万美金。需要指出的是，在争取上述经费中，特别是争取总局150万经费的过程中，朱章玉老师作出了不可替代的贡献。实验室以此经费，订购了日光电的医学信号处理系统ATAC450一台和多道生理记录仪RM6000一台，并从美国进口了一套以VAX11/730为主机的I^2S图像处理系统。上述设备在当时是相当先进的。这些设备在我们的医学信号与图像处理的教学与科研方面发挥了重要作用，开创了我校医学图像处理及图像重建算法的先河。利用I^2S图像处理系统，由虞宗炜、戴亚男等老师负责并与瑞金医院徐开埜教授，胸科医院徐昌文、廖美玲教授等合作的"医用X-片计算机彩色合成技术"课题得以顺利完成，获得医院好评，并通过市级鉴定。利用这一设备我们与

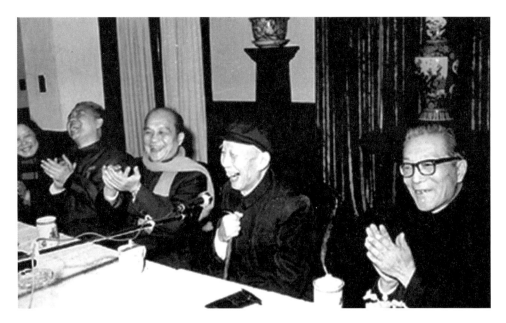

右一为范绪箕校长

上海医科大学解剖教研室左焕琛教授联合开展解剖结构的三维可视化研究，这在国内也是比较早的。研究成果"应用电子计算机三维重建和显示技术对大体进行解剖学研究"1990年通过市级鉴定并获得"上海市科技进步奖三等奖"。

在课程设置方面，我们于80年代初在国内较早开设了医学图像处理、图像重建、CT理论等课程。上述科研积累与教学上的改革成果为我们获得2004年"生物医学图像处理"国家级精品课程奠定了扎实的基础。需要强调的是，该精品课程的建设，赵俊老师和钱晓平老师作出了很大贡献。

在这一阶段中，必须提到的是徐俊荣教授。他原是自动控制系骨干，曾任电子学教研室主任，为支援生医专业，于1982年来到生医教研室，担任了很长一段时间的教研室主任，指导本科生与研究生。著名校友徐广涵博士当时就是他培养指导并送往国外的。徐俊荣教授的学术专长是电子学与线性系统理论，他和高华老师一起与上海医科大学耳科王正敏教授合作在国内较早地进行了电子耳蜗的研究，1988年9月，他们研制的新型电子耳蜗通过技术鉴定。该型耳蜗灵敏度高，抑制噪声能力强，为十多位耳聋病人恢复了听

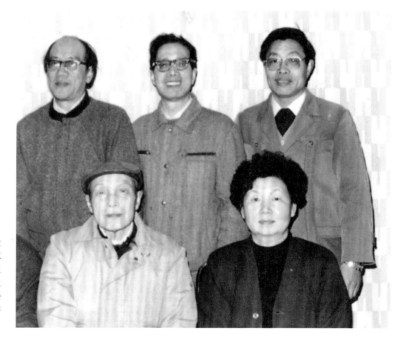

前排左起：徐俊荣（原生物医学工程教研室主任）、左焕琛（上海医科大学教授，曾任上海市副市长）、后排右一为庄天戈

觉，获得国际发明展览会银奖。徐俊荣教授后来一直从事电子耳蜗的研究，直到退休。王正敏教授后来晋升为工程院院士。徐先生则于1999年3月16日辞世，江泽民学长作为其同班同学，还专门发来唁电悼念，唁电称："出访归来，惊悉徐俊荣同志病逝，谨致哀悼，并向亲属表示衷心慰问。"

这一阶段的后期在教学方面有两个较大变动。第一个大变动是从1989年开始生医本科生学制由五年改为四年。这一变动原因有四点：① 由于上海交通大学除生医专业外其他专业均是四年制，而毕业后工作，五年制的待遇与四年制完全一样，这种思想反映到招生工作上，已影响本专业的招生质量。② 美国加州大学Berkeley分校原校长、上海交通大学名誉教授田长霖从1984年到1986年在中国的几次讲话都力主缩短学制。他说："国内有个不太好的现象希望不要蔓延，即许多学校现在开始办五年制，……为什么要五年？四年变五年就是reduce 你的production by 25%，这对国家是很大

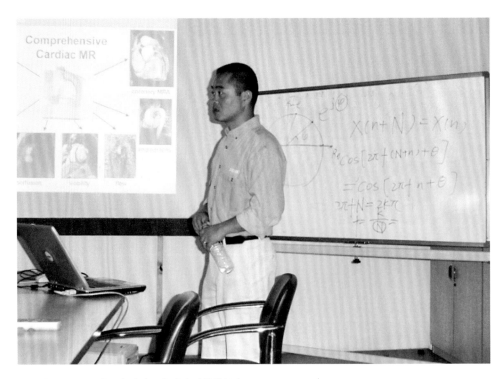

张强（西门子任职期间）应庄天戈邀请返校作报告

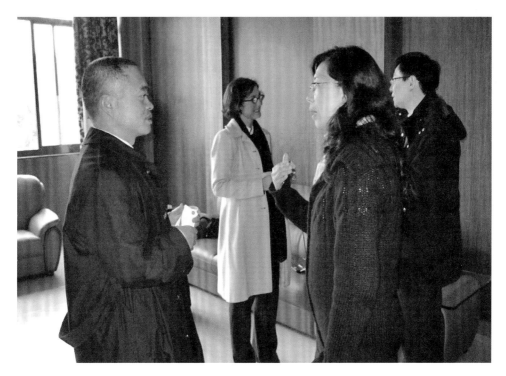

张强（左一）2009年12月9日陪西门子高管来交通大学谈合作事宜（庄天戈抓拍于交通大学总办公厅）

的损失……希望上海坚持。三年可以，五年不行。"③ 现在高等教育层次在本科之上还有硕士博士，本科时间过长没有必要。④ 凯斯西储大学（Case Western Reserve University, CWRU）BME主任P. G. Katona教授，应高忠华教授和徐俊荣教授之邀于1986年3月来我们教研室作为期一个月的指导，他临走时在一份总结报告中指出："缩短学制实属必要，一来可消除BME学生相对于其他专业学生的特殊化感觉，二来可使BME专业在竞争中得到好的学生"。五年改四年后，1989年我们有两届同学同时毕业。曾任西门子MRI中国区总裁、现任上海联影医疗科技有限公司董事长的张强博士就是第一届四年制毕业的学生之一。

　　另一个较大变动是开始了独立办学模式。由于上海交通大学实行"三包一评"，校方希望上海医科大学将教育部/卫生部拨下来的学生人头费差额转入学校，但一医方面觉得有困难，最后经两校领导商议，两校生医专业从1987年起开始独立办学。上海医科大学的生医班学生不再到上海交通大学上课。至此，合作八年以后，双方在教学方面协议"离分"。尽管如此，两校在其他方面的合作仍继续愉快地进行着。独立办学后，上海交通大学的医学课程则是邀请上医大或中医药大学的教授来校授课，内容也缩减为解剖生理。其中，中医药大学的严振国教授教得时间最长，效果也很好，颇受学生欢迎。

回忆这些年风雨历程，尤为让我留恋的是：当时生医有一支能战能胜的为科研教学默默奉献的实验室队伍[①]，其中包括王一抗老师；他是个多面手，配合周颂凯老师等负责微机开发、信号处理等，深受大家信任；徐勇江老师，负责声学、光学教学实验和科研；钱德初老师配合寿文德老师负责声学测量的科研与教学实验；江以萍老师，管理医学图像系统等。霍玉兰老师早期也曾在830实验室工作过一段时间，20世纪90年代，林卫平老师加入实验室队伍，设计了几个新实验，大大加强了同学动手能力的培养，还开发了好几个项目。一支强大的实验室队伍是教学科研不可或缺的力量。这是经验，应该总结发扬，值得对照回忆。

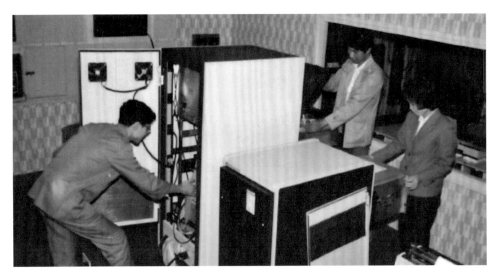

左一、右一分别为王一抗、江以萍

① 姬树森、俞仁康老师曾任实验室主任。

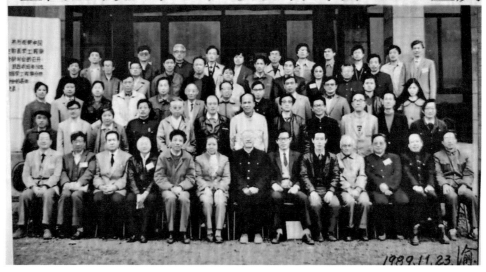

前排：左六为韦钰、左七为蒋大宗；第二排：左四为庄天戈

第二阶段：1990—1997 学位齐全 平稳发展

从1981年11月开始，上海交通大学生物医学工程专业有权招收硕士研究生，但过去的十年，上海交通大学没有博士点，国内生物医学工程最早获得博士学位授予权的是浙江大学，于1983年获得授权，领衔的是吕维雪教授；然后是西安交通大学，于1984年获得授权，领衔的是蒋大宗教授。经过多年努力，1990年10月国务院学位委员会第九次会议审批同意我校"生物医学工程及仪器"学科有权授予博士学位，由博士生指导教师王鸿樟教授领衔，这是重要的转折。王教员指导的第一位博士生叫鲍苏苏，后赴上海中医药大学就读博士后。1993年本人继王教员之后被国务院学位委员会批准为博士生导师。至此，从学士、硕士到博士的学位授予权我们已全部拥有，这为以后的发展创造了条件，也为后来生命学院的发展作出了贡献。我们重提王鸿樟教授的原因是让后人特别是以后的博士生导师不忘饮水思源。1993年，朱贻盛老师调入生医，增加了力量，随后与王志中教授等都被学校批准为博士生导师。

1994年，生医进入"211"建设行列，是学校24个重点学科之一。1996年前后"生物医学工程及仪器"教研室改为"生物医学工程研究所"，本人负责研究所的工作。值得一提的是，1996年度"生物医学工程研究所"一举获得四项国家自然科学基金资助，每位教授都有收获，包揽精密仪器系（即八系）该年度全部的国家自然科学基金。

第三阶段：1997至今　新的机遇　新的高度

1997年在经过系统考量后，生医进入生命科学技术学院（生命学院），状态回升，并成立生物医学工程系，朱贻盛老师任系主任，我在学院忝居副院长一职。"生医"到了生命学院后，老师们的"三包"压力大大减轻，环境宽松，心情愉快。当时正值"985"一期启动，学校又迎来新的发展高潮。有几件大事值得一提：一是1997年12月与上海医药（集团）总公司联合建立"生物医学工程及器械研究院"，旨在为开展产学研创造更好条件。首任理事长为上海交通大学王宗光书记、医药（集团）总公司沈培达总裁，执行理事长为医药（集团）总公司黄彦正，首任院长为上海交通大学沈为平副校长，朱章玉老师任执行院长。当时列了十几个项目，由上海交通大学有关课题组与不同性质的医疗器械厂合作，共同启动研究院工作，但后来因体制等原因没能再继续下去。但该研究院产生的一个重要影响就是借医药（集团）总公司下属几百个工厂的知识更新需求名义，申请到了"生物医学工程"工程硕士点，此硕士点现在继续有效。二是1998年底博士后流动站批下来了，办学层次进一步提高。三是2000年由朱贻盛教授指导的张绪省获全国优秀博士论文奖，这是零的突破，后来童善保博士也获此殊荣。四是2005年5月与二医大合并，此后在学校的大力支持下，生医的发展迎来了又一个春天。五是引进了回国的青年才俊，包括徐宇虹、徐学敏博士等，这是非常重要的转折。学生从出国深造到回来报效祖国，带来新的理念，新的气象，后来又有多名学者回来。六是成立了MED-X研究院，这是学校的大手笔，使生物医学工程在新的高度上腾飞。MED-X研究院于2007年11月正式成立，院长从国内外招聘，竞聘者众多，最后徐学敏教授以绝对多数票成功当选。MED-X研究院的成立，有两个重要成果：一是把上海交通大学校内与生物医学工程有关的研究力量团结在一起，取得了20多年前跨系委员会①未曾达到过的效果；二是拉近了原二医系统12个三甲医院与上海交通大学的关系，科研合作和资源共享达到了从未有过的密切程度。

以上是本人对上海交通大学BME专业30年来发展历程的点滴回忆与切身感受。提到的故事，大部分是本人亲身经历的，有些材料经校刊查证，还有些材料曾向同事求证。个别老师不在国内，涉及他们的事或许有所出入，敬请包涵。既是点滴，无意全面，最多也只勾画一个轮廓，遗漏很多，容以后陆续补充，并请谅解。

（2020年1月9日）

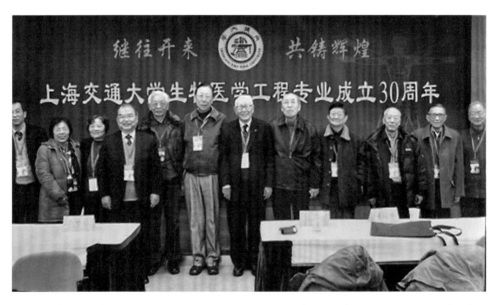

左起：黄嘉华，杨秀琼，郑筱祥，王威琪，陈明进，王明时，蒋大宗，黄诒焯，丁文祥，徐智章，高忠华，方祖祥

---

① 1980年3月学校成立"生物医学工程跨系委员会"，由副教务长严祖礽任主任，六系系主任楼鸿棣教授和八系高忠华副教授任副主任。当时确定在生物医学、生物力学、人工智能、感觉器官和生物力能学等五个领域开展工作。

"以玉攻石""依法治教"

—— 学习田长霖高等教育思想随记兼谈完善《高等学校章程制定暂行
办法》的思考

庄天戈

结合学习《高等学校章程制定暂行办法》（以下简称《办法》），重温著
名教育家田长霖教授的教育思想，联系我国高等教育的实际发表个人看法。
主要从：教授委员会；优化结构，调动院系积极性；高等学校校长遴选；以
及高等学校规模调整等几个方面展开。

在近代高等教育（特别是在工科教育）方面，有两位大师级人物的教
育思想让我印象最深刻：一位是钱学森，一位是田长霖。对于钱学森，有
著名的"钱学森之问"。他的教育思想来源于他的亲身体验，包括他受到的
北师大附中的教育，以及他在加州理工的学习和工作体会。田长霖是加州
大学伯克利分校（UC Berkeley）前校长（1990—1997）。生前多次访问
北京、上海（交通大学）、武汉、西安等地，并受邓小平、江泽民等国家领
导人包括几任国务院总理/副总理的接见。其关于高等教育的谈话对如何办
好国内的大学坦诚地发表了不少真知灼见，当时看来不免尖锐，但确是金
玉良言，至今仍有重要的借鉴意义。众所周知，UC Berkeley 是国际一流
大学，全校产生过 70 多位诺贝尔奖与 7 位菲尔兹奖、15 位图灵奖得主。许
多重元素是该校的学者发现的，并以该校或它所在州的名字命名的，如：
锫（Berkelium）和锎（Californium）；或以该校的教授命名的，如：铹
（Lawrencium）和 Sg（Seaborgium）。UC Berkeley 排名曾列全美国第
二，在 ARWU 2012—13 年版的世界大学学术排名中它排名世界第四位。在

经过20世纪80年代中期几年的副校长锻炼后，1990年7月1日，田长霖勇于挑战自我也勇于挑战整个美国社会对少数族裔的限制，从258名候选人中脱颖而出，成为威名显赫的加州大学伯克利分校122年历史上（也是美国有史以来的）第一位华裔（及亚裔）校长，直至1997年6月辞职，他整整干了7年。据全美调查机构统计，美国大学校长平均任期只有3.2年。而田长霖的任期两倍于此。他受命于UC Berkeley低谷之时，辞职时UC Berkeley正达巅峰，田长霖在校长任职期间，促成了伯克利各个方面的进步，还开创了许多加州大学、美国乃至世界高校之最。离职后，美国总统克林顿在给田长霖的致谢信中说："我谨代表这群因你的远见与贡献而受惠的人，谢谢您在提升教育品质上的全力奉献。你的成就是美国的珍贵资源。""九三"中央副主席王文元在评价田长霖时说："他不畏强权，追求人格、国格和学问的统一。"北大原校长陈佳洱说："田先生的成功是中国人向西方人学习的一个范例，也可以看成东方与西方文化相融相和的一个范例。UC Berkeley的成功，既验证了田长霖的教育理念，也部分地回答了'钱学森之问'。"重温田校长的讲话，结合《办法》与现实，有所体会，汇报如下：

1）关于"教授（委员）会"

《办法》中第七条提到"章程应载明：民主管理和监督机制"，在第十二条中更应具体提及："根据发展需要自主设置各类组织机构如校务委员会、教授委员会、校友会等。章程中应明确其地位宗旨以及议事规则"[1]。1986年1月8日田长霖在对上海市高教系统负责人的报告中说，"在美国，大家的共识是哪个学校'教授会'的力量强，哪个学校将来就成为最著名的学校"[2]。他认为，"天时、地利、人和是UC Berkeley成功的外在条件；坚持学术本位，充分尊重教授会决定的学术方针是它成功的关键"。教授会掌握全部课程设置，教授会中有经费预算小组，等等。

2）院系动力学

《办法》第十条指出，"可以按照有利于推进教授治学、民主管理，有利于调动基层组织积极性的原则设置并规范学院（学部、系）、其他内设机构以及教学、科研基层组织的领导体制、管理制度"。如何实行？试听田长霖是怎么说的。他在谈到美国高等教育的情况及其发展趋势时说："要简政放权","大的政策性方向性的规划要抓得很紧，小的地方全部放下去"。他多次提到"院系动力学"这一概念。所谓的"院系动力学"，是指一个学校、一个学院和一个系都要充分发挥作用。用现在时髦的话讲：原来学校是火车头，拉着院、系走，现在应该成为动车，每节车厢都有动力，形成合力，一起使劲。国内许多大学合并后，机构庞大，个别单位非但不相互合作，还互争资源，甚至反目成仇，形成内耗；学院中的系也是如此。《办法》对此在原则上有所反映，但必须有具体措施防止"合而不和"。田长霖和钱学森都把教育看成一个"系统工程"。系统中有许多部件，要配合，要互动，才能达到优化，收到最佳效果。

3) 关于高等学校规模

《办法》第七条提到"章程应载明：办学层次、规模"。现在我们的不少大学有"大学是大楼之谓"的倾向：一曰土地超大，校区分散；二曰院系齐全，应有尽有。一句话："贪大求全"。其结果是特色淡化，效率降低。田长霖在一次讲话中说："我说上海，如果把部委院校全部很好地横向协调一下，这个力量就不得了，用不着每个学校都有管理学院，或者管理系，哪有那么多师资，只要几个学校有很好的管理系，就可以建立起非常强大的队伍"。他是举管理学院为例，其实其他学校和学科也有类似盲目泛滥的情况。一个大学是否非大不可？学科是否越全越好？重要的是如《办法》第四条所说，要"反映学校的办学特色"。《办法》的第七条又说：章程要说明"主要学科门类，设置与调整原则"。如何调整？办大容易，办精不易，做加法容易，做减法难。资料表明，美国万人以下的名校，除Caltec（学生2 100名）外，还有Princeton（学生7 500名），UCSF（学生7 500名），Brown（学生8 200名），University of Rochester（学生8 300名），Case Western Reserve（学生8 800名），Rice（学生5 400名）。全国或者上海能否搞一个或几个"小而精"的名牌大学典型？以小制胜！大学合并浪潮中，许多大学成为"新xxx大学"。新大学像小教育部，同时还在继续膨胀。例如，上海有法学专业的大学有8个之多，全国有法学院的大学则多达一百多个。报载，法学专业学生就业率在亮牌之列！能否借用田长霖关于管理学院的意见："全部很好地横向协调一下，这个力量就不得了，用不着每个学校都有法学院，或者法学系，哪有那么多师资，只要几个学校有很好的法学系，就可以建立起非常强大的队伍"。提高效率、办出特色，这该是《办法》的精髓所在。

　　以上各点，作为本人学习《办法》以及借学习《办法》之机重温田长霖教授教育思想的体会，供批评指正。

参考文献：

[1] 高等学校章程制定暂行办法 www.gov.cn 教育部网站 2012.01.09.
[2] 田长霖谈高等教育 上海交通大学高等教育研究室编 1986.

（本文原载于《上海九三》2013年第2期第14页）

BME 教育与教学之我见

庄天戈

一、 从国外几所大学生物医学工程教育的发展谈起

最近，有意收集了一些国外大学生物医学工程学科办学的资料。他山之石可以攻玉，特此概括如下：

（1）宾州大学（U-Penn）。这是第一个组建 Biomedical Engineering 计划（授予博士学位）的学校。时间要追溯到上世纪20年代，那时 U-PENN 已开始有关生物医学工程的研究。该校的 Moore 电气工程学院与著名的宾大医学院在地理位置上靠近。Moore 电气工程学院内建立了 X-线实验室，研究方向是放射物理，与医学院的放射科有合作关系。后来这个实验室改名为"电医实验室"（electromedical laboratory），并在 Moore 学院内成立了"电医小组"，积极分子是 5～6 个研究生，其中一个研究生 Hale，博士论文研究放射物理，受跨学科委员会指导和支持。该委员会中的一个成员是国内许多人熟悉的 Britton Chance。他现在仍然活跃在科研岗位上。20世纪50年代，Moore 学院开设了包括心电图理论、生物声学、生物电测量技术等研究生课程。1961年受美国国立卫生研究院（NIH）资助正式开始招收博士生计划，在工程学院中成立电子生物医学工程系，培养了许多 BME 骨干。1973年开始了本科的生物医学工程计划，并将电子生物医学工程系改名为生物医学工程系。在 U-Penn 的 BME 计划中 Schwan 出力不少。Schwan 是 1947 年从德国到美国的，他在德国学的是物理，后来在美国海

军医疗设备实验室工作，1950年起，任医学院助理教授。他总结经验时说：① 在专业成立以前，先开展研究工作；科学研究促使本领域中人才需求激增；② 专业是逐步发展的：先在老专业中加入新的专业课程；再将新的专业课程和传统课程结合形成新的专业分支；然后设博士计划，成立系，设硕士计划；最后设本科计划。关于BME毕业生培养的若干基本概念，他认为：① BME是一个工程学科。② 削减一些工程要求，加一些选修课使生物医学工程的课程有空间。③ 对BME课程说，工程＋物理＋数学的比例大约是1：1：1。

（2）Drexel大学。美国第一个设立BME硕士课程的是Drexel大学，由心脏科专家Dow发起。20世纪50年代末，设立生物医学工程都被认为是为了满足精密测量生命系统而研制仪器。20世纪60年代初期，信息处理控制论等发展，使单从电子学角度考虑有些狭隘，"生物医学工程"的定义要拓宽，应从"生物医学电子学"扩展到"生物医学工程"，包括信息理论、控制系统、数据处理、生物物理、工程及数学应用等。此时，一些生物学工作者、医学研究工作者感到数学和物理知识缺乏，有些通过自学补课，但大部分人需要一个正式的教育过程。于是心脏学家Dr. James W. Dow发起了一个Drexel-Presbyterian医院联合计划。他认为生物医学工作者必须适应基于新技术的知识。他不满意工程师的贡献大部分局限于为生命科学工作者开发提供医学仪器。他想创建一个正式的硕士培养计划，使生命科学工作者具有坚实的物理科学知识，同时让工程师们获得坚实的医学科学知识。只有这样双方才能畅达交流，共同合作。Dow说："此时医生还是医生，生物工作者依然是生物工作者，工程师照样是工程师。但沟通方便了，相互关心了"。第一批有2个医生，4个工程师参加。对医生与工程师第一年有不同的专门课程；第二年合起来学，课程相同，如控制系统、医学仪器、生物物理等。最后做一篇毕业论文。同样，对背景为工程和物理的本科生也有一个类似的研究生计划，开设4学期医学知识课，1学期的解剖课，这些课程均是专门设计的，由Temple大学医学院协助讲授。从本校其他学院的选修课中还选一些生命科学课程和化学课程。后来2个组合起来开设相同的课程，但研究方向不同。

这样的研究生计划有三个方向组成：① 对生物工作者，加强数学、物理和工程的教学；② 对工程师，加强生物学特别是系统生物学的课程；③ 生物工程本身的方向，讲关于它在过去15年中的发展。后来，Dow走了，与Presbyterian医院的关系中断，代之以与Jefferson医学院联合。

1967年，Drexel成立了博士点。Drexel 的办学模式后来为其他学校所模仿。它的BME还得到许多基金的资助，包括NHL1（17年，1959～1976），NIDR（10年，1966～1976），还获得许多私人基金如Wolfson Foundation，S. K. F. Foundation，以及Ernest Calhoun Foundation的$300万拨款。

Drexel有一位Sun（孙）教授（Hun H. Sun孙恒恂），是交通大学1947届毕业生（江泽民学长的同学），他与Dr. James W. Dow一起努力，作出了巨大的贡献，然后有Richard Beard，Jaron and Banu等，人才辈出，并在超声成像、生理系统建模、电极极化等方面形成了特色。

（3）另一个值得提起的学校是华盛顿大学（University of Washington，UW）（西雅图）。正像大部分BME大学有一个学术创业者一样，华盛顿大学的学术创业者是Robert Rushmer。他受过航空医学训练，在医学领域特别是心血管生理学方面有许多成就。他网罗了工程师和技术员研制测量仪器在无麻醉情况下无创测量动物的生理参数，将工程师、生理学工作者以及医生组织在一起利用技术来推进科学与医学的发展，由此感到训练年轻研究者的迫切性。他创办了暑期训练班（Summer School），对生物学工作者教以实际工程知识，对工程师教以基本的生理学知识，于1967年由工学院与医学院共同成立了生物工程中心。依靠很强的仪器开发实力和广泛的校内合作机制以及Rushmer的能量与信誉，获得了NIH的拨款，建立一个新的program。到1985年，有了一个博士点和2个硕士点以及不大的本科院系。但该本科是以MD/PHD为目标的，即不是以就业为目标的。

UW是一个研究力量相当强的大学，其从联邦政府获得的研究经费在美国各高等学校中排名第三。80年代后期他们看到了二个新的方向：一个是生物医学成像，与校内其他单位合作办学，得到学校资源的支持，并得到基金的支持；一个是分子生物工程，在中心内部进行。UW的生物工程中心明确规定：研究为主，教育为辅（A decision to pursue research first, education second）。UW在脉冲和连续超声多普勒仪器方面技术先进并形成产品。以后，在Y. M. Kim的领导下还是保持早年那样注重科研和将科研成果转化为产品的传统。Kim的小组有81个发明，取得了75个专利，获得了22个产品许可证

（4）关于Baylor医学院。德州休斯敦有一个Baylor医学院在生物医学工程的发展史上发挥了特殊作用。1956年某天，Geddes（后来在普渡工作）和Hoff一次在华盛顿机场准备回休斯敦时，候机4小时，闲谈中感到美国当时没有足够的科学家进行未来的医学研究，而当时正是空间时代开始，美国与前苏联竞争激烈，有利于有关教育训练培养拨款的申请。他们就在机场饭店菜单的背后草拟了一个训练培养计划："对医生和生命科学工作者开基本的电子学课程；对各专业的工程师开基本的医学生理学课程"。随后，获得了NIH的资助，组织了暑期训练班。课程题目是："现代仪器与经典生理学"（Classical Physiology with Modern Instrumentation），类似于"Shakespear in modern dress"。第一期于1957年6月开班。上午上电子学，下午上生理学。电子学从欧姆定律开始，包括电容、电感、交流电、二极管、真空管、半导体晶体管、放大器、脉冲电路和医疗仪器。受训者制作一台可以工作的仪器。最后以模拟计算机和数字计算机的基础知识结束电子学课程。生理部分的内容包括骨骼、心脏、平滑肌、循环系统、神经系统、呼吸系统、消化系统；并用青蛙、狗、猫等进行实验。实验用的是生理记录仪（physiography recorder），受到NIH的支持，由Baylor医学院自己开发的。最后到Texas A&M退伍军人医学院在马身上进行一次心脏学实验作为课程的结束。

在此影响下，附近的Rice大学、休斯敦大学等都办起了生物医学工程。这些大学和Texas A&M等大学均参加"暑期训练班"；美国其他大学的工学

院也派学生和教师来Baylor医学院参加为期6周的强化"暑期训练班",参加暑期班的学生计算学分。不仅如此,世界各地的有关大学也慕名前来参加。在1957—1974年18年中,总共有1 000多人参加训练。扶轮国际和原中国卫生部也赞助国际学生参加暑期训练班。毕业生中不乏随后的著名人士:其中一个是日本军队中的外科将军;有一人获得诺贝尔奖。

(5)美国凯斯西储大学(Case Western Reserve University),是美国顶级的私立研究性大学,位于俄亥俄州的克利夫兰。凯斯西储大学的BME研究生项目可追溯到1962年,BME本科生项目可追溯到1963年(是首批受NIH资助的BME本科生项目)。1968年,凯斯西储大学成立BME系,与Cleveland Metropolitan General Hospital、the Cleveland VA Medical Center有密切合作。1980年,凯斯西储大学BME系收到Whitaker Foundation和NSF资助成立image-computing laboratory。1986年3月Case Western Reserve

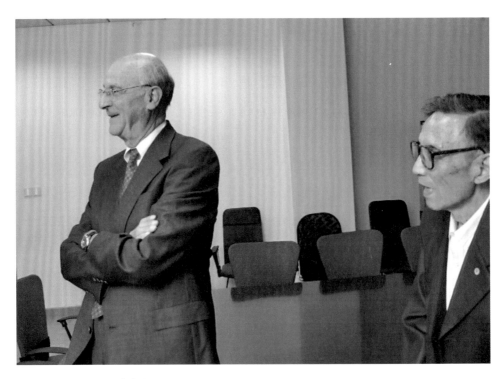

左起:Peter Katona,高忠华

University生物医学工程系主任Peter Katona（1974—1976、1980—1987任系主任）应高忠华教授与教研室主任徐俊荣教授之邀到我校生物医学工程及仪器教研室承担访问讲学。Katona教授建议把上海交通大学的生物医学工程专业本科学制改为四年，并建议加强传感器教学和增加结合医学课程的后续课程的教学。

新专业是逐渐形成的；先有博士点、硕士点，然后再有本科。暑期训练班是一种有效的教学方式；生物医学工程教育发展的重要条件是国家基金的资助和学校领导的重视。

我们有没有可能举办类似的暑期训练班，教学内容为分子生物学或其他新的工程知识？

生物医学工程专业的学士和博士课程，在1965—1975期间有一个高潮；80年代开始发展平缓；1995年后又直线飙升。按照Katona的看法是因为学生对跨专业学科感兴趣，另一个原因是Whitaker Foundation的支持。

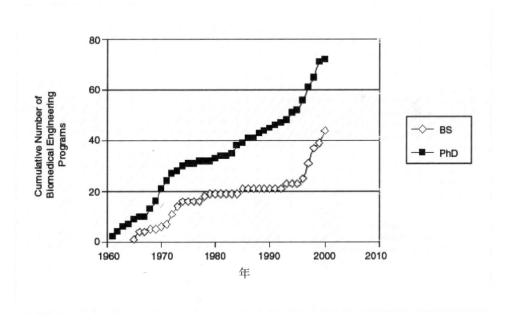

生物医学工程专业的学士和博士课程，根据惠特克基金会数据编制，2000（5）。经授权转载自《生物医学工程年度评论》第4卷，@2002年www.annualreviews.org

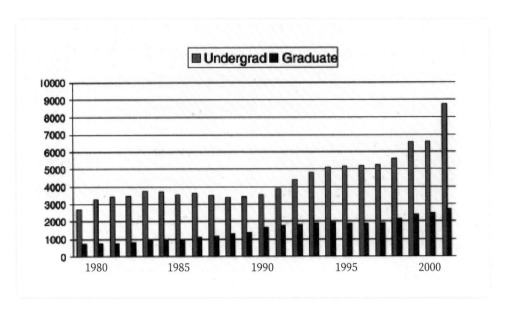

生物医学工程专业招生人数与时间的函数关系

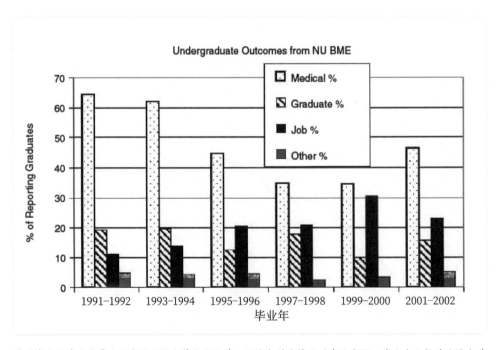

基于高年级毕业生毕业调查的西北大学生物医学工程系本科生情况（在此期间，毕业生人数总体呈上升趋势，从每年40人上升到60人。这些数据是基于调查时有明确去向的毕业生，并排除了约30%未回复或不确定的毕业生）

二、 生物医学工程学科界定解读有关定义

Biomedical Engineering, Bioengineering 和 Biological
Engineering

1) Biomedical Engineering

按照 Whitaker Foundation 的定义：

Biomedical engineering is a discipline that advances knowledge in engineering, biology and medicine, and improves human health through cross-disciplinary activities that integrate the engineering sciences with the biomedical sciences and clinical practice. It includes: 1) The acquisition of new knowledge and understanding of living systems through the innovative and substantive application of experimental and analytical techniques based on the engineering sciences, and 2) The development of new devices, algorithms, processes and systems that advance biology and medicine and improve medical practice and health-care delivery.

生物医学工程是这样的一个学科，它促进工程、**生物学**及医学知识的提高；通过将生物医学科学、临床实践与工程科学相结合等**跨学科**活动，增进人类健康。内容包括：① 通过将基于工程科学的实验和分析技术的创新应用，获取新的知识，了解生命系统；② 开发新的装置，研究新的算法、新的过程以及新的系统来推进生物学与医学的发展，改进医学实践和保健工作。

这一定义不仅是把工程应用到医学中，而且扩大应用到基本的生命科学中。分子与细胞方法应该包括在"新的过程"中而且自然地平稳地结合到BME中。

原来中国国家自然科学基金委员会的定义是："生物医学工程学是运用现代自然科学和工程技术的原理与方法，从工程学的角度，在多层次上研究

生物体特别是人体的结构、功能和其他生命现象，研究用于防病、治病、人体功能辅助及卫生保健的人工材料、制品、装置和系统的工程原理的学科。"两相对照，新近的定义突出了"**生物学**"。

2）Bioengineering

长期来许多大学如U-Penn，UCSD，Arizona州立大学，UIC，UW等一直把BME叫作"Bioengineering"。

1997年，NIH Bioengineering定义委员会下了一个定义：

Bioengineering integrates physical, chemical, mathematical, and computational sciences and engineering principles to study biology, medicine, behavior, and health. It advances fundamental concepts; creates knowledge from the molecular to the organ systems levels; and develops innovative biologics, materials, processes, implants, devices, and informatics approaches for the prevention, diagnosis, and treatment of disease, for patient rehabilitation, and for improving health (NIH Working Definition of Bioengineering—July 24, 1997).

这个定义本来可用于BME：生物工程学是将物理科学、化学、数学以及计算科学同工程原理结合起来，以研究生物学、医学、行为学和健康；推进一些基本概念，建立从分子层次到器官层次的知识，发展创新的生物学、材料、过程、植入物、装置和信息学方法以预防、诊断、治疗疾病，并为病人康复和增进健康服务。

美国在2000年创建一个新的组织 National Institute of Biomedical Imaging and Bioengineering（NIBIB），就用了Bioengineering作为名称的组成。还有一个跨研究院的组织：NIH Bioengineering Consortium BECON，也用Bioengineering。但这里的"生物学"从所举的例子看是指与人的健康有关的内容。隐含的理解是讨论动物生物学的某些最终对人类健康与疾病有启示的方面，例如small animal project。

3) Biological Engineering

Biological Engineering is the biology-based engineering discipline that integrates life sciences with engineering in the advancement and application of fundamental concepts of biological systems from molecular to ecosystem levels.

生物工程是基于生物学的工程学科，它将生命科学与工程结合，目的在于从分子到生态系统层次推进和应用生物系统的基本概念，主要着重于与生物学有关的、和农业方面相关的工程问题和生物资源工程：对农业以外的自然产物的管理和利用。

4) Biotecnology

Advances the knowledge base of basic engineering and scientific principles of bioprocessing at both the molecular level (biomolecular engineering) and the manufacturing scale (bioprocess engineering). Many proposals supported by BEB programs are involved with the development of enabling technologies for production of a wide range of biotechnology products and services by making use of enzymes, mammalian, microbial, plant, and/or insect cells to produce useful biochemicals, pharmaceuticals, cells, cellular components, or cell composites (tissues).

在分子层次（生物分子工程）和制造范围（生物加工工程）推进生物加工的基本工程与科学原理的知识基础……，研究可行的技术以便利用酶、哺乳动物、微生物、植物和昆虫的细胞来生产有用的生物化学品、药物的细胞成分或细胞复合物（组织），从而生产一大批生物技术产品和辅助设备。

它的核心是化学工程。

VaNTH (Vanderbilt University; Northwestern University; University of Texas at Austin; and Health, Science and Technology at Harvard/MIT) Engineering Research Center for Bioengineering

Educational Technologies（VaNTH/ERC），是美国万头比特大学、西北大学、德州奥斯汀大学和哈佛/麻省理工联合健康科学与技术组（VaNTH）生物工程教育技术工程研究中心，1999年成立，由美国自然科学基金委员会资助，旨在推进生物工程短期和长期的各级教育特别是本科生教育的成果。"生物医学工程"（Biomedical Engineering, BME）是一类强烈的面向医学的"工程"。在美国它也包括"Bioengineering BE"，但后者与BME的意思一样。

BME本科的知识结构还没有共识。

（本文根据庄天戈于2010年6月5日在上海一次学术会议上的报告整理而成）

第三章

科教融合

<<

上下求索　玉汝其成

——《CT 原理与算法》教材琐谈

庄天戈

　　1979年末，我从西安交通大学回到上海交通大学，住在徐汇的集体宿舍。离宿舍不远处有个阅报栏。一天，我正在报栏看得起劲时，一篇关于1979年诺贝尔医学物理奖获奖的报道从报端映入我的眼帘。这是我与"CT（计算机断层成像）"的一次邂逅，但当时的我对其原理与细节全然不知，后虽经讨教一些老前辈但仍无满意答复，说明这是新事物。意想不到的是，从此之后我便与它结下了不解之缘。

　　1980年9月，教育部选派我到美国St. Louis MO.华盛顿大学医学院生物医学计算机研究室（Biomedical Computer Lab, BCL）进修。华盛顿大学医学院有一个非常有名的Barnes Hospital，还有一个同样有名的mallinckrodt放射学研究所，以及一个BCL。Barns'Hospital曾涌现出13名诺贝尔奖获得者，mallinckrodt放射研究所是世界上首台PET的研制者。我所在的BCL研究室，主要是研究心电、脑电信号等计算机处理技术的，也涉及放射成像和后来风行的PACS。BCL的主任Dr. Thomas是位医生，有很强的组织领导能力。他吸引了华大许多大牌教授来BCL兼职，如Ter-Pogossian（mallinckrodt放射研究所主任），D. L. Snyder（EE Department主任），J. R. Cox（Computer Department主任）等，后二位都是MIT科学博士。现在回过头来看，这就是Med-X的架构——典型的医工结合模式。值得一提的是，名声显赫的*IEEE Transaction on Medical*

Imaging 杂志就是 Ter-Pogossian 在那个时期创办的。

BCL学术氛围浓厚，经常举办各类学术讲座。那些大牌教授，包括 Dr. Ter-Pogossian，也常作为听众参加。印象最深的是 D. L. Snyder 教授作过与"断层图像重建"相关的系列讲座。我如饥似渴地在那里吸吮着新知识，阅读尽可能多的文献，努力消化学习资料，包括 Herman 的经典著作。自此以后，我认准"图像重建和CT"作为回国后一个重要研究方向。

1982年秋，我准时回国，回国前在BCL资料室管理员谢小姐处，看到刚刚问世的由 H. H. Barrett 著的 *Radiological Imaging* 书籍。回国不久我便与科学出版社联系，表达了想要翻译 Barrett 这套放射成像著作的意向，

庄老师：

收到来信，我大致看了一下就立即转给了宗孔德老师，他今天把答复交给我并托我转寄给您——因为我正要给您写信，他在回信中承认原文是不妥的，并作了一些解释。

我也把您的信仔细看了一下，觉得您的分析完全是对的。要想使这类滤波器成为FIR，关键是极零点的对消。而且我似乎觉得作为教材最好还是突出主要概念，单刀直入一些，不必像宗老师书[1]中那样转来转去（包括原文和这次的修改）反而抓不住重点。如果该书有再版机会，我将建议宗老师在这个问题上彻底改一改。

在发出此信的同时，我又邮寄上拙著《生物医学信号处理》一册。请您多提意见。从我与您的接触中，以及对您前本译著[2]的校对过程中，深感您治学态度比较严谨，思路也比较开阔，因此十分钦佩。盼望您对此书多提意见——书中问题不少，日前我已发现了一些。有些是笔误或印刷错误，也有一些是我原来认识上的错误。

学校即将放假，你们大概也一样。今后盼多联系。

顺颂

春琪

杨福生　1990年1月20日

---

[1] 指宗孔德、胡广书《数字信号处理》
[2] 指庄天戈、周颂凯译《放射成像 V.2 H H Barrett 著》

杨福生给庄天戈的（复）信

科学出版社欣然同意。经过两年多的努力，该书中译本第2卷于1988年出版，参与翻译的还有周颂凯老师。值得肯定的是，翻译过程也是我深入理解放射成像的过程。我在翻译时，对其中的公式进行了认真校对，发现了几个公式中极为隐蔽的小问题，并将我的想法反馈给原作者Barrett，Barrett对我细致的工作表示认可和感谢。1984年，我为上海交通大学生物医学工程专业的第一届应届毕业本科生，首次开设了"投影图像重建基础"课程，这或许开创了全国高校的"第一"。随后，我又为研究生开设了"CT原理"课程，首次开课是以G. T. Herman的*Image Reconstruction from Projections*部分章节的复印件作为讲义。说实话，使用书籍复印件是当时条件下的权宜之计，自己对其上课效果也不够满意。

十分幸运的是，那时国内上海医疗器械研究所陈明进高工等人已促成"颅脑CT"为国家重点项目（1979年），研制工作正在稳步推进。其中，软件部分，包括算法，由上海计算技术研究所负责，参加人员有范理正、闻振远、严洪范等同志；其余部分由上海医疗器械研究所负责，参加人员有罗昌渠、欧玫华等同志。硬件样机是日本日立公司的产品，属于华山医院资产，是国务院直接指派交通部出资60万美元外汇高价购得的，供课题组人员拆装、研究。某次我去华山医院，只见罗昌渠同志爬上爬下在进行细致测绘。1983年，我国第一台颅脑CT，XDN-1在上海问世，并通过鉴定验收。国产CT的诞生，带来了几个明显效益：首先，迫使进口CT价格立降20%，直接、间接为国家创造了财富；其次，锻炼了设计生产CT机的技术人才；最后也是很重要的一点，是给学校的教学与科研提供了结合实际的良好平台。当时仅生产了少量的几台设备，其中一台安装在上海岳阳路的岳阳医院，离上海交通大学徐汇校区很近，有利于我们的同学参观学习。虽然该机图像重建速度较慢，但能清楚地看到最后一步——反投影叠加的全过程，这一点正好符合教学需求。

其后，我自主学习了这台国产CT的相关技术资料，结合文献和教学心得编出了适合国情的油印讲义。经过数次应用和教学实践，再修改整理补充成书，付梓出版。至此，历时十年，我与CT已从"邂逅"到"相识"。可以告慰读者的是，书中每个公式和符号我都亲自推导和验证，尽量做到不留遗憾，不误读者。当时住房条件较差，也无空调。书稿是在房间走道里逐字逐句在方格纸上写成的，可谓是"筚路蓝缕觅新知，字字句句皆辛苦"。

1993年我到U-Penn高访，恰好在Dr. Herman工作的MIPG，有机会与Dr. Herman讨论和向其讨教一些问题。那时，《CT原理与算法》已经出版。我以拙书相赠。后来Dr. Herman与Mrs Herman邀我到附近小酌。该书无意中成了我们交流的桥梁。书出版以后，读者给了我颇多鼓励。

参评书（种数）：**952** 核心：**95** 扩展：**95**
专家建议：参评书（种数）952 核心：95 扩展：95
开始评审时间：2007-9-3 17:24:17 结束评审时间：2007-9-24 17:07:34
评审意见：1) 虽属同一学科但内容差异很大，特别是仪器仪表，种类繁多。本人挑相对熟悉的内容评审，采取同类比较的办法。将二本同类型的书比较，然后把排序对调；如把王之江的书与章旭炫的书排序对调；2) 有的书刚刚出版，只看统计参数，有失公正，对此也提出调整排序。如王大珩的书与张国维的书就是这种情况。

[1] [2] [3] [4]... [48] 转到第 1 页

序号	书目信息	隶属度	被引量	借阅量	被摘量	获奖	核心著者	出版次数
1	精密仪器设计 薛实福,李庆祥 北京,清华大学出版社,1991	1 0.79326	63	774	0	0	0	1
2	光学设计理论基础 王之江 北京,科学出版社,1985	5 0.48691	40	291	0	0	1	2
3	热物理激光测试技术 朱德忠 北京,科学出版社,1990	3 0.53467	50	173	0	0	0	1
4	**CT原理与算法** 庄天戈 上海,上海交通大学出版社,1992	4 0.51250	39	569	0	0	0	1
5	光学设计 章旭炫 北京,科学出版社,1983	5 0.76166	58	832	0	0	0	2
6	热工测量及仪表 吴永生,方可人	6 0.41057	32	394	0	0	0	

北大图书馆在1950年至2008年期间出版的仪器类图书中挑选出952种图书，依据借阅量、被引用量等进行统计，本书在952种图书中排名第4

2008年，北京大学图书馆受教育部信息工作委员会委托，对1952年以来国内出版的光学和仪器类共952种图书按借阅量、被引用量、被摘录量等指标进行调查排名，本书有幸排名第四。一时，打听书讯和索要书籍者甚众，其中包括清华大学工程物理系的张朝宗教授，中国CT理论与应用研究会理事长、北京信息工程学院的邱佩璋教授。西安交通大学校长蒋德明教授通过上海交通大学翁史烈校长为其在Dartmouth的女儿向本人索书，都给我莫大鼓励。一本教材能被读者和社会认可，这是对作者最好的回报和褒奖。

科技发展很快，路漫漫其修远兮，吾将上下而求索！

Subject: =?GB2312?Q?=D0=C5=BC=FE?=
Date: Sat, 4 Mar 2000 05:55:41 +0800
From: ZHANG CHAO ZONG <zhangcz@mail.tsinghua.edu.cn>
To: "zy-zhu@mail1.sjtu.edu.cn" <zy-zhu@mail1.sjtu.edu.cn>
CC: "tgzhuang@mail.sjtu.edu.cn'" <tgzhuang@mail.sjtu.edu.cn>

朱老师：
您好！恕我冒昧给您写这封信。我要给庄天戈老师发电子邮件。贵校主页上没有庄老师的邮件地址，昨天发了一个电子邮件，因地址不正确被退了回来，只好请您代转一下。实在对不起！
张朝宗   2000/3/4

庄天戈老师：
我曾在交大参加CT研究会的年会，有幸见到您。只是时间太短，没有来得及向您请教。后来读了您的大作"CT原理与算法"受益匪浅，这是一本难得的好书，只是现在没法买到了。写此信的目的就是想了解一下，您是否有再版的计划，或者告诉我还有什么办法可以买到它？
我近年来还在搞工业CT，我的学生和同事想要学习有关知识，可是没有合适的教材。请您在百忙中给我一个简单的回答。
谢谢！
张朝宗   2000/3/4
北京清华大学核能技术设计研究院，100084

清华大学工程物理系的张朝宗教授书信

中国CT理论与应用研究会原理事长、北京信息工程学院的邱佩璋书信

西安交通大学原校长蒋德明通过上海交通大学原校长翁史烈索书的书信

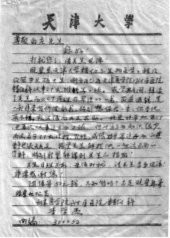
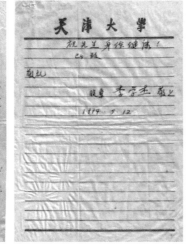
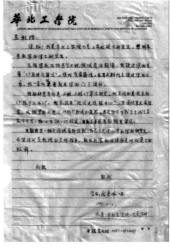
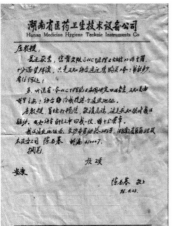
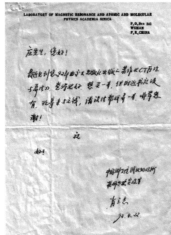
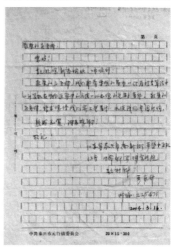
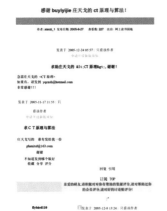
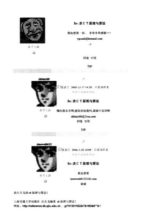

来自全国各地的索书书信/论坛记录件

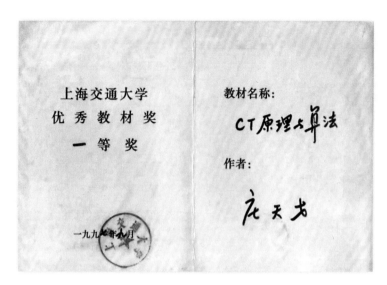

《CT原理与算法》荣获上海交通大学优秀教材奖一等奖

精品课程生物医学图像处理的建设

赵　俊　钱晓平　王一抗　庄天戈

生物医学图像处理课程是生物医学工程专业的重要专业基础课。

一、 课程定位与目标

本课程旨在让学生掌握生物医学成像和图像处理方面的基本原理、方法和发展趋势，培养学生解决该方面实际问题的能力，拓宽学生的知识基础，提高学生素质，使学生具有解决一般成像和图像处理问题的能力，培养和造就与社会需求相适应的人才。

课程建设目标：具有特色和一流教学水平（一流教师队伍、一流教学内容、一流教学方法、一流教材、一流教学管理）的有辐射性的示范性课程。

二、 校内课程发展历史沿革

生物医学工程是一门历史不是很长的新兴交叉学科，它是随着载人航天技术、电子技术、计算机技术的发展而形成的。国际上生物医学工程学科的兴起在二十世纪六七十年代。上海交通大学于1979年成立生物医学工程专业，是国内最早成立该专业的大学之一。生物医学工程专业作为新兴交叉学科，在成立之初就受到学校的高度重视，生源连续几年都是学校最好的，还得到世界银行贷款项目的支持。上海交通大学也是国内较早设立生物医学工程硕士点、博士点、博士后流动站的大学。生物医学工程系还是上海交通大学国家生命科学和技术人才培养基地。目前，上海交通大学生物医学工程专业是国家重点学科，在全国学科评比中名列前茅。

生物医学成像和图像处理是生物医学工程学科的一个重要分支。现代医学的几次革命性突破，都跟医学成像技术有关。伦琴因发现X射线获得1901年首届诺贝尔物理学奖；Hounsfield和Cormack因发明CT获得1979年诺贝尔医学和生理学奖；Bloch和Purcell因发现NMR现象获得1952年诺贝尔物理学奖；发明MRI中Fourier重建方法的Ernst获得1991年诺贝尔化学奖；Crick和Watson用生物分子的X射线衍射图像，发现了DNA双螺旋结构，被誉为上世纪三大科技成就之一，他们和Wilkins一起获得1962年诺贝尔医学和生理学奖。Wüthrich因发展了确定溶液中生物大分子的三维结构的磁共振谱技术，获得2002年获诺贝尔化学奖；Lauterbur和Mansfield因发明MRI方法获得2003年诺贝尔医学和生理学奖。上述事实清楚地表明了生物医学成像技术及图像处理技术的巨大作用。

基于上述背景和生物医学成像及图像处理的重要地位，生物医学图像处理课程在发展过程中始终受到学校、学院、系、课程组的重视，把它作为一门核心课程进行建设。相比于一些公共基础课，生物医学图像处理课程虽然历史不长，但进步却是飞速的，既具经典性，又不乏前沿性。

我校的生物医学图像处理课程是生物医学工程专业的专业基础课，是由原先的医学图像处理和医学成像课程合并扩充而成的。医学图像处理课是由原先的《数字图像处理》课演变而成的，医学成像又由CT原理课程发展扩充而成的。医学图像处理和CT原理课程自我校1979年成立生物医学工程专业时就已开设，经过几任任课教师的不懈努力，课程体系不断完善，2003年成为生物医学工程系第一门校级一类课程。

本课程的教材随着时代发展而不断更新，本课程由生物医学成像和生物医学图像处理两部分组成。生物医学成像部分教材由自编的《CT原理与算法》（庄天戈，上海交通大学出版社，1992）更新为自编的《计算机在生物医学中的应用（第二版）》（庄天戈，科学出版社，2000）。生物医学图像处理部分教材由原来译著版的《数字图像处理》（冈萨雷斯等，科学出版社，1982）更新为《数字图像处理》（余松煜等，电子工业出版社，1989），又更新为英文版的 *Digital Image Processing*（K. R. Castleman，清华大学出版社-Prentice Hall，1998），教学方式根据学生的具体情况沿着中文教学→双语教学→英文教学的方向推进。自编和选用的习题有中文题和英文题，要求学生对中文题用中文作答，对英文题用英文作答。试题设A、B卷，兼顾广度和深度，主观题和客观题兼备，试题也设有中文题和英文题，要求学生对中文题用中文作答，对英文题用英文作答。试题备有补考卷。教学内容也跟随着生物医学图像处理技术的发展进行调整，增加了小波变换、图像配准、图像融合、医学影像存档及通信系统（picture archiving and communication system, PACS）等内容。以前讲图像处理，黑板上却不能显示一张图像，实是一桩憾事。在学校985项目的支持下，开发制作了CAI课件，制作了2 000多张精美的PPT，采用了3 000多张图片、100多个电影片段、100多个FLASH；建立了内容丰富的教学网站，增强了课内外的互动性、参与性、实践性，学生同老师的联系也延伸到email、BBS、ftp、短消息等系统。

三、 创新性教学方法与手段

（一）灵活使用多种教学方法，化难为易，化繁为简，深入浅出，力求讲得清楚、透彻、生动有趣

（1）课堂上采用实例及案例式教学。

（2）选择有所讲和有所不讲，讲课贯穿了多学科、多方面的内容，包含了很多人生阅历，讲课力争做到学生自学一本书甚至多本书所达不到的效果。

（3）运用心理学上刺激强化的原理，对一些重要概念，如采样定理、内插等在不同的时间从不同的角度多次强调。在课堂上套用CT的术语，这个过程叫作反投影。

（4）注意与前导或后续课程的衔接，还强调同相关课程的联系。

（5）引入一些与课程内容相关的有挑战性的智力题、大公司招聘的面试题，训练学生的发散性思维、逆向思维等非常规性思维；讲课时穿插与课程相关的科技发明的趣闻轶事及背景知识。

（6）在课堂中适时设置悬念；先问后答；先给结论后讲理由；用即兴幽默等作为活跃课堂气氛，增加互动性的手段。

（7）用肢体语言、道具、表演魔术等手段加深学生印象。如讲解核磁共振弛豫现象时拿根橡皮筋，讲解螺旋CT时拿把折扇和一个弹簧比画。还把儿童玩具作教具，起到意想不到的效果。

（8）采用启发式、讨论式等教学方法，注意调动学生的学习积极性和参与性。

（二）恰当运用现代教育技术

采用多媒体教学，充分利用各种属性的文字、图像、动画、声音、视频、链接等，利用多媒体课件的动态性、交互性、可重复性、易扩展性，利用电子书写板、光笔、绘图工具、演示程序、网络环境等工具，帮助老师讲得清楚、透彻、生动有趣，达到传统板书所达不到的效果。在学校的985项目支持下，开发制作了CAI课件。制作了包含3 000多张图片、100多个电影片段、100多个FLASH的2 000多张精美的PPT多媒体课件。

此外，我们还运用Photoshop、Matlab之类的辅助软件，运用一些Demo程序（如演示CT构造的程序，演示CT扫描的程序，演示CT图像重建的程序，演示病人进行CT检查的程序），运用学生的课程设计、毕业设计等作品，运用学校图书馆的视听资料、上海交通大学多媒体网站上的视听资料，课堂上直接进入国外的在线演示实验室（如http://www.exploratorium.edu/exhibits/f_exhibits.html, http://www.crump.ucla.edu/software/lpp/shocked/lppshocked.html），使教育手段多样化，最大限度地提升教学效果。同时继续发挥板书的某些优势，如推导公式，画草图等方面。

（三）充分调动学生学习积极性和参与性，激发学生求知欲和创造力

（1）提问，包括老师向学生提问，学生向老师提问。

（2）让学生上台推导某公式，让学生讲解作业。

（3）课程中的某片段由学生自己制作PPT课件上台讲课，并开展辩论，以锻炼他们的表达能力；还让学生以教师的形式提问，促进学生积极思考，激发学生的潜能。

（4）某些演示实验，让学生参与进来。

在设计实验中体现学生的创造力。大学生有求胜好强的特点。把设计实验放在一起点评，不仅与同届的，而且还与往届的作品比较，这样，无意间会激发他们创新求异的欲望，也可增强他们的竞争意识。在应届学生完成自己的设计作品后，再给下届同学指出努力方向，怎样在自己作品的基础上再完善创新。下届同学可以按照上届同学的建议进行改进，也可以根据自己的想法创新。这样的过程已接近于实际的科研活动。学生从中获益良多。学生设计实验的作品经精选后会成为后几届学生上课的案例，并加入课程网站中。

（5）让学生自编少量的习题和试题，以达到单纯做习题所达不到的效果。一些优秀学生自编的习题和试题将入选习题库和试题库。

（6）学生有机会用学到的图像处理知识来建设、更新、维护课程网站。这样，学生也成了课程建设的重要成员，让他们体验到责任感、成就感和荣誉感。

（四）改革考试方法，注重对学生知识运用能力的考察。改变传统的仅以试题方式考查学生的形式

注重考查学生的综合能力，学生成绩根据作业、上课提问、课堂讨论、PPT课件、上台讲课、实验（特别是创新设计实验）、传统考试等情况综合确定。传统的试题设A、B卷，兼顾广度和深度，主观题和客观题，试题也设有中文题和英文题，要求学生对中文题用中文作答，对英文题用英文作答。试题备有补考卷。

"30后"教师谈教学

庄天戈

作为50年代初进入交通大学（徐家汇）就读、毕业后又一直在交通大学工作（前半生1957—1979在西安交通大学工作，此后除出国3年外在上海交通大学工作）、直到2005年退休的交通大学教师，我在交通大学教书40余年。我们这一代教师有幸见证并参与了教育的变革，也深知肩上责任的重大。在这篇文章中，我将结合自己的教学实践和思考，分享我的教学体会和感悟。

一、以史为鉴

以史为鉴，我们可以从中国的教育发展历程中汲取经验和教训。在不同的历史阶段，中国的教育模式和教学方法都经历了显著的变革。

在1952年至1960年期间，我国曾学习苏联的教育模式。在这一阶段，苏联的教材被广泛采用，大班讲课与小班辅导相结合的教学方法成为主流。此外，课堂讨论、课程设计和毕业设计等环节也被引入，以确保学生能够全面发展。同时，口试和下厂实习等实践环节也被重视，以提高学生的实际操作能力。

然而，大跃进时期我国的教育政策出现了偏差。单课独进和学生自教自学等做法盛行，导致教育质量大幅下降。这种过于追求数量和速度的做法，忽视了学生的实际需求和接受能力，给教育事业带来了不小的损害。

文革时期我国的教育系统几乎陷入了瘫痪状态。这一时期的教育质量受到了不同程度的影响，基础课教师被下放到专业连队，导致教育资源分配不均，教育质量参差不齐。

改革开放后中国开始拨乱反正，逐步放弃之前的极端做法，转向学习英美的教育模式。在这一阶段，中国开始重视教育的全面性和综合性，注重培养学生的综合素质和创新能力。同时，也加强了对教育质量的监管和评估，以确保学生能够获得更好的教育。

通过回顾历史，我们可以发现，在不同的历史阶段，我国的教育政策和教学方法都经历了不同的变革和调整。在未来的教育事业发展中，我们应该以史为鉴，总结过去的经验和教训，不断完善和优化教育政策和教学方法，为学生提供更好的教育服务。

二、教与学

教与学是一个相辅相成的过程，其中蕴含了深厚的哲理。古人云："教学相长"。这明确指出了教与学的相互促进关系。在教学的过程中，教师不仅在传授知识，同时也在不断地学习和成长。学生则是教师的镜子，反映出教学的效果和不足，促使教师不断反思和提升。正如孔子所说："后生可畏，焉知来者之不如今也？"年轻的学生充满活力和潜力，他们的思考和质疑常常能激发教师的灵感和创造力。

在教学的过程中，名师的影响力不可忽视。他们凭借深厚的知识底蕴和独特的教学风格，能够培养出一代又一代的杰出人才，真可谓"名师出高徒"。然而，与此相对的是，如果教师误导学生，不仅会影响学生的成长，更会对他们的人生道路产生极大误导，可谓是"误人子弟"。

在教与学的过程中，严格要求与相互尊重是不可或缺的。教师敢于对学生严格要求的前提是教师勇于对自身严格要求。只有当教师自身具备了高度的专业素养和严谨的教学态度，才能够对学生提出更有针对性的要求，引导他们走向正确的道路。同时，教师应该尊重学生的个性和差异，关注他们的成长需求，而学生也应该尊重教师的辛勤付出和专业知识。只有在这样的基础上，教与学才能够真正发挥其应有的作用，培养出既有知识又有品格的优秀人才。

三、昭与昏

《师说》云：师者，所以传道、授业、解惑也。这不仅是教育的根本任务，也是每一位教师应有的责任与担当。正如孟子所言："贤者以其昭昭，使人昭昭。"这意味着，优秀的教师总是以他们自身的明晰和透彻，去引导学生进入知识的殿堂。他们以自身为榜样，以行动示范，通过深入浅出的讲解，让学生们在探索知识的道路上不断前行。

然而，"以其昏昏，使人昭昭"，是教师之大忌。教师不能自身对知识模糊不清，却试图让学生清晰明了。这样的教学方式不仅无法达到预期的效果，反而会误导学生，阻碍他们的成长。因此，教师应该不断提升自己的专业素养，确保自己对所教授的内容有深入的理解和掌握。

同时，每位教师都应该发挥自己的特长，将个人的精彩传给学生。这不仅仅是知识的传递，更是个人魅力的展现。一个优秀的教师，不仅要有丰富的知识，更要有独特的教学风格和魅力，这样才能更好地激发学生的学习兴趣，引导他们走向成功。

四、"心"与"情"

教学不仅仅是一种知识的传递，更是一种心灵的交流。在教学过程中，"心"与"情"的投入至关重要。

首先，"用心教学，精益求精"是每一位教师应有的态度。教师应该全心全意地投入到教学工作中去，用心设计每一堂课，用心选择教学方法，用心与学生沟通。同时，教师还应该不断追求教学艺术的精益求精，不断提高自己的教学水平和能力，以确保学生能够获得高质量的教育。

"认真上课，倾情倾心"是教师在教学过程中应该展现的状态。教师应该认真对待每一堂课，用心讲解每一个知识点，倾情倾心地去关注学生的学习状态和需求。只有这样，学生才能够感受到教师的用心和关爱，从而更加积极地投入到学习中去。

教师站在讲台上，不仅是知识的传授者，更是社会道德的标杆。因此，教师应该以身作则，用自己的言行去影响和感染学生，引导他们树立正确的价值观和人生观。

只有用心教学，倾情倾心，教师才能够赢得学生的尊重和信任，才能够实现教育的真正价值。

五、厚与薄

华罗庚提倡读书要"从厚到薄"再"从薄到厚"，道出了学习与教学的精髓。当我们初次接触一门新的知识或领域时，书籍、资料、信息等都显得异常丰富和繁杂，这就是所谓的"厚"。然而，真正的智慧在于将这些繁杂的内容进行提炼、概括和整合，使其变得精简而深入，即"薄"。但这还不是终点，随着对知识的深入理解和实践应用，我们会发现，原本精简的内容又逐渐变得丰富和复杂了，再次形成了新的"厚"。

对于教学而言，"从厚到薄"不仅是我们的目标，更是我们的责任。教师在上课、内容组织、习题安排以及实验配合等各个环节中，都需要对知识进行深入地挖掘和整合，将繁杂的内容提炼成精简而核心的知识点，帮助学生更好地理解和掌握。

"厚与薄"是教学中的一个重要哲学。我们需要通过不断地提炼和整合，将繁杂的内容变得精简而深入，帮助学生更好地理解和掌握。同时，我们也需要面对和解决教学中的难点和困惑，确保学生少走弯路，快速掌握核心知识。这是教师的责任和使命。

六、教材与讲稿

教材与讲稿对于教学质量和效果具有至关重要的影响。然而，很多教师在使用教材和编写讲稿时，容易陷入照本宣科的误区，这是教学之大忌。

教材作为教学的基本参考资料，为教师提供了丰富的教学内容和知识框架。然而，仅仅依赖教材是不够的。照本宣科的教学方式只会让学生感到枯燥无味，缺乏思考和探索的空间。因此，教师应该超越教材，发掘更多的教学资源，将教材所未道的内容呈现给学生。

讲稿是教师授课的重要依据。一个好的讲稿应该既简洁明了，又富有深度。然而，讲稿的编写并不是一劳永逸的。随着教学经验的积累和知识的更新，讲稿也需要不断地进行修改和完善。因此，教师应该保持对讲稿的敏感性，及时捕捉和修正其中的不足和错误。同时，教师还要根据学生的反馈和需求，不断调整讲稿的内容和形式，使其更加贴近学生的实际需求。

教师在选择教材和编写讲稿时，应该保持开放和包容的心态。同一主题的内容在不同的教材和讲稿中可能会有不同的呈现方式和解读角度。因此，教师应该博览群书，择其优者而从之，或悟其精华而适之。只有这样，才能为学生提供更加全面和深入的教学内容。

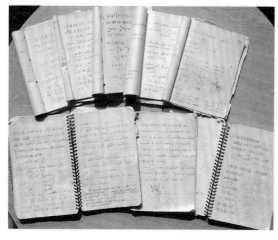

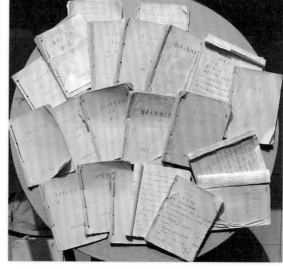

讲稿照片

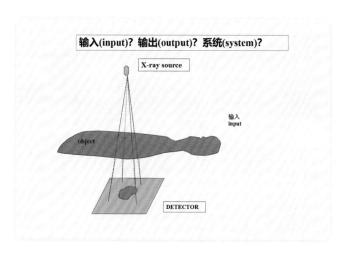

概念图解

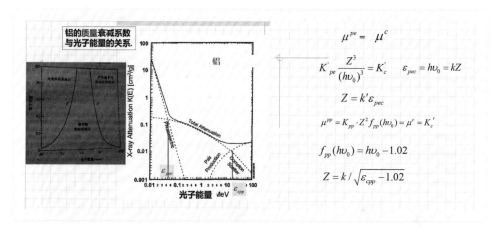

铝的质量衰减系数与光子能量的关系讲解图

七、教学与科研

生物医学工程专业教学与科研之间存在着密切的关系。在教学方面，技术手段的运用使得知识传递更加生动形象，有利于激发学生的学习兴趣和提高学习效果。而在科研方面，学生可以通过参与科研项目、撰写论文等方式锻炼自身的实践能力和创新能力，加深对生物医学工程领域知识的理解和掌握。同时，科研项目也可以为教学提供丰富的案例和素材，促进教学质量的提高。因此，生物医学工程专业教学与科研是相辅相成、相互

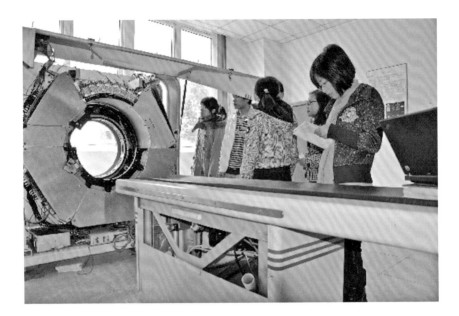

C-PET 实训

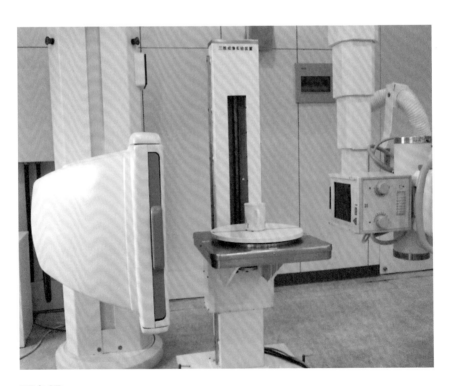

DR 与 CT

促进的。

在生物医学工程专业的教育中，学生始终是教学活动的主角。学校的主要任务是为学生提供全面而深入的教育，使他们能够掌握专业知识和技能，为未来的职业生涯做好准备。在这个过程中，教学是学校的主要任务，也是实现教育目标的关键手段。

然而，仅仅依靠教学是不够的。科研在生物医学工程专业的教育中发挥着重要的促进作用。通过科研，教师可以了解最新的科技进展和行业需求，将这些信息融入教学中，使教学内容更加切合实际和需要。同时，科研也可以为学生提供更多的实践机会和创新空间，帮助他们锻炼自己的实践能力和创新能力。

在生物医学工程专业的教育中，教学与科研是相互促进、相互依存的关系。教学为学生提供了基础知识和技能，而科研则将这些知识和技能与实际需求和行业发展相结合，使得教学内容更加具有针对性和实用性。这种相互促进的关系，有助于提高学生的综合素质和就业竞争力，也为生物医学工程领域的发展提供了源源不断的人才支持。

八、 课内与课外

在生物医学工程专业的教学体系中，课内与课外是两个不可分割的部分，它们共同构成了完整的教育生态。

课内教学是学校教育的核心环节，它遵循着明确的教学流程。首先，教师会复习旧课，帮助学生巩固已学知识，为新知识的学习打下基础。接着，教师会导入新课，通过提问、讨论或展示等方式，激发学生的学习兴趣和好奇心。随后，教师会详细讲解新课内容，使学生逐步掌握新知识和技能。在讲解过程中，教师还会注重与学生的互动，鼓励学生提问和发表观点。最后，教师会进行小结，概括本节课的重点内容，并布置相应的作业，以巩固和拓展学生的学习成果。

然而，仅靠课内教学是不够的。课外教学作为课内教学的延伸和补充，同样重要。首先，课外答疑是学生学习的重要环节。课后，学生可能会遇到一些疑问或困惑，他们需要得到教师的及时解答和指导。通过答疑，教师可以帮助学生解决学习中的难题，提高他们的学习效果。其次，第二课堂是课外教学的另一种形式。它可以是学术讲座、科技竞赛、实践项目等，为学生提供更多的实践机会和创新空间。通过第二课堂，学生可以深入了解生物医学工程领域的最新动态和前沿技术，锻炼自己的实践能力和创新能力。最后，硬件也是课外教学的重要组成部分。在生物医学工程专业中，实验和实践是非常重要的。学校需要提供先进的实验设备和场地，供学生进行实验和研究。

九、 PPT 与板书

在现代化的教育环境中，PPT和板书是两种常见的教学手段。虽然它们有很多相似之处，但在实际教学中，它们各自扮演着不同的角色。

首先，板书是一种传统的教学工具，它可以清晰地反映出一个问题的推导过程。教师在黑板上一步步地写下公式和思路，学生可以跟随教师的节奏，逐步理解问题的解决方案。这种教学方式对于培养学生的逻辑思维能力和问题解决能力非常有益。

而PPT则是一种现代化的教学工具，它更多地被用来陈述结果。PPT通过图表、图片和动画等多种形式，直观地展示问题的答案和结果。这种方式可以帮助学生快速地理解复杂的概念和数据，增强他们对知识的理解和记忆。

板书长于公式推导，而PPT则适于图表、动画等形式的展示。在实际教学中，教师应当充分利用这两种工具的优点，将它们结合起来使用。PPT可以作为板书的补充，通过图表和动画等形式，帮助学生更好地理解问题的推导过程和结果。

然而，我们也应当注意到，PPT并不是万能的。因此，教师在使用PPT时，应当恰当地利用它，而不是完全依赖它。

十、 总结与共勉

在生物医学工程教育的探索与实践中，我们深深地感受到，教育工作的核心都在于那份对教育的热爱与执着。正如那句古老而充满智慧的话所说的："Nothing is impossible to a willing heart"，对于一个充满决心和热情的人来说，没有什么是不可能的。

教育，如同耕耘，一分付出，一分收获。我们为学生播下的每一颗种子，都寄托着我们对他们未来的期待。我们在教学中付出的每一分努力，都将在学生的成长中得到回报。这种回报，不仅仅是学业上的成就，更是他们人生道路上的坚定与自信。

认真，是成功的基石。我们在教学中付出的认真，将转化为学生的认真；我们在科研中的认真，将激发学生的创新精神。几多认真，几多成功。我们的每一分努力，都在为学生的成功铺路。

然而，当我们回首过去，展望未来，不禁思考：一生何求？或许，对于我们教师来说，最大的满足和骄傲，就是看到那些曾经的学生，为社会作出贡献，为人类的健康与福祉努力。那时，我们可以笑看桃李遍天下，心中充满满足和自豪。

（本文根据庄天戈于2010年4月22日与交通大学生物医学工程学院部分青年教师座谈时的发言整理）

把握定位　凝练主线　与时俱进

——《计算机在生物医学中的应用》编写理念

庄天戈

　　《计算机在生物医学中的应用》一书的第一版于1991年出版，获得电子工业部第三届全国工科电子类专业优秀教材一等奖；该书第二版于2000年问世，获得教育部优秀教材二等奖，并被大连理工大学电子信息工程学院、中国科技大学生命科学学院、西安交通大学等多所院校列为生物医学工程教学的主要参考书。回顾十几年的教材开发、修订与更新过程，我们主要遵循了"把握定位，凝练主线，与时俱进"的编写理念，具体表现在以下几个方面：

　　一是在众多应用中明确主线。随着计算技术和微电子技术的发展，计算机对生物医学特别是对医疗仪器领域形成强势冲击。如何对计算机在生物医学中的作用进行总结、提炼，以便让学生用最少的时间去掌握其中的精髓，成为上世纪80年代后期的教学关注点，而当时国内尚没有能够真正满足教学需求的教材。更为困难的是，生物医学工程涵盖了机、电、光、声、X射线等诸多学科，医疗仪器的种类更是五花八门，如果以各个仪器为中心进行教材编写，逐个展开，则必然显得凌乱、无序、重复，且与医疗仪器原理课程没有任何区别。反之，如果以计算机为主线，从计算机硬件到软件，从芯片到编程，结合生物医学应用进行编写，则又可能沦为变相的"计算机课程"，定位同样模糊。基于对上述问题的思考，我们对学科研究领域与市场需求做了更深入地探索，发现在生物医学工程实践中，有一大片领域因计算机的存在而成为可能；还有许多环节因应用计算机而得到发展，而这些内容却被现有的众多生物医学工程类教材所忽视。基于此，在第一版教材编写中，我们以各类生物医学仪器的共性和基本环节为主线，阐述了计算机在生物医学中的有关应用，内容包括计算机在数据采集、压缩、处理与显示中扮演的角色。其中，数据采集一章强调了微机化A/D通道的设计和应用DMA的高速医学数据采集系统；由于医学仪器贵在实时，而生物医学信号的数据量与日俱增，因此，作为计算机在生物医学领域中的又一用武之地的"数据压缩"也被纳入教材；对于信号的计算机处理，我们以整系数递归线性相位FIR数字滤波为核心，展开基于计算机的算法介绍；显示是信息与人的视觉交互、展示数据处理结果的最后但却十分重要的环节，随着计算技术的发展，显示手段日趋智能化、多样化，为此，我们特别增加了"计算机在显示中的应用"一章填补了现有教材的空白。最后，我们以医疗仪器的顶峰、计算机在生物医学中的典型应用——CT（计算机断层成像）作为代表进行较详细的阐述，掀起了全书的高潮。由此可见，用一条主线贯穿内容的编写方式使得整本教材浑然一体、层次分明、重点突出、特色明显，而且确保了内容的稳定性，不至于"昙花一现"。

二是在快速发展中调整主线。步入20世纪90年代后期，计算技术日新月异，计算机在生物医学中的应用进一步扩大，特别是计算机网络的普及使医院信息系统迅猛发展。在第二版教材编写中，我们将内容转到以医院信息系统特别是PACS为主线的轨道上来。为围绕与突出这一主线，我们力争做到"有所为有所不为"，删掉了一些偏离新主线的内容，如第一版中的"数据采集"，重新组织了"生物医学数据显示"内容；增加了"图像显示及显示工作站""核磁共振成像""计算机网络及其在医院信息系统中的应用""PACS"等新内容，体现了教材与时俱进的时代特征。

三是用细节特色丰富主线。除了注意主线的选择外，我们还强调了对"细节"的处理，以使教材"有骨有肉"。特别是对于学生"似有所闻"但又容易混淆的若干概念予以针对性地阐述，例如关于成像系统空间分辨率、密度分辨率以及二者相互影响的问题；关于显示器参数（亮度、大面积对比度、细节对比度、噪声）以及根据这些参数选择胶片量化水平和显示策略的问题；关于图像操纵/变形与图像处理问题等均做了重点讲解。又如，国内文献中在介绍PACS和DICOM标准时从不介绍其前身——ACR-NEMA 300，而ACR-NEMA 300是"计算机网络"与"DICOM 3.0标准"间的自然过渡，缺了它犹如水之无桥，相互隔离。为此，我们从后者开始，逐步延伸至DICOM 3.0，以保证知识的连贯性，让学生知其所以然。再如，在介绍数据压缩算法时，我们引入了LADT压缩算法，这在国内外同类教材中尚属首次。

另外，在该教材的建设中，我们还深刻体会到要写好有特色的教材，教学和科研的实践与积累是非常重要的。书中有许多材料来自学生的实践，如第一版放射图像压缩一章中的"高位字节窗位法"与"浮动窗位法"两节是学生论文中的创造性内容。第二版"医学图像存档及通信系统"（PACS）一章融入了我们与研究生跟踪这一主题7年的资料积累与十几位研究生、教师三年多的科研实践。

总之，无论是"一版"还是"二版"都已成为过去。六年来，计算机在生物医学中的应用又在谱写新的篇章，我们将继续寻找新的主线，编写出更适合教学改革需求的与时俱进的教材。

（文章原载于《教材周刊》95期，2006年1月13日）

关于上海交通大学生医工实践教育教学中的工作

庄天戈

　　2008年，我校生物医学工程系经过近20年的努力，已建设成全国知名的学科，生物医学图像处理课程，2004年获得国家级精品课程称号（是国内同类课程的第一家。负责人庄天戈、赵俊）。但遗憾的是由于成像设备昂贵（几十万至几百万元／台），始终没有建成一个适合现代医学成像教学的实验基地，大大影响了实践教学。虽然有同学到医院中实习数周的安排，但医院不允许同学触摸设备，只能雾中观花——在铅玻璃外面参观，对设备的构成、部件和工作原理也只停留在"虚拟"的PPT层次上，没有"实在"的认识。生医工专业从成立之时，就想引进各种医疗设备，供学生"解剖、学习"，但终因资金等种种原因而搁浅。我深知生医工专业的学习不能仅仅停留在书本上，因此在2008年左右，我几经辗转，与瑞金医院等一些科室联系，他们有意将淘汰的设备如CT、MRI、PET、DR、CR等大型医疗设备免费转交给我们（基本上不花钱，只需出运输费）陈列出来，供同学们"解剖"、摆弄，了解设备的部件、组成和工作原理，也了解设备发展的历史。这一计划的实施必然大大提升我校生物医学专业学生的实践教学质量。当时我们成功联系到了瑞金医院核医学科的一台即将淘汰的正电子发射CT（C-PET），这是美国ADAC公司的产品（原价为500万元人民币以上），准备淘汰出院送给我们。因为成像设备大而重，最好放在底楼，并有仓库式大门，以便方便搬运。这些设备大多不再工作（当然不排斥个别设备可以通电运

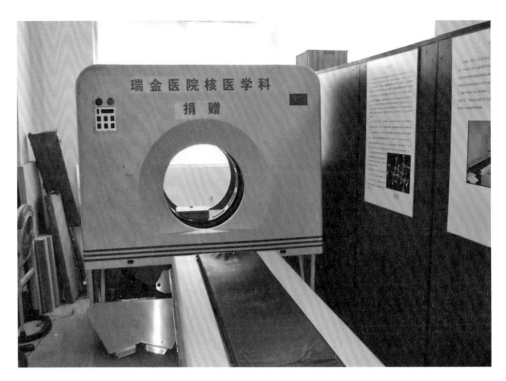

2008年瑞金医院核医学学科捐赠的C-PET

转），对房子的质量要求不高，也不要求屏蔽。我深知这是一次难得的机会，于是立即向学院寻求帮助，希望能够为这台CT找到一个合适的存储仓库。

学院对我的建议非常支持，并于2008年11月向学校提交了相关的报告。在报告中，我们详细阐述了充分利用附属医院设备资源，加强本科教学示教实验室建设的重要性，也强调了我们生物医学工程学科在国内的领先地位，以及我们在医学成像领域的卓越成就。我们表达了由于缺乏适合现代医学成像教学的实验基地，实践教学的效果受到影响的困难之处，希望通过引进淘汰的医疗设备，为学生提供更多的实践机会，让他们能够更深入地了解设备的构成、部件和工作原理，希望得到学校的支持。

我坚信这些计划的实施将大大提升我校生物医学专业学生的实践教学水平。同时，我也希望将这一思路扩展到其他非成像设备，如心电图机、脑电图机、呼吸机、麻醉机等，从而提升整个生物医学工程的实践教学。

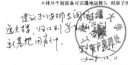

学院呈给学校的报告

于是，在2008年12月18日，我给时任上海交通大学校长张杰写了一封信。在信中，我建议上海交通大学的附属医院都能将淘汰下来的医疗设备等仪器转赠给学校，作为教学实验设备。这些设备虽然已经被淘汰，但仍然具有很高的教学应用价值。通过收集这些设备，我们可以为学生们提供一个更加真实、更加深入的学习环境，让他们从理论和实践的角度去"解剖"这些设备，了解它们的构成和工作原理。我坚信，这将为学校的实践教学提供宝贵的资源，这样不仅可以增强学生的实践能力，还可以激发他们的创新思维能力，为未来的科研和医学事业做出更大的贡献。

我的建议得到了张校长的积极响应和支持。他认为这一建议不仅符合交通大学教学改革的方向，也符合社会对高素质医学人才的需求。在他的推动下，学校开始着手实施这一计划。

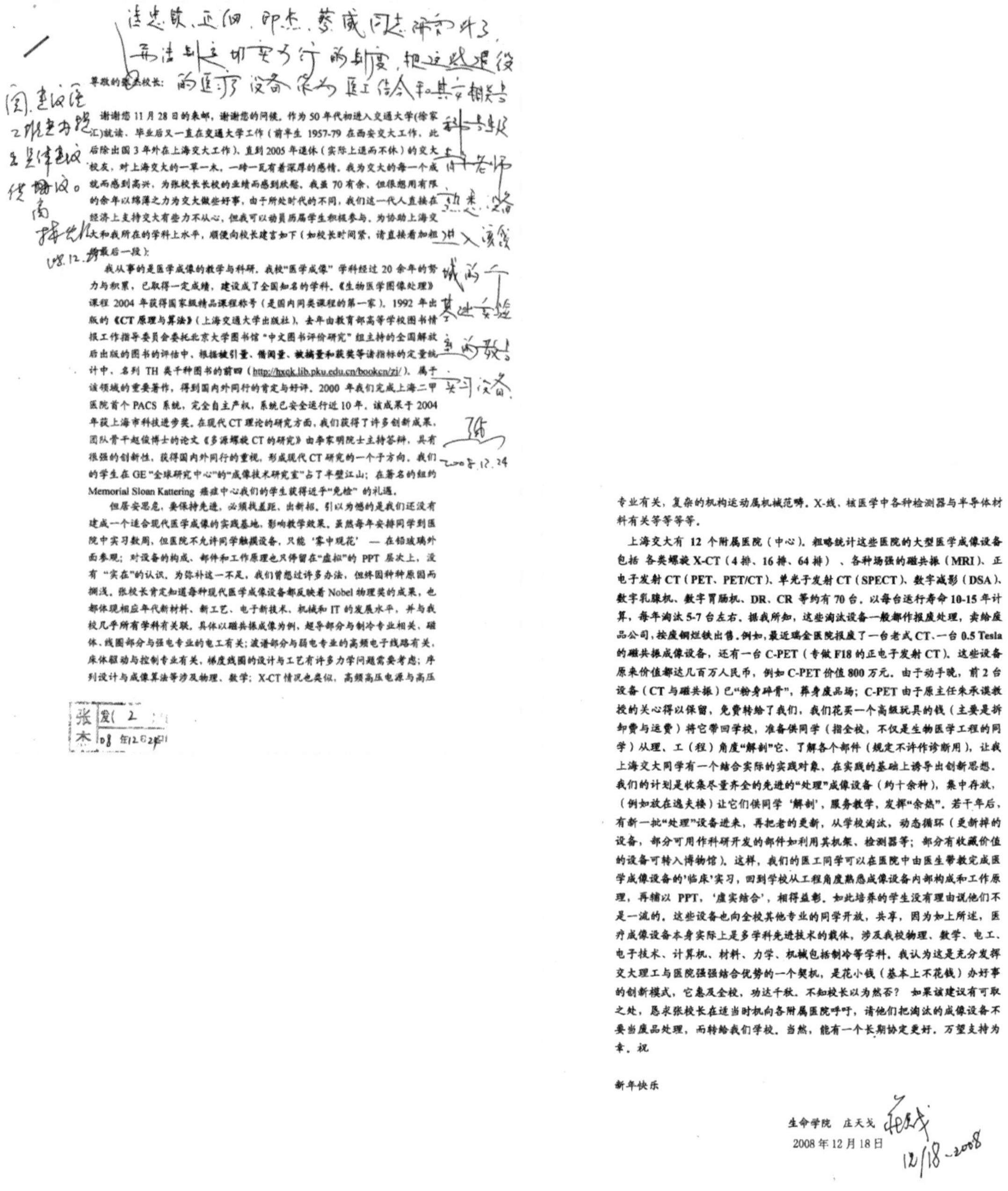

尊敬的张杰校长：

谢谢您11月28日的来邮，谢谢您的问候。作为50年代初进入交通大学(徐家汇)就读、毕业后又一直在交通大学工作（前半生1957-79在西安交大工作，此后除出国3年外在上海交大工作），直到2005年退休（实际上退而不休）的交大校友，对上海交大的一草一木、一砖一瓦有着深厚的感情。我为交大的每一个成就而感到高兴，为张校长长校的业绩而感到欣慰。我虽70有余，但很想用有限的余年以绵薄之力为交大做些好事，由于所处时代的不同，我们这一代人直接在经济上支持交大有些力不从心，但我可以动员历届学生积极参与。为协助上海交大和我所在的学科上水平，顺便向校长建言如下（如校长时间紧，请直接看加粗的最后一段）：

我从事的是医学成像的教学与科研。我校"医学成像"学科经过20余年的努力与积累，已取得一定成绩，建设成了全国知名的学科。《生物医学图像处理》课程2004年获得国家级精品课程称号（是国内同类课程的第一家）。1992年出版的《CT原理与算法》（上海交通大学出版社），去年由教育部高等学校图书情报工作指导委员会委托北京大学图书馆"中文图书评价研究"组主持的全国解放后出版的图书的评估中，根据被引量、借阅量、被摘量和获奖等诸指标的定量统计中，名列TH类千种图书的前四（http://hxqk.lib.pku.edu.cn/bookcn/zj/）。属于该领域的重要著作，得到国内外同行的肯定与好评。2000年我们完成上海二甲医院首个PACS系统，完全自主产权，系统已安全运行近10年，该成果于2004年获上海市科技进步奖。在现代CT理论的研究方面，我们获得了许多创新成果，团队骨干赵俊博士的论文《多源螺旋CT的研究》由李家明院士主持答辩，具有很强的创新性，获得国内外同行的重视，形成现代CT研究的一个子方向。我们的学生在GE"全球研究中心"的"成像技术研究室"占了半壁江山；在著名的纽约Memorial Sloan Kattering癌症中心我们的学生获得近乎"免检"的礼遇。

但居安思危，要保持先进，必须找差距、出新招。引以为憾的是我们还没有建成一个适合现代医学成像的实践基地，影响教学效果。虽然每年安排同学到医院中实习数周，但医院不允许同学触摸设备，只能'雾中观花'——在铅玻璃外面参观；对设备的构成、部件和工作原理也只停留在"虚拟"的PPT层次上，没有"实在"的认识。为弥补这一不足，我们曾想过许多办法，但终因种种原因而搁浅。张校长肯定知道每种现代医学成像设备都反映着Nobel物理奖的成果，也都体现相应年代新材料、新工艺、电子新技术、机械和IT的发展水平，并与我校几乎所有学科有关联。具体以磁共振成像为例，超导部分与制冷专业相关、磁体、线圈部分与强电专业的电工有关；波谱部分与弱电专业的高频电子线路有关，床体驱动与控制专业有关，梯度线圈的设计与工艺有许多力学问题需要考虑；序列设计与成像算法等涉及物理、数学；X-CT情况也类似，高频高压电源与高压专业有关，复杂的机构运动属机械范畴。X-线、核医学中各种检测器与半导体材料有关等等等等。

上海交大有12个附属医院（中心）。粗略统计这些医院的大型医学成像设备包括各类螺旋X-CT（4排、16排、64排）、各种场强的磁共振（MRI）、正电子发射CT（PET、PET/CT）、单光子发射CT（SPECT）、数字减影（DSA）、数字乳腺机、数字胃肠机、DR、CR等约有70台。以每台运行寿命10-15年计算，每年淘汰5-7台左右。据我所知，这些淘汰设备一般都作报废处理，卖给废品公司，按废铜烂铁出售。例如，最近瑞金医院报废了一台老式CT、一台0.5 Tesla的磁共振成像设备，还有一台C-PET（专做F18的正电子发射CT）。这些设备原来价值都达几百万人民币，例如C-PET价值800万元。由于动手晚，前2台设备（CT与磁共振）已"粉身碎骨"，葬身废品场；C-PET由于原主任朱承谟教授的关心得以保留，免费转给了我们，我们花买一个高级玩具的钱（主要是拆卸费与运费）将它带回学校，准备供同学（指全校，不仅是生物医学工程的同学）从理、工（程）角度"解剖"它、了解各个部件（规定不许作诊断用），让我上海交大同学有一个结合实际的实践对象，在实践的基础上诱导出创新思想。我们的计划是收集尽量齐全的先进的"处理"成像设备（约十余种），集中存放，（例如放在逸夫楼）让它们供同学'解剖'，服务教学，发挥"余热"。若干年后，有新一批"处理"设备进来，再把老的更新，从学校淘汰，动态循环（更新掉的设备，部分可用作科研开发的部件如利用其机架、检测器等；部分有收藏价值的设备可转入博物馆）。这样，我们的医工同学可以在医院中由医生带教完成医学成像设备的'临床'实习，回到学校从工程角度熟悉成像设备内部构成和工作原理，再辅以PPT，'虚实结合'，相得益彰。如此培养的学生没有理由说他们不是一流的。这些设备也向全校其他专业的同学开放，共享，因为如上所述，医疗成像设备本身实际上是多学科先进技术的载体，涉及我校物理、数学、电工、电子技术、计算机、材料、力学、机械包括制冷等学科。我认为这是充分发挥交大理工与医院强强结合优势的一个契机，是花小钱（基本上不花钱）办好事的创新模式，它惠及全校，功达千秋。不知校长以为然否？如果该建议有可取之处，恳求张校长在适当时机向各附属医院呼吁，请他们把淘汰的成像设备不要当废品处理，而转给我们学校。当然，能有一个长期协定更好。万望支持为幸。祝

新年快乐

生命学院　庄天戈

2008年12月18日

张杰校长批示信件

3. 归口管理单位

建立专门的教学陈列实验室，比较切合实际的是由工程训练中心或生命学院管理。

4、项目主管人员的来源

(1) 公开招聘，

(2) 在相关医院物色，

(3) 工程训练中心的季刚或颜德田老师都是比较理想的人选。

医工结合推进办公室 09.1.?

在天戈老师多次致信于校位导及全体师生利用各医院已报废医疗仪器供教学参观考察的呼吁后，师生反应也多次表示希望有这种机遇。医工结合平台可提出此建议，我校附属医院进行这项研究和多次协商。具体建议如下：

1. 请工程训练中心收集整理后刊登，先在校内利用后再研究如何利用，从长计议。在工程训练中心以改革思维安排，能否增设一个专题内容，于师生有益，先去专门做医学仪器方面的一排练习。

2. 在合作模式上，请领导处理此类事。

3. 在有关单位的收集后，请庄工师协助。

林忠钦 09.4.30

关于建立医学仪器教学陈列馆的方案建议

意义及必要性：

多年来，我校生物医学工程专业在全国专业排名中一直名列前茅，学生的综合素质一直为社会所认可，但对医学仪器的直观认识受条件所限一直是薄弱环节。利用医院报废的医疗仪器尤其是大型成像设备，建立医学仪器教学陈列馆，可以实现花钱少，有针对性地改善办学条件，显著提高学生专业认知水平的目的。同时，医学院的学生原来对医疗仪器的认知甚少，医工结合为医学专业的学生提早认知医疗仪器创造了必要条件。当然，这也可进一步巩固我校在生物医学领域的代表地位。对不同专业的交叉学科发展也有显著的积极作用。

1. 展品来源

我校有12家附属医院（中心），每年报废的医疗仪器很多，现在都是当废物处理。建议学校领导与医院领导协调，请医学院领导向附属医院的主管领导提出协助要求，请庄天戈教授做宣传。要求以免费赠送的方式提供报废医疗仪器。

2. 放置地点

(1) 工程训练中心，

(2) 逸夫楼，

(3) 行政A楼地下车库，

(4) 在适当的地点建200平米的简易房。

我们认为工程训练中心和逸夫楼是比较妥当的地方。

林忠钦校长就推进方案建议做出相关批示

在设备到位后，这些先进的医疗设备被广泛应用于实践教学中。学生们可以近距离地接触这些设备，深入了解它们的构成和工作原理。这不仅提高了学生的学习兴趣和积极性，也让他们在实践中掌握了更多的知识和技能，激发了他们的实践和创新精神。看到这些设备在实践教学中继续发挥着重要作用，我为自己的建议得到了实现而欣慰，也为自己能为上海交通大学的生医工学科的实践教育教学做出一份贡献而感到自豪。

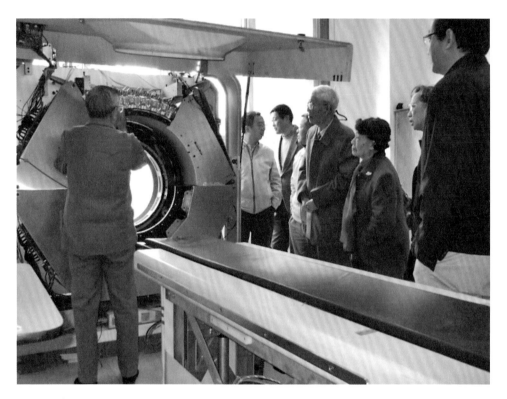

学校师生参观C-PET

世上无难事，只怕有"xin"人

——上海市静安区中心医院 PACS 诞生记

庄天戈

2002年8月，由上海交通大学、青蓝公司和上海市静安区中心医院组织实施的上海市静安区中心医院的PACS[①]系统"JHQ医学影像存取与传输系统"经过一年多试运行后，通过了由上海市科委组织的鉴定。至今6个年头过去了，实践表明，该系统运行稳定，医生反映良好。回想从对PACS的纸上谈兵，到付诸实用，着实经过了一段艰苦历程，对我来说有"第一次吃螃蟹"的体会。总结回味，不无感触。

一、 征文通告的启发

上海交通大学生物医学工程成像及图像处理组跟踪研究PACS始于上世纪80年代后期。那是受国际光学工程学会（society of photographic instrumentation engineers, SPIE[②]）的 Medical Imaging 年会征文通告的

---

① PACS，是"Picture Archiving and Communication System"的缩写。这一术语始用于1981年夏，由A. J. Duerinckx提出，中文译名是"图像存档及通信系统"。

② SPIE是一个重要的、非赢利性质的国际学术组织，1955年7月1日成立，英文全称为"Society of Photographic Instrumentation Engineers"，专注于照相仪器的应用。1964年英文全称改为"Society of Photo-Optical Instrumentation Engineers"。鉴于技术的飞快发展和会员数量的急剧增加，1981年正式启用现名"The International Society for Optical Engineering"（国际光学工程学会），但缩写仍是SPIE。SPIE现有会员17 000余人，每年举办350次以上的国际性技术研讨会以及各种短期课程和教学活动，涵盖光学工程、光学物理、光学测试仪器、遥感、激光器、通讯、机器人及其工业应用、光电子学、医学成像、图像处理和计算机应用等领域，反映这些专业领域的最新进展和动态，具有极大的信息量和极高的学术价值。

启发。由于种种原因，我们较少直接参加 SPIE 会议，因此征文通告成为重要的信息窗口。从 1986 年起我注意到，SPIE Medical Imaging 年年都有关于 PACS 的征文。那时国内对 PACS 的名词是陌生的，可以说知道的人极少。"什么是 PACS？""其内容是什么？"，带着这些问题我们进行了追溯研究。实际上，从 1982 年起，SPIE 就有关于 PACS 的专门会议，至 1985 年已开三次，以后每年一次，从不间断。使我震惊的是，在 1982 年 SPIE 的第一次 PACS 会议的论文集上有 2 篇文章出自我熟悉的 J. R. Cox，D. Snyder 和 J. Blaine 等教授之手。他们是我 1980.9—1982.9 在华盛顿大学进修时所在的生物医学计算机实验室（BCL）的几位学术大咖。回想起当时他们带领一些研究生整天忙忙碌碌，竟是在研究将来会改变医院管理与运行模式的 PACS！就在眼皮底下，但我浑然不知，我暗暗惭愧当时自己的无知，但又预感到这是机遇与挑战，因此下决心急起直追。首先，当然是遍览文献。1990 年 10 月，在南京东

November 20, 1990

THE UNIVERSITY OF MANITOBA
DEPARTMENTS OF BOTANY AND RADIOLOGY
WINNIPEG, MANITOBA, CANADA R3T 2N2
LAB: (204) 474-8763 HOME: 582-1970
E-MAIL: GORDON@CCM.UMANITOBA.CA FAX: (204) 275-7615

Professor Zhuang Tiange
Department of Precision Instruments
Shanghai Jiao Tong University
830 Division
Shanghai 20030
People's Republic of China

Dear Tiange,

I just phoned:

Ms. Kathryn Campbell
Administrative Officer
Canada/China University Linkage Program (CCULP)
Association of Universities and Colleges of Canada
151 Slater
Ottawa, Ontario K1P 5N1
Phone: (613) 563-1236

and learned that there would be no problem with you being the new Chinese
co-investigator on the teleradiology grant application. I think that would be an
excellent idea. Since I have had no response to a few letters to Chengdu, and Dr.
Wang expressed no further interest after his brief visit to my lab, we should
formulate a plan that involves only your department.

However, we have plenty of time to do so. CIDA has not yet funded Phase 2 of the
CCULP, and new deadlines will be about 1 year after they do so, if they fund it.
Since there is no other CIDA program for cooperation with China, we are stuck, if
(?) we must depend on Canadian Government support.

The latest compilation of teleradiology papers is:

Rangayyan, R.M. (ed.) & R. Gordon (Publication Chairman) (1990). *Proceedings
IEEE WESCANEX '90, IEEE Western Canada Conference and Exhibition on
Telecommunication for Health Care: Telemetry, Teleradiology, and Telemedicine,
Proc. SPIE 1355*, 193 pp.

I will order a copy for you if you cannot find it in Shanghai.

November 20, 1990

I wrote to Ms. Weiyuan Xu but received no reply. Do you have her present address?

Best regards,

Dick Gordon

Dr. Richard Gordon
Professor of Botany and Radiology
Adjunct Professor of Physics and Electrical and Computer Engineering
President, Canadian Society for Theoretical Biology

cc:
Dr. Martin Reed
Radiology Department
Children's Hospital
840 Sherbrook
Winnipeg, Manitoba

Dr. Edward (Ted) A. Lyons
Acting Head, Department of Radiology
University of Manitoba
Health Sciences Centre
Winnipeg, Manitoba

Ms. Campbell, CCULP

1990 年，有关"远程放射学"交流信件

南大学召开的中国电子学会生物医学电子学与中国生物医学工程学会四个分会的联合学术会议上，有一个"医学图像讲座"，我根据文献资料以PACS为主题在会上较详细地介绍了"图像存档及通讯系统"（PACS），并在1991年第2期的《CT理论与应用研究》上发表了以《"图像存档及通讯系统"与"远程放射学"》为题的文章（见本文集第五章代表性文章第一篇）。事实上，1989年以前，著名CT学者、加拿大Manitoba大学的Richard Gordon曾联系我们与华西医科大学等合作研究"远程放射学"。

此事因1989年春夏之交的政治风波而搁浅。但不管怎样，PACS与远程放射学已成了我们研究组瞄准的一个方向。1993年9月，我去U-Penn（宾州大学）高访，有意识地注意他们在PACS方面的研究，专门访问了U-Penn医学中心的Sridhar B. Seshadri教授，耳濡目染了DICOM标准草案征求意见的过程。随后，我收集了有关资料，带回学校，组织研究生开始了对PACS标准ACR-NEMA1.0与ACR-NEMA2.0的消化与研究，然后又对DICOM3.0进行了研究，那时离美国启动PACS研究差不多有十年了。十年，这是我们落后国外先进技术的统计平均时间！换言之，在我国启动PACS，此其时矣！

二、 功夫不负有心人

等待许久，机会终于来临。1995年上海市静安区中心医院（静中心）面临医院升级改造。医院领导在沪创公司配合下，经过调查研究，决定开发"综合信息管理系统"（包括PACS）。当时国内还没有一个现成的、集成多个模块的PACS系统，更没有这类具有自主知识产权的PACS系统。1996年，国际著名PACS专家、美国UCLA的黄焕庆（H. K. Huang）教授访问我国，我在上海接待了他，黄教授给了我们很大的鼓励。两年里，静中心经与IBM、HP、DEC等18家中外厂商进行多次专业技术、商务合作的洽谈，经过多方考量与利弊权衡后，最终选中了我们。1997年7月底，医院与上海交通大学签订了"PACS合同书"。毋庸置疑，这是静中心对上海交通大学在医学成像领域的长期积累和对PACS系统多年的跟踪研究工作的肯定。静中心和上海交通大学都属于在国内PACS领域里第一个"吃螃蟹的"。

上海市静安区中心医院是一所二甲医院，当时装备的成像模式有常规CT、DSA（均无DICOM接口）、X射线摄影、B超（彩色与黑白）和内窥镜，分布在门诊大楼、病房大楼和医技大楼，医院月数据量为60GB。我们先后组织了钱晓平等十多位教师，还有胡海波、刘聚卑两位博士研究生，陈昇、张浩、陈旭、张冬、舒韵宏五位硕士研究生，对医院情况和需求进行详细调查后开始投入工作。

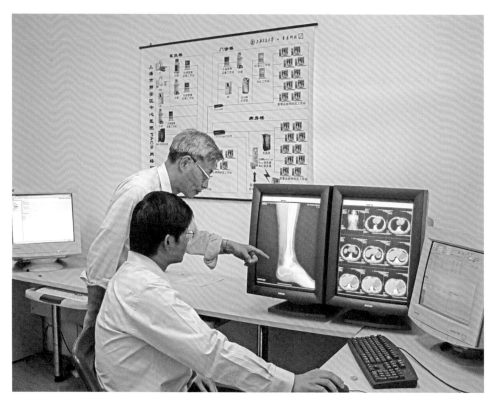

PACS系统演示，右为胡海波博士

1998年，课题开始时再次得到黄焕庆教授的具体指导，使我们避免了不少弯路。同年，张建国教授回国，也给了我们许多帮助。

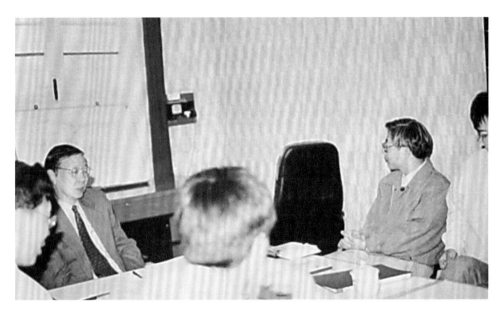

1998年国际著名PACS专家黄焕庆（H. K. Huang）教授在上海交通大学指导PACS课题

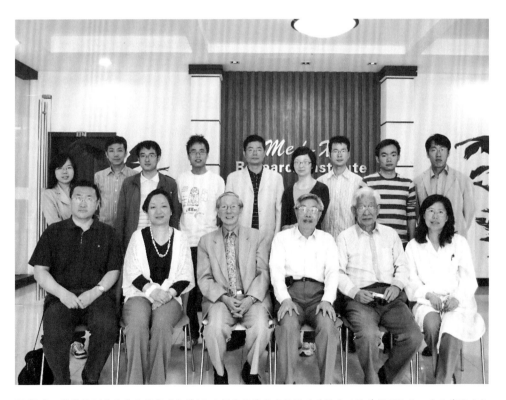

2010年，徐学敏副校长在上海交通大学Med-X接见黄焕庆教授（前排左二徐学敏副校长，左三黄焕庆）

由于IT技术的飞快发展，从1997年项目启动到2002年验收鉴定，5年中我们实际上已开发完成了"第一代"和"第二代"PACS系统，并完成了几个版本的软件。我们的研究过程大致分三个阶段：

第一个阶段：1997年8月至2000年7月，根据静中心的老成像设备（无DICOM通信接口）开发PACS系统的各个模块和相应软件，包括彩色B超采集工作站及相应软件、内窥镜采集工作站及相应软件、CT采集工作站及相应软件、DSA采集工作站及相应软件、X射线采集工作站及相应软件，以及数据库、存储器的相关软件和图像显示工作站的软件等。项目组分了六个小组，各司其职，定期交流。其中，图像采集包括CT图像、B超图像、内窥镜图像，均通过视频接口，经由图像板捕捉，X射线胶片则经扫描仪数字化。但是，由于静中心当时是一个发展中的医院，所有设备均无DICOM3.0数字接口，所以我们就要把这些静态图像文件编码成DICOM3.0相兼容的文件格式。工作量实际上较有标准的DICOM通信接口的系统要大得多。同时，医院院方也是边实践边熟悉，需求不断改变，因此，程序免不了多次返工。至2000年7月，我们已完成上述各成像模式的图像采集、传输、调用、报告撰写等功能，并在B-超室、内窥镜室稳定使用，也在肿瘤科试用，特别受到B超室医生的积极配合与好评（B超模块参加者有后来任美国西北大学教授的张浩，他特别受该室医生的欢迎）。

第二阶段：自2000年8月至2001年5月为放射科信息管理系统（radiology information system, RIS）的更新和开发时期。其间，完善了收费、预约、报告以及与RIS/HIS/PACS的整合，并完成了对存储器的升级。2001年9月，RIS/PACS系统软件通过了上海计算机软件技术开发中心、上海市计算机软件评测重点实验室的技术测试。

第三阶段为2001年10月至2002年7月。静中心引入CR和GE Light Speed螺旋CT，可提供DICOM3.0格式的图像，我们对相应软件进行了再升级、更新，诊断工作站、显示工作站的功能也做了扩展、增强。随后又根据需要，研究成功了图像数据安全系统。至此，静中心的PACS系统从一纸合同变为铁定的现实。

三、青出于蓝而胜于蓝

严峻的考验在于第一阶段任务完成后，对静中心的PACS来说实际上只是完成了第一代。由于医院设备的更新，工作量很大，总的任务还没有完成。但时间却已过去近三年，此时大部分研究生行将毕业，何去何从？

这期间我反复考虑三个问题：① 几位业务骨干在项目实践过程中已培养成为PACS技术行家，如果毕业后改行，这对国家是一个极大的损失，对国家是不利的；② 静中心的项目将功亏一篑，必然要对医院造成重大的损失，对医院也是不利的；③ 以后我们项目组的PACS方向将到此止步，前功尽弃，对学科建设是莫大的损失，对学校是不利的。思前想后，没有退路，我征求二位骨干研究生的意见，是否考虑自筹资金成立一个公司，继续把静中心的任务完成，把"三个损失"变成"三大受益"。博士生胡海波与硕士毕业生陈昇都表示同意。难能可贵的是当时陈昇已与Bell公司签订了就业合同，他毅然决然地与公司解除了合同，当时，我的内心也非常感激他。

后来就开始了借钱投资，这年正逢学校号召学生自主创业，形势有利，在内外环境的触动下，青蓝公司在2000年上半年诞生了。后来发现，这可能是一次非常冒险的举动，因为据后来统计，学生创业成功率在5%左右。青蓝公司以30万元的注册资金开

上 海 市 食 品 药 品 监 督 管 理 局

资料号：05-387

医疗器械产品注册审查结论通知

上海青蓝科技有限责任公司：

你单位申报的医学图像存储与通信系统（PACS）产品经审查，符合国家规定的医疗器械产品市场准入基本要求，同意注册。

特此通知。

附件：
1、医疗器械产品注册证书
2、医疗器械注册登记表
3、产品标准
4、产品使用说明书

医学图像存储与通信系统（PACS）注册证书

张，在最困难的时候，几乎连工资都发不出。后来硬撑了过去，完成了静中心PACS的第二与第三个阶段的任务，超额完成了合同任务，为静中心的PACS交了一份双方均满意的答卷，青蓝公司也得以生存，并把相应产品推向市场。

当时，PACS一经推出，在业界也小有名气，还参加了上海国际工业博览会。

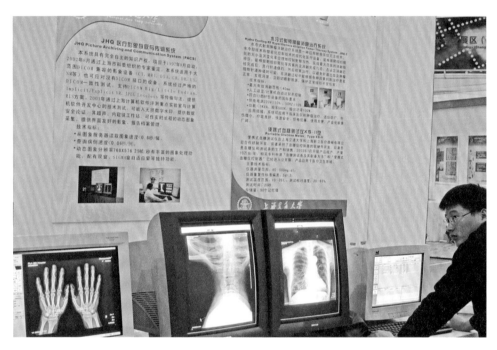

我校的PACS系统参加上海国际工业博览会

我感谢静中心为PACS的研制提供了不可多得的舞台，感谢青蓝公司为静中心PACS的成功操作提供了坚强的保证。而在上海交通大学的这个学科中，沿着PACS这一方向继续进行了许多研究，培养了第一个PACS方向的博士研究生和一批硕士研究生，在基于内容的图像检索、医学图像的无损数字水印的研究等方面培养了几名博士研究生，取得了重要成果。2004年"JHQ医学影像存取与传输系统"获上海市科技进步三等奖。这一证书蕴涵着多大的"含金量"与"含辛（苦）量"呀！

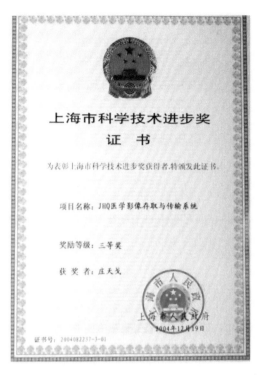

2004年，上海市科技进步三等奖个人获奖证书

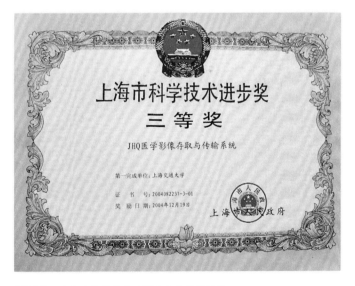

2004年，上海市科技进步三等奖单位获奖证书

四、结语

总结我们对PACS的探索和对静中心PACS系统开发的实践，我深深体会到人是要有一点精神的，世上无难事，只怕有"xin"人。这个"xin"字有几个含义。一是代表了"新"，即在科学研究中要有创"新"的渴望和追"新"的冲动；第二个意义代表"心"，即在实践过程中要有必胜的"信心"和不达目的誓不罢休的"决心"。只有这样才能克服一个又一个困难，在走投无路时，才能迎来柳暗花明又一村的美景。另外，非常重要的一点是在生物医学工程领域，科学研究要靠学校、研究所的氛围和环境条件，而把研究成果变成经得起实践和市场考验的产品就必须依靠公司运作和医院配合，这就是我们对"产学研"的感性认识。

在庆祝上海市生物医学工程学会成立30周年之际，我借对PACS研究与实践过程的回顾来勾画上海市PACS发展的一个片面，并以这些粗浅体会与后继者共勉！愿我国的PACS领域新人辈出，祝我国的PACS事业蓬勃发展！

DeskCAT 互动 CT 教学实验系统剖析

——兼谈 CT 的实验教学

庄天戈

根据多年来对医学成像课程的教学实践与体会，结合医院、医学院校与高校有关专业的教学实验需求，总结了国际上CT实验教学的四种模式："自编程模式""Matlab模式""DR+转台模式"以及"台式CT教学实验模式"。着重介绍了加拿大MODUS公司设计的"基于光学射线源的台式CT教学实验系统'DeskCAT'"，剖析了其结构特点和优点，介绍了该系统的许多重要功能，例如能仿真SPECT与双能CT等。

0　引言 [1, 3]

过去一个世纪中，与医学相关的学科发生了巨变，相应地在教育理念与教学方法上有新的改变：教育的范式，已从以教师为中心，转向以学生为中心；医学教育不仅注重学校教育，还应考虑继续教育，即在专业环境下学习，并拓展至终身学习；在教学内容上，医学成像无疑是任何有关医学学科教学的核心课程；创新的住院医师培训计划也应以医学成像为必修内容。

目前，医学影像教学的一个短板是实验。在医院中，固然可以用临床设备进行实验教学，但其成本太高，不能作为主流手段，也不适于向其他专业学习医学成像的学生推广。在众多现代的医学成像设备中，最具代表性的当推CT。许多医学成像系统中的基本概念，在CT中均有体现。以CT为代表进行医学成像实验教学，是当下的一个趋势。

CT——Computed Tomography，中文常译为"计算机断层成像术"。从数学上讲它属于"反问题"（inverse problem）范畴。即根据对物体的投影（值）重建该物体内部的结构或功能信息。这里的物体，如对医学临床来讲，是指"患者（或某组织）"；如对工业探伤，是指待探工件或材料实体。为实现其"重建"功能，必须用一个完整的设备加以体现。此时，CT的含义是指"CT扫描机"。它包含一个与物体相作用的"源"，检测信号强度的"检测器"（或探测器），以及其他控制运动的辅助机电部件等，当然还包含计算投影和根据投影重建物体的算法和软件。如果源是X射线的透射模式，则该"CT扫描机"称为"X-CT（机）"，或照现在国内医院的常规叫法，直接称之为"CT"。从系统观点看，可把CT扫描机看作是一个成像系统。该系统的输入就是"患者（或某组织）"，其输出是"胶片或显示器上反映物体信息的影像"。根据投影图像重建的概念，如果重建算法是FBP（滤波反投影算法），那么"CT"的工作流程应是：

（1）扫描物体（不同视角下的平行束扫描、扇束扫描或锥束扫描），采集数据，计算投影值，获得正弦图（sinogram）。在有射线源情况下，其中单个投影值 p 是指该射线通过物体时，其衰减系数 $\mu(x, y)$ 沿路径 L 的总和（线积分），它由检测器测得的进入物体的射线强度 I_0 和离开物体时的射线强度 I 按Beer定理求出 [2, 3]：

$$p = \oint_L \mu(x, y)\,\mathrm{d}l = \ln \frac{I_0}{I} \tag{1}$$

（2）选择滤波函数，如 R-L 或 S-L 滤波函数，对获得的投影（值）进行滤波，得到滤波后的投影值，以及相应的滤波后的正弦图；

（3）利用该正弦图将滤波后的投影值叠加，即进行反投影，得到重建结果（例如反映衰减系数分布的影像）。在平行束情况下，其重建公式为

$$\mu(r, \theta) = \int_0^{\pi} p(x_r, \phi) \otimes h(x_r)\,|_{x_r = r\cos(\theta-\phi)}\,\mathrm{d}\phi \tag{2}$$

式中，(r, θ) 是物体空间的坐标，(x_r, ϕ) 是投影空间的坐标。某点 (r, θ) 的重建值由经过该点的位于不同位置 (x_r, ϕ) 的投影值 $p(x_r, \phi)$ 经滤波后叠加而成。重建点与投影线位置间应满足：

$$x_r = r\cos(\theta - \phi) \tag{3}$$

式 (2) 中，$h(x_r)$ 为滤波函数，例如 R–L 或 S–L 滤波函数；符号 $\otimes$ 代表卷积运算。投影 $p(x_r, \phi)$ 在一般情况下，都表现为某类函数的线积分 (Radon 变换)。该函数包含被测对象的信息。它随成像模式而定 (射线源情况下：物体/组织的线性衰减系数 μ；磁共振情况下，该函数可为组织的密度 ρ，纵向弛豫系数 T_1，或横向弛豫系数 T_2 等)。式 (4) 是正弦图的表达式。

$$p(x_r, \phi)\,|_{\,x_r = r\cos(\theta - \phi)} \tag{4}$$

图 1 是式 (3) 在物体点 $(r, \theta) = (1, \pi/4)$ 的图形示意。注意，图 1 (b) 正弦曲线上的每点 (x_r, ϕ) 有一投影值 $p(x_r, \phi)$ 对应。整个物体空间对应的正弦图见图 1 (a)。

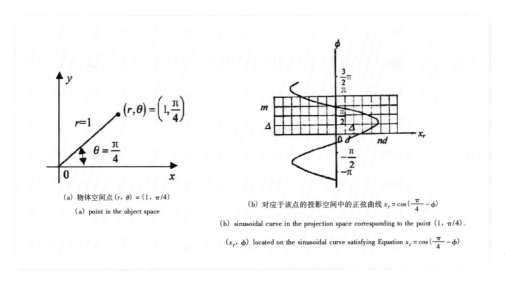

(a) 物体空间点 $(r, \theta) = (1, \pi/4)$

(a) point in the object space

(b) 对应于该点的投影空间中的正弦曲线 $x_r = \cos\left(\frac{\pi}{4} - \phi\right)$

(b) sinusoidal curve in the projection space corresponding to the point $(1, \pi/4)$.

(x_r, ϕ) located on the sinusoidal curve satisfying Equation $x_r = \cos\left(\frac{\pi}{4} - \phi\right)$

图 1　空间点的正弦图说明

1 CT 实验教学方案纵览

国内外不乏介绍、讨论CT（机）原理和算法的各种教材或参考资料。公式（1）～公式（4）虽然简洁，但对初学者包括医院中培训的学员和高等学校学生总感缺乏质感。为弥补理论教学之不足，各校（医学院）都曾采取一些措施，加强实验教学。按照发展时间排列，可总结出如下模式。

1.1 自编程模式

20世纪80年代末至90年代初，多采用计算机软件模拟，且由学生自行编程：选用的成像对象（物体）是：颅脑仿真模型（Shepp-Logan模型）[5]。它由中心位于不同坐标、具有不同长短轴参数、不同姿态倾角和不同灰度的10个椭圆构成（见图2，也有用简化了的模型，即用一个大圆包围一两个椭圆或圆来简单模拟）。各椭圆中心坐标，其半长轴、半短轴、倾角与各自的灰度值由表1给出。其中，椭圆倾角是指其短轴与x轴间的夹角，逆时针方向为正，反之为负。仿真模型中某点实际灰度值等于覆盖该点的各个椭圆灰度值之代数和。同理，仿真模型整体的投影数据是对每一个椭圆分别求出各自的投影值后叠加而成。例如对于一个中心坐标为（0，0），长半轴为a，长轴与y轴相重，短半轴为b的椭圆［见图3（a）］，其方程为

$$\frac{x^2}{b^2} + \frac{y^2}{a^2} = 1 \tag{5}$$

设该椭圆内具有均匀灰度值ρ，椭圆外区域灰度为零，有一射线$\overline{PQ}$，离中心距离为d，与y轴交角为ϕ，并与椭圆交于P、Q，两点，则$\overline{PQ}$的法式表达为

$$x \cos \phi + y \sin \phi = d \tag{6}$$

按式（1），沿射线路径$\overline{PQ}$的射线投影值为

$$p = \int_{\overline{PQ}} \rho \cdot \mathrm{d}l = \rho \, \overline{PQ} \tag{7}$$

设 p 点坐标为 (x_1, y_1), Q 点坐标为 (x_2, y_2), 利用式 (5)、式 (6), 可求出 x_1、x_2、y_1、y_2, 从而得:

$$\overline{PQ} = \sqrt{(x_2 - x_1)^2 + (y_2 - y_1)^2} = \frac{2ab \sqrt{r^2 - d^2}}{r^2} \tag{8}$$

其中:

$$r^2 = b^2\cos^2\phi + a^2\sin^2\phi \tag{9}$$

相应的射线投影为

$$p_0 = \rho \cdot \overline{PQ} = \frac{2ab\rho \sqrt{r^2 - d^2}}{r^2} \tag{10}$$

若将相同椭圆的中心移至坐标 (G, H), 并赋倾角 a [见图3 (b)], 可求得沿距中心为 d 的射线 $\overline{PQ}$ 的投影值:

$$p_\alpha = \frac{2ab\rho \sqrt{r_\alpha^2 - d_\alpha^2}}{r_\alpha^2} \tag{11}$$

其中:

$$d_\alpha = d - G\cos\phi - H\sin\phi \tag{12}$$

$$r_\alpha^2 = b^2\cos^2(\phi - \alpha) + \alpha^2\sin^2(\phi - \alpha) \tag{13}$$

如此可求出全部10个椭圆对同一射线路径投影的贡献。对笔束平移旋转的CT模式, 先固定旋转角 ϕ, 改变 $d=x_r$, 可得到 $p_\phi(x_r)$, 然后再改变旋转角 ϕ, 重复上面过程可得到正弦图 [sinogram, 见图4 (a)], 再根据Sinogram进行不同算法的重建: 直接反投影重建BP [图4 (b)] [4], 滤波反投影重建FBP [图4 (c)]。也可进行有限投影个数下重建等。这种纯软件模拟有助于对有关CT图像重建原理课堂教学的理解, 对提高学生的编程能力也有好处, 但不宜在工程基础较弱的医学院校推广, 特别是它与CT机的物理实体有很大差距。

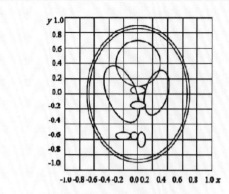

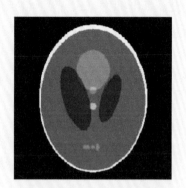

(a) 按表 1 参数布置 10 个椭圆
模拟大脑组织和肿瘤(小椭圆);

(a) 10 ellipses are arranged according to parameters given by table 1

(b) 按表 1 的灰度值赋值后最后
得到的仿真模型。

(b) Phantom rendered with grayscale assigned by table 1

图 2　Shepp–Logan 颅脑模型

表 1　Shepp-Logan 颅脑模型参数(根据参考文献〔5〕整理)

椭 圆	中 心	半短轴	半长轴	倾 角	灰 度
a	(0, 0)	0.69	0.92	0	2
b	(0, −0.184)	0.662 4	0.874	0	−0.98
c	(22, 0)	0.11	0.31	−18°	−0.02
d	(22, 0)	0.16	0.41	18°	−0.02
e	(0, 35)	0.21	0.25	0	0.01
f	(0, 1)	0.046	0.046	0	0.01
g	(0, −1)	0.046	0.046	0	0.01
h	(−0.08, −0.605)	0.023	0.046	−90°	0.01
i	(0, −0.605)	0.023	0.023	0	0.01
j	(0.06, −0.605)	0.023	0.046	0	0.01

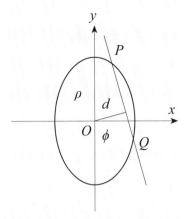 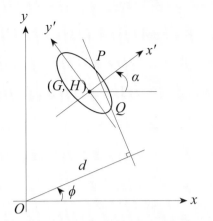

(a) 椭圆中心位于原点，倾角为零
(a) Ellipse with center at the origin and zero dip angle

(b) 椭圆中心位于坐标 (G, H)，倾角为 α
(b) Ellipse with center at (G, H) and dip angle α

图3　根据椭圆仿真模型求射线投影

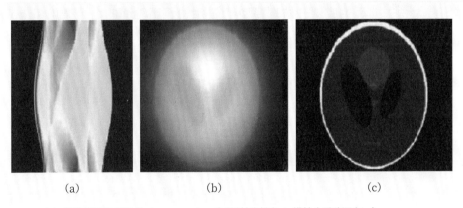

(a)　　　　　　　　　(b)　　　　　　　　　(c)

(a) 仿真模型图2(b)的 sinogram, $p(x_r, \phi)$（纵轴为转角 ϕ，横轴为平移距离 x_r）；

(a) Sinogram $p(x_r, \phi)$ for phantom 2(b)

(b) 反投影重建 BP 算法的结果，

(b) Reconstructed image by Backprojection BP

(c) 滤波反投影重建 FBP 算法的结果

(c) By FBP

图4　正弦图及其重建图像

1.2 Matlab 模式

Matlab 是 Matrix Laboratory 两字的组合，是美国新墨西哥大学计算机科学系主任 Cleve Moler 于上世纪 70 年代初为减轻学生编程负担而编写的软件[6, 7]。自 1984 年 Matlab1.0 版正式上市，至 1993 年推出 Matlab 4.0，Matlab 成为国际控制行业标准计算软件。进入 21 世纪，Matlab 软件更趋成熟，融入了图像重建等功能。在其 1993 ～ 2003 的图像处理工具箱中，提供例如磁共振的头部图像作为输入图像，并有 Radon 变换和 Radon 反变换的操作命令[6-8]，可完成获取投影，建立 sinogram，对投影数据完成 R–L 或 S–L 滤波，进行 BP 或 FBP 等重建算法比较等实验[7]。在 2004 年的 Matlab 7.0 版本及以后的版本中，Matlab 的工具箱中开始提供 phantom 函数，形成图 1 (b) 所示的 Shepp-Logan 头部仿真模型，可直接由 Matlab 通过命令 p = phantom（256）调用，不必像自编程模式中那样，费大劲去编写生成这一仿真模型[6]。例如：用下面的命令调用 Shepp-Logan 仿真模型（256 级灰度）：

$$P = phantom（256）$$

再用命令 imshow（P）显示该仿真图像：

对该图像 P，以 1°的角增量在（0°～179°）范围内求取投影，得 sinogram：

$$R = radon（P, 0：179）$$

如要在 0°～180°范围内取 90 个投影，则可写成：

$$theta1 = 0：2：178$$
$$[R1, xp] = radon（P, theta1）$$

这就是图 4 (a) 所示的 sinogram。利用该 sinogram 进行重建，并采用 R–L 滤波有：

$$I_1 = iradon（R1, theta1', Ram-Lak）$$

显示该图像：

$$imshow（I_1）$$

可得与图4（c）相同的结果。

由上可见，Matlab模式的主要优点是学生对CT的成像过程和算法在宏观上就很快有所了解，只需在Matlab函数中填入相应的数据，不必进行费时的程序编写。但这种"填空"式实验，只能作为讲授CT理论教学的补充，与CT机的物理实体实验相差依然很远。在Matlab中，Radon变换、反变换等操作归于"图像变换"一类，不能满足CT作为一个成像系统的特殊要求（如求反映成像系统性能的MTF等）。

1.3　DR+转台模式

为了模拟接近实体的CT成像系统，借助成熟平板检测器和锥束FBP算法，涌现了"DR+转台"式的CT教学实验系统。具体说，在X射线源与平板检测器之间安装一活动转台，待检物体（例如用有机玻璃制成的仿体）放在转台上旋转，以取得投影图像。图5是上海交通大学生物医学工程学院设计的DR+转台的三维成像实验系统。转台（连仿体）还可以边旋转边升降，以模拟单源或多源螺旋锥形束CT；此类实验装置的优点是接近实体CT，但

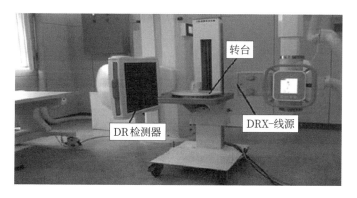

图5　利用上海交通大学校医院的DR组成的DR+转台系统

要占用校医院的DR资源，实验成本较高，且操作速度太慢，软件集成也是问题，可作为示范性实验和科研之用，不宜作为初学者互动教学实验加以推广。

1.4 台式X-CT教学实验模式

国内一些厂商，将上述理念小型化，如南京流畅仪器厂设计了MCT-D1模拟CT仪，重庆大学提供了CD-50BG系列CT教学实验仪。这些系统的优点是麻雀虽小五脏俱全，实体感强，实验成本较低；主要缺点是，X射线源有潜在的辐射危险，同时也较难设计一些仿体，因而实验功能受到很大限制。

2 基于光学射线源的CT教学实验系统 [10-12]

上述CT教学实验系统的主要缺点是利用X射线作为射线源。这样，除安全隐患外，也限制了许多功能的设计和普及推广。笔者新近有幸体验了另一款全新的CT教学实验系统DeskCAT，它由加拿大Modus公司设计（http://modusqa.com/zh/education），见图6（a）。这套颇具特色，概括起来有下述几点：

（1）安全的光学源。系统提供了红色（波长约为625 nm）和绿色（波长约为525 nm）两种光源代替X射线源［见图6（b）］，并可按需选用，也可同时使用。虽然人体对可见光（400～760 nm）是不透明的，但对一定材质（如透明硅胶）的仿体来说，可见光有能力透过，正像X射线透过人体一样。这就为基于光源的CT教学实验系统的引入扫除了主要障碍。另外，光学系统的物理原理以及相关的数学计算方式仍然与X光CT的相同，X-CT的许多算法可以无障碍地移植过来。如此，借助多样化的仿体设计可方便地实现X射线源CT教学系统所难以实现的仿真功能，如SPECT、双能量的实验等。该系统的另一重要特点是：采用了锥束逆置（inverse geometry）结构[10]，即检测器为点状孔径的CCD相机，而光学源为面状源［见图6（b）］[10]。后者可在激光源外侧加diffuser（散射片）实现[11]。

这与常用锥束X射线成像装置中射线源为点状，而检测器为面状的情况相反。逆置结构的优点是：与笔束平移扫描方式相比，可大大提高投影采集速度。图6（a）是DeskCAT的外观，图6（b）为其内部结构简图；注意光源是经散射片均匀后的2D光源，检测器是CCD照相机；图6（c）为显示屏上的软件显示窗口，显示屏为四象限视窗。

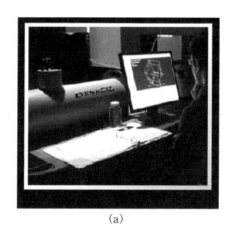

(a)

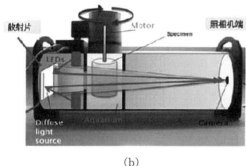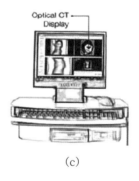

(b)   (c)

图6   DeskCAT CT教学实验系统

（2）丰富的仿体（仿真模体）库（见图7）。为实现不同的仿真功能以及学生的实验练习，系统设计者设计了多种仿体。它们的特性是已知的，由透明硅胶加入着色染料制成，或用水和透明凝胶制成。来自射线源的光线可透过这些仿体而达到检测器。主要的仿体有为测试系统空间分辨率用的"线对仿体"［见图7（a）］；有测试边缘扩展函数用的阶跃边缘仿体

［见图7（b）］；有指状仿体［见图7（c）］；双能仿体［见图7（d）］；也有模拟单光子发射CT SPECT的荧光物质仿体［见图7（e）］；以及老鼠仿体［见图7（f）］等。此外，还有基准标记仿体和可方便地用染料加水配置成的不同浓度的仿体，以完成其他测试功能（如系统的线性等）。众多的仿体种类，是该系统区别于基于X射线源的CT教学实验系统的另一突出优点。

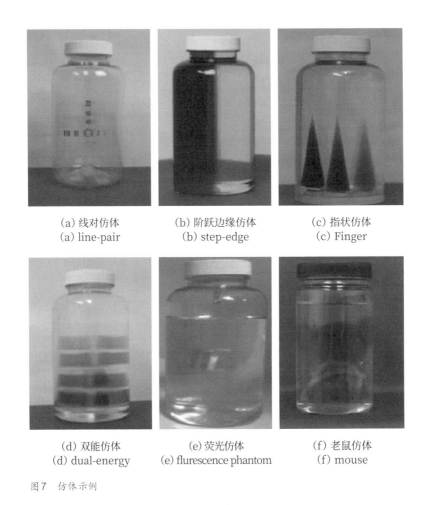

（a）线对仿体　　　　　　（b）阶跃边缘仿体　　　　　　（c）指状仿体
（a）line-pair　　　　　　（b）step-edge　　　　　　（c）Finger

（d）双能仿体　　　　　　（e）荧光仿体　　　　　　　（f）老鼠仿体
（d）dual-energy　　（e）flurescence phantom　　　（f）mouse

图7　仿体示例

（3）直观的投影采集、图像重建视窗。该系统显示画面分四个象限［见图6（c）］。当成像对象（如老鼠仿体）接受扫描时，某一视角的投影图像即在画面第二象限内清楚地显示出来，随着仿体的旋转，投影不断生成，按式（4）原理，画出中心断面的正弦图，在第三象限视窗内显示。仿体旋转角渐渐增大，正弦图的范围也渐渐延伸，非常直观。进入重建模式，反投影累加过程开始，并可在近乎实时的情况下显示该过程：中央断层图像随着投影数的累加而逐步完成。在第一象限视窗内显示，其交互式动态过程极为诱人。最后，经面绘制或其他方式绘制的三维图像，由第四象限的视窗给出〔见图6（c）〕，图8是在第二象限显示的仿体平面投影和在第三象限显示的正弦图。整个画面几乎涵盖式（1）～式（4）的全部内容。同时也补充了一些三维图像产生和绘制知识和效果比较。

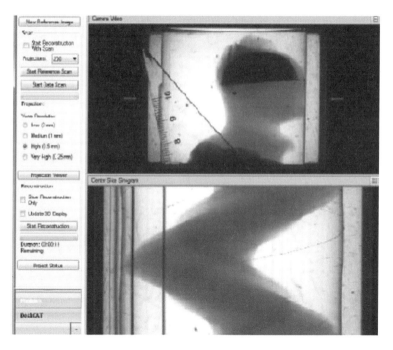

图8　视窗　第二象限显示仿他体的平面投影，第三象限显示正弦图

　　（4）实用深入的成像系统质量评价实验[2, 9]。一个成像系统的质量可以用点扩展函数（Point Spread Function, PSF）来表征；也可以用类似于测量音频放大系统的频率响应曲线来度量，引入所谓的MTF曲线。后者的概念如下：在空间域内，把强度按正弦变化的不同空间频率的栅条，输入

到系统，分别测出其输出响应即得"调制传递函数"MTF［具体求法见式（14）、式（15）］。它是空间频率的函数。PSF的物理意义是将一个"点源"（尺寸极小的物体，数学上用δ-函数描述）输入到该CT系统后得到的响应。如果该CT系统是理想的，那么，其输出仍是清晰的"点"状图像（δ-函数），点的周围没有扩散的晕状模糊。否则，该系统就不理想。图9（a）是在铅板上挖一小孔以模拟X射线成像条件下的点源，以及相应的PSF。图9（b）是线源（用铅板上的一条缝隙近似）及相应的系统响应：线扩展函数LSF。图9（c）则是阶跃边缘（用一半是铅板，一半是空气介质的组合来近似）及其作用到系统后的响应：边扩展函数ESF。PSF、LSF与ESF之间由导数/积分联系（见图10）[9]。图9、图10中的物体都是适用于X射线成像系统的。

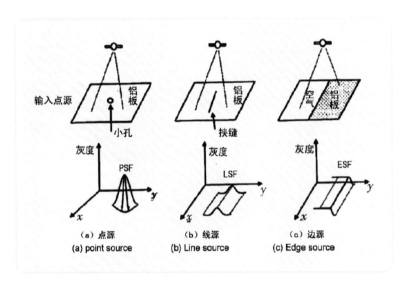

图9　源及其PSF，LSF与ESF响应的说明

DeskCAT系统工作在光学射线下，其阶跃边源仿体较容易制造［见图7（b）的仿体］，因此可从求边扩展函数ESF入手。注意到从ESF求线扩展函数LSF再求其Fourier变换［LSF］，即可得到MTF（见图10，详见参考文献［2］），MTF成为评估成像系统质量的主要指标。求MTF的主要方法

还是如本节前面所说的方法：只是用不同空间频率的线对仿体代替强度按正弦变化的栅条物体（见图11上部三组不同尺寸的线对）作为输入，求出其输出响应（见图11下部的幅度渐渐变小的空间信号），按下面步骤先求调制量 $M(f)$[4, 9]：

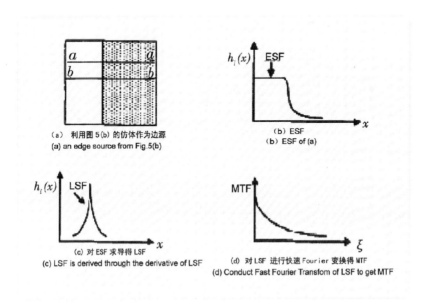

（a）利用图5(b) 的仿体作为边源
(a) an edge source from Fig.5(b)

（b）ESF
(b) ESF of (a)

（c）对 ESF 求导得 LSF
(c) LSF is derived through the derivative of LSF

（d）对 LSF 进行快速 Fourier 变换得 MTF
(d) Conduct Fast Fourier Transfom of LSF to get MTF

图10　从ESF求MTF的过程

式中，S_{max}、S_{min} 分别为输入或输出信号的最大值与最小值，均可测得。在输入信号强度不变的情况下，调制传递函数MTF（f）求之如下：

$$M(f) = \frac{S_{max} - S_{min}}{S_{max} + S_{min}} \tag{14}$$

$$\text{MTF}(f) = \frac{M(f)}{M(0)} \tag{15}$$

式中，$M(0)$ 为$f=0$时的调制量，即最大调制量。具体实验示意见图11。图11上为线对仿体；中为相应仿体信号波形。横轴为距离，纵轴为信号强度；下为系统的输出。据输出响应，按式（14）求得$M(f)$，再按式（15）求得

MTF（*f*）。DeskCAT对两种求MTF的试验方法均作深入讨论，将使读者对成像质量的评价指标有更深入的了解，对MTF的求法得到切实的掌握。

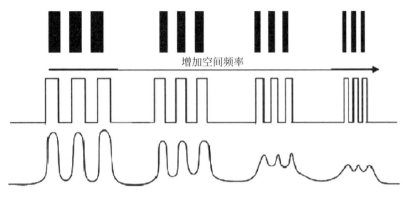

图11　利用线对仿体求MTF

（5）特色鲜明的拓展性实验单光子发射CT（SPECT）和双能量CT的仿真。

SPECT的仿真：DeskCAT充分发挥光学源的优势，设计了仿真单光子发射CT（SPECT）和双能CT的教学实验，形成了其他系统没有的特色。从成像系统的分类来讲，X射线成像系统的源——X射线管，处于物体之外，属于遥测式系统（remote probing），而SPECT系统是靠导入体内放射源，如核素[123]I，使其与靶向组织结合，在该核素衰变过程中发出光子（Gamma射线），检测其强度与分布得到反映靶组织的投影图像。其成像源埋在物体之内，属于遥感式系统（remote sensing）。要仿真该放射源，在基于X射线源的CT教学实验模式下是很难实现的。DeskCAT系统借助专门设计的荧光仿体［见图7（e）］，作为成像仿真模体。模体内有一绿色含磷小棒，它受顶部的紫外线灯照射激发后可发出绿色荧光，模拟发射源，轻松实现遥感式系统的仿真。发射源工作时，常规的红/绿光源关闭，只有紫外线灯开启。由于发射的光子在行进过程中也受到仿体内其他物质的衰减，此衰减误差必须校正。衰减校正的模拟是借把该仿体作为"遥测式"中的物体来测量仿体内二个用作衰减测量的灰色小物来完成的。此时，关闭紫外线源，开启系统的绿光源，像传统的CT一样进行扫描。校正计算可在图像后处理时，用Matlab完成。

双能量CT的仿真：众所周知，组织的衰减系数与组织成分有关，也与射线能量有关，即

$$\mu = f(E, Z) \tag{16}$$

式中，$E=h\upsilon$ 为射线光子能量，它与射线频率 υ 成正比（或者说与波长成反比）。Z 为材料的原子序数。对X射线情况，$\mu \propto E^{-3}$，DeskCAT提供两个波长的光源：波长为625 nm的红光与波长为525 nm的绿光，模拟双能量并配备含有两种材料成分（红/绿）的仿体，以供实验。用红光与绿光分别照射仿体，可得到两个方程，包含两种成分的参数，求解后，可有效、细微地分辨出两种成分来。系统还可以同时开启红/绿两种光源（模拟射线谱），进行CT扫描，学生可以计算二种波长光子到达不同地点的比例，观察射束硬化的现象。这些实验在X射线教学实验系统很难实现。

3　结论

CT教学实验是当今CT教学的一个薄弱环节，如何总结提高并发掘、推广合适、高效、廉价的教学实验系统是成像教育工作者义不容辞的责任。本文就作者接触的CT教学实验系统特别是对加拿大Modus公司新近研发的基于光学原理的DeskCAT系统作一概述，希望在读者挑选用于教学的实验装置时有所参考。

参考文献：

［1］Chhem R K, Hibbert K M, Deven T V. Radiology education：the scholarhip of teaching and learning ［M］. London：Springer, 2009.

［2］庄天戈.计算机在生物医学中的应用 ［M］.北京：科学出版社, 2000.

［3］庄天戈.CT原理与算法 ［M］.上海：上海交通大学出版社, 1992.

［4］ Wei Y, Wang G, Hsieh J. Relationship between the filtered back projection Algorithm and Backprojection Algorithm in CT ［J］. IEEE Signal Proc Lett, 2005, 12(9): 633–636.

［5］ Shepp L A, Logan B F. The Fourier Reconstruction of a Head Section ［J］. IEEE Trans Nucl Sci, 1974, NS–21(3): 21–43.

［6］ 王家文，李仰军.MATLAB 7.0图形图像处理 ［M］.北京：国防工业出版社，2006.

［7］ Semmlow J L. Biosignal and biomedical image processing: MATLAB–based application ［M］. New York: Marcel Dekker Inc.2004.

［8］ Zakaria Z, Jaofar N H, Mohd Yazid N A, et al. Sinogram concept approach in image reconstruction algorithm of a Computed tomography system using MATLAB ICCAIE2010: 500–505.

［9］ Wolbarst A B. Physics of radiology ［M］. Madison: Medical Physics Publishing, 2000.

［10］ Doran S J. The history and principles of Optical Computed Tomography for scanning 3D Radiation Dosimeters 2008update ［J］. J Physics：Conference Series 164, 2009, 0120205th International Conference on Radiotherapy and Dosimetry (DOSGEL 2008).

［11］ Huang W T, Chen C H, Hung C N, et al. Implementation of a parallel-beam optical–CT apparatus for the three dimensional radiation dosimetry using a high-resolution CCD camera ［J］. Nucl Instruments and Meth Phy Res A, 2015, 590–596.

［12］ http://modusqa.com/zh/education.

［13］ 深圳诺诚时代科技有限公司.新型互动CT仿真教学系统 ［R］.2015.

（本文原载于《生物医学工程学进展》2016年第37卷第1期）

从"西风""雁叫"想到学习

——读报偶感

庄天戈

前读人民日报载郭老的"喜读毛主席的词六首"中，谈到"娄山关"一词所写的，是一天的事还是不是一天的事。颇有启发。"娄山关"原词的上阕是：

西风烈，长空雁叫霜晨月
霜晨月，马蹄声碎，喇叭声咽。

下阕是：

雄关漫道真如铁，而今迈步从头越。
从头越，苍山如海，残阳如血。

上阕有"晨月"，下阕有"残阳"，不仅粗心的读者难辨真情，即使一般的诗人也常误认写的是一天之事。然而郭老从"西风"，"雁叫"等秋天景象，结合历史事实，证明上说之不真。考究出上阕写的是红军长征初期1934年秋天，而下阕写的是遵义会议以后，即1935年2月。这样使全词贯通，而词意更进一层。

最近又读郭老在诗歌座谈会上的发言（见诗刊1962年第3期），谈起毛主席所写"送瘟神"一诗，内中二句："红雨随心翻作浪，青山着意化为桥"。未发表前主席原先写的是"红雨无心翻作浪，青山有意化为桥"。"无"改为"随""有"改为"着"，字句之斟酌，使诗情更浓，意境益远。

由读诗词而联想到学习。

我们学习，念书，确常有不求甚解，不思"穷追"之病，忽略"西风"，"雁叫"之类的前提也屡屡发生。如在电工基础课的教学过程中，就有此类情况。在研究交流稳态时，应用了符号法，而同学对这一方法的应用条件——正弦、稳态、同频率，往往注意不够，学到"非正弦电路"时，就显得概念不清，习题本中出现了瞬时值、符号法混用的错误方程；也出现了用符号法错误表示功率的现象。

同学常把稳态共振时两端网络之等效阻抗是纯电阻这一概念，错搬到暂态问题中，因此得出了这种电路永无过渡过程发生的错误结论。其实这种电路在零值初具条件下恰恰必然会发生过渡过程，这又是一个忽略前提，不求甚解，因而引致大谬的例子。再如均匀传输线方程中之"负"号，反射波电流之"负"号，从公式得出似极显然，但如何从物理意义上去理解则又有文章。学习应"穷追"到"底"，发现问题愈多愈好。即使不能及时解决，那么暂时"入库"，伺机解决，只要锲而不舍，终有得解之时。疑问是知识的桥梁，出现问题，解决问题，这是掌握知识的规律。

"红雨随心翻作浪，青山着意化为桥"，妙句之出，岂止匠心独运，亦苦心之结晶。王安石的名句："春风又绿江南岸"，句中"绿"字活化了春风，成为全句之灵魂，然而又有谁知道就此一字，王安石煞费苦心，先后曾用过"到""入""满"，最后才定为"绿"（见宋诗一百首《泊船瓜洲》）。

学习求知也复如此，不经反复锤炼难达炉火纯青的境地。但有些同学碰到繁复的计算就感恼火，一次算不对，就无心再算第二次；少数同学的习题竟不算出答案。有的同学要求教师给习题答案；当然适当利用答案可校正错误，但切不可依赖答案，而不自作"检误"之训练。有些同学见到书本上的公式就望而生畏，"认可"放过，不去亲自推导，更不去考察其物理意义。

这一习惯必须在一开始就予纠正，否则积习难返，十分有害。还有一些同学实验时，常希望一路顺风。进实验室时就预作祈祷，稍不顺利，在大叫倒霉之余，更把仪器痛骂一顿。数据不准就随手修改。实验报告不是忠实地记录实验设备、实验方法、实验步骤，而是照抄实验讲义。结果，报告虽洋洋大观，然千篇一律，看不到独特的心得体会，人云亦云，人错亦错。凡此种种，教师有责任，但也说明了某些同学在学习上总想"短路"，刻意求工的精神不够。

我觉得任何人，不管条件如何，学习时必须培养"穷追"的精神，培养刻意求工的习惯。缺乏前者，就不能很好地吸收知识，不备后者很难有独创的见解。这些都是独立工作的重要方面，教师也应在这些方面加强对同学的指导。

（本文原载于《西安交大》（校刊）365期，第3版，1962年6月19日）

也谈师资培养

庄天戈

在我校青年教师的比例上升到全体教师的80%的今天，在我的工作由于业务水平所限而感到困难的时候，彭校长给全校青年教师作了有关培养提高问题的报告。这是一场及时雨，直洒得青年教师们心花怒放，心中亮堂了，方向明确了，干劲比前更足了。

随着我国社会主义建设事业的飞跃发展，国家对毕业生的质量要求已大为提高，而且将来还会提高。与此同时，由于新专业的增设，学校规模的扩展，必须补充大批青年教师。一般说来青年教师的水平不高。于是"高"与"不高"形成了当前教学工作中突出的矛盾。就我的工作体验讲，解决这个矛盾确是燃眉之急。俗语说"名师出高徒"，于是矛盾的解决自然就转到青年教师的培养方面。

的确，培养和提高青年教师的最可靠而有效的途径，诚如彭康校长所说，是通过教学工作。因师资水平包括业务能力及教学法两方面，二者不可偏废。业务水平的提高，会通过教学工作收到教学相长、督促刺激之效。这点，刚担任教学工作的青年教师体会最深。要辅导要答疑，同学逼在后面你就非看书不可，而且非认真看书不可，不然将经不起"考验"；有些问题在你的自学过程中没有发现，而在答疑过程中发现了，发现问题就得解决问题，这个过程又是提高；有些问题由于受到同学的启发，有时会豁然开朗，了解得更透彻，这又是一个提高。而教学法显然非闭门造车所能获得的，必须通过教学实践逐步培养。

但是在为谁服务的思想解决了的前提下，要获得更多的知识，受制于两个因素：一是时间条件，即实的方面，二是思想方法即虚的方面。必须让青年教师有更多的时间、更好的读书条件，一些不是针对解决主要矛盾的活动应尽量少搞，会议要尽量精简、力求高效率，要改变无论什么活动一搞就是一个单元时间的习惯。我们应该提出"与时间争知识"的口号。另外，可举行些有关思想方法的学习，彭校长说的"学点辩证唯物主义"确是重要的。此外，各教研组安排工作时，千万要做到教学与培养并举。不参加教学工作固然不对，但过多的教学工作弄得疲于奔命一点自由时间也没有的情况，显然也不相宜，二者要权衡一下，在这中间选一个数学上的所谓"极大值"。

我觉得人民日报最近报道的复旦大学廿年来坚持小型科学讨论会的形式，可以在各教研组推广。我校学术讨论之风不盛，现在该是到扭转的时候了。学术讨论会是发挥集体智慧的地方，也是提高师资水平的方法，姑且称他为"横"的方法。

其他如采取亦师亦徒，层层带领的方法也无不可，如53年毕业的带55年毕业的，55年毕业的又转而带57年、58年毕业的同志。如此串联，——可以说是"纵"的方法，这对基础课教研组特别适宜，因为对基础课讲先读哪几方面书是有一套规律的。

总之，虚实并举，"横""纵"兼施，再订出落实的规划，我们年青教师的水平一定会飞快提高的。

（本文原载于《交大（西安）》（校刊）271期，第2版，1959年7月4日）

第四章

学术交流

<<

五年忙一"会"

——申办 27 届 IEEE/EMBS 国际会议始末

庄天戈

2005年9月1—4日是我国生物医学工程界具有划时代意义的4天，第27届IEEE/EMBS[①]国际学术年会在上海国际会议中心成功举行。这是中国生物医学工程界首次举办如此规模的国际学术年会，也是IEEE/EMBS建立50年来首次在中国大陆举行的国际学术年会。会议吸引代表2 020人与会，其中国外代表1 200余名，来自60余个国家与地区；国内代表800余名。会议共收到论文2 574篇，录用1 999篇，均创IEEE/EMBS历届年会纪录。这次会议的成功应归功于国内新老生物医学工作者30余年的持续努力，归功于改革开放的国策。我作为参与从动议申办这次国际学术会议到会议圆满成功全过程的一名亲历者，在离会议申办启动达10年后的今天，回忆整个过程可以说五味杂陈，感慨系之。

一、初梦

1991年10月在上海交通大学召开全国生物医学电子学会、生物医学工

---

① IEEE是The Institute of Electrical and Electronics Engineers的简称，中文译为"跨国电气电子工程师学会"，是一个著名的国际性学术团体，有会员几十万人，分布在150多个国家和地区。在地域上共分10个区，中国属第十区即亚太区。从专业上讲，共设40多个分会。IEEE/Engineering in Medicine and Biology Society（生物医学工程学会）为其中一个分会简称IEEE/EMBS。IEEE本部设在美国。每年IEEE在全世界召开各类学术会议300次左右。其中IEEE/EMBS，除地区性学术会议外，每年召开一次世界性国际学术年会，名为Annual International Conference of IEEE Engineering in Medicine and Biology Society，简称EMBC。

程学会生物信息与控制分会、传感技术分会与测量分会等四个学会联合学术年会。IEEE/EMBS国际部主任Swamy Laxminarayan应邀参加本次年会。会后，Swamy谈起在中国上海召开IEEE/EMBS国际学术年会的可能性。他还兴致勃勃地察看了几个可能举办会议的会场，包括上海展览馆、波特曼酒店、南昌路科学会堂，还察看过现在的世贸商城。他提出把上海展览馆、波特曼酒店、南昌路科学会堂三处合在一起作为一个会场的建议；他也考虑把世贸商城的大厅分隔成若干个会场的方案。Swamy说从1992年起IEEE/EMBS规定，允许隔2～3年在美国以外的地区召开一次（以前每次都在美国召开）学术年会，1992年是第一次，在巴黎召开。

上海要申办最早也是争取1996年那次。Swamy的一席话以及他的认真态度触动了我们的梦。但由于当时我国经济实力不强，生物医学工程发展也未引起国际同行的瞩目，此事经过8年竟毫无进展。而香港申办到了1998年第20届IEEE/EMBS国际学术年会，给了我们进一步的启发。

二、刍议

1999年11月10—13日在南京东南大学召开了CBME'99联合学术年会（恰值生物医学电子学分会成立20周年），由东南大学承办，IEEE/EMBS协办。本届年会邀请了IEEE/EMBS的主席、副主席等，其中包括负责会议的当选副主席张元亭（YT）等。1999年的南京会议展示了我国BME研究的实力与成果，开得非常成功，令国外来宾对中国BME学科刮目相看。在一次晚上的讨论交流中，我突然想起1991年Swamy提到过的在中国内地召开IEEE/EMBS学术年会的动议，于是斗胆提出了关于在中国内地召开IEEE/EMBS年会的想法，引起了与会的蒋大宗先生、杨福生先生等许多同仁的附议，特别是引起YT的极大兴趣。YT曾是香港举行的第20届IEEE/EMBS国际学术年会的程序委员会主席，对办IEEE/EMBS国际学术年会有一定经验，同时又是IEEE/EMBS负责会议的当选副主席。大家觉得形势非常有利，加上现在我国内地生物医学工程的学术研究水平以及会场等硬件建设已逐渐与国际接轨，开国际会议的条件比起8年前大有改善。会上气氛热烈，大家又谈及会议的地点，或许是由于我提出的缘故，而我又是来自上海交通大学，同仁们很自然地倾向于把会议地点放在上海，特别是北京的杨福生先生等也主张把会议地点放在上海，我理解这是杨先生他们谦虚礼让。

事情进一步发展，到了第二天晚上，分会秘书长、东南大学陆祖宏教授等组织当时参加会议的我国BME各界人士，包括蒋先生、杨先生和生物医学电子学会主任王保华教授、UC San Diego的Szeto（1999年IEEE/EMBS的当选主席）、Metin Akay、YT还有悉尼大学冯大淦教授等与IEEE/EMBS几位负责人在南京的秦淮人家见面，作了进一步交流，听取了他们的意见。这次会议为争取2005年在上海召开27届IEEE/EMBS国际会议做了很好的舆论铺垫。但我的印象中当时也有个别负责人的态度不太明朗。

三、赶鸭子上架

2000年9月，由浙江大学主办、IEEE/EMBS协办，在杭州召开了亚太地区生物医学工程大会（Asia-Pacific Congress on Biomedical Engineering, APBME）。IEEE/EMBS的主席、副主席及几位主要负责人再次出席会议，同时美国生物医学工程界元老近20人以people to people代表团身份也参加了APBME。我国生物医学工程界老前辈蒋大宗教授、时任教育部副部长韦钰院士、国家自然科学基金会和中国科学院领导陈佳洱院士等均出席了大会。该次会议有一个校长论坛，鉴于申办27届年会的任务上海交通大学肯定推卸不了，我把当时上海交通大学负责科研的沈为平副校长请了去。在一个晚上，沈副校长请IEEE/EMBS的负责人喝茶交谈。记得加拿大McGill大学生物医学工程系主任、1998年上任的IEEE/EMBS主席Robert Kearney要沈副校长表态给我支持，包括经费、工作量等。这样，把我像箭一样架在了拉开的弓上，推向申办前线，欲退不能。殊不知在接下来的5年里，从筹措经费到准备申办报告、从落实会场到还清会场债务，我为此花了极大的心血和时间，碰到了许多困难。

碰到的第一件事便是IEEE/EMBS的5个客人，除了上面提到的Robert Kearney和Metin Akay（印象中他是IEEE/EMBS负责出版的）外，还有一个是美国生物医学工程学会主席Herb Voigt，要在杭州会议结束后马上到上海考察上海国际会议中心，拟住3天，费用全部由我们负担。我了解下来费用大约需$3 795，而允许准备的时间只有2天，于是我提前回沪。这事的关键当然是经费，这笔钱现在看来不算多，但就当时来说科研经费一般较少，要我解决也够呛。回沪后我与当时上海国际会议展览公司朱贤钢总经理联系，朱总经理先是答应半价优惠（$115/人/天），但这笔钱的数目还是很大。我讲述了2005年会议的重要性，以后类似的会议会接踵而来，商机无限。可能是朱总经理确实看到了未来的机会，也可能是怜悯我的无奈，隔了一天，朱总经理竟主动提出免费提供住宿，使我喜出望外，感激涕零。

第一关总算有惊无险地通过了。可惜不久朱经理调去负责筹备世博会了，没有继续合作到2005年会议的召开和分享会议成功的喜悦，令人遗憾。

这次考察给IEEE/EMBS负责人留下了很好的印象，他们对上海国际会议中心的会场设施与附近的旅馆条件以及浦东的环境赞不绝口，都说出乎他们的意料，一致认为上海申办成功的希望很大，表示愿全力支持。

四、梦想成真

2000年10月以后我们就开始准备申办报告，因为2001年4月初要在休斯敦开IEEE/EMBS行政委员会（AdCom）会议，投票确定2005年IEEE/EMBS国际学术年会的举办地点。当时，主要的竞争对手是日本、韩国。但日本是否争办EMBC'05，内部意见不统一，而韩国要全力争办2006年的"World Congress on Medical Physics and Biomedical Engineering"。因此我们申办EMBC'05成功的希望是很大的。矛盾还是集中在经费上，正好学校985工程启动，经过申请，谢绳武校长从985项目中拿出10万元作为我们的申办经费，有了这笔经费，心里踏实不少。申办报告分几部分：包括"邀请信与支持信""中国生物医学工程发展介绍""上海申办2005年

IEEE/EMBS国际学术年会的理由和优势""上海的交通设施、旅游和会场条件""经费与财政支持"等。邀请信与支持信来自国内的有关学会、各有关学校、政府机构和重要国外兄弟学会等，得到了他们的支持，特别是得到澳门大学的周礼杲教授、悉尼大学的冯大淦教授和香港工程师学会的大力支持。在编写申办报告过程中，陈明进教授提供了有关中国生物医学工程发展等重要资料，他还亲自去北京的中国生物医学工程学会坐等刘德培理事长的支持信，投入了许多精力（后来EMBC'05的会标也是陈老师的杰作，值得一提的是，几年来陈明进老师一直是带病工作的）。

春节过后，二月初上述材料渐渐成形，包括教育部韦钰副部长的支持信以及上海市生物医学工程学会的支持信等都已到达，但就缺当时上海市徐匡迪市长的支持信和日本生物医学工程学会（JSMBE）主席佐藤俊辅的支持信。这是两封相当关键的信，可以说没有市长的支持，在上海召开国际年会是一句空话，没有日本方面的支持，说明亚洲对中国召开这次会议有异议，这样的申办报告是绝对不合格的。在杭州会议上我们曾与佐藤沟通过，他口头表示同意，在随后的email联系时他也表支持，但就是迟迟不寄盖章签名的正式信来，简直急死人。后来听说王威琪院士与佐藤较熟，就通过王院士同他沟通，终于在3月中旬收到他签名盖章的书面支持信。

此时，离赴美陈述只有不到20天的时间了。上海市的支持信费尽周折，经过我们的多方联系和不懈努力，最终获得了上海市政府的支持。徐匡迪市长对我们起草的支持信作了认真的修改，并特地加了一段："作为一名中国工程院院士，我一直在关注着生物与医学工程的最新发展……如果第27届IEEE/EMBS国际学术年会在上海召开，必将有力地促进上海与世界各地专家在生物医学工程领域的交流与合作。"至此，所有支持信全部齐备，紧赶慢赶在赴美前精印了100本申办报告，花了约2万元人民币。

但好事多磨，临行前一天又节外生枝，发现封面上少印了"Proposal"等字，马上要走，重印是不可能的，只能把这些字彩色打印后发动研究生和我的家人逐本贴上，好不容易于4月5日前完成，得以成行赴美。

申办代表团成员包括上海交通大学的我、徐宇虹教授2人，担任中国电子学会生物医学电子学分会副主任、清华大学的高上凯教授（代表生物医学电子学分会），共3人。徐宇虹是上海交通大学从国外引进不久的年轻教授，英文说得很棒，对国外的环境也比较熟悉。

高老师从北京走，我拿了印好的材料于4月5日最后一个出发，一方面等材料印刷，另一方面因为我在临行前2周在浴缸里摔了一跤，肋骨骨裂，行前拍了X片，不等结果出来，我就出发了（回来后才知道结果是肋骨骨裂了），但是也顾不得那么多了，我只想赶快与大家在美国汇合，把材料交给会议方。

记得与我们有关的AdCom会议开2天（4月6—7日），申办的国家只有中国，形势非常有利。第一天作陈述报告，由徐宇虹老师讲，宇虹流利的英语，收到了极好的效果。报告完后进行答辩，第二天上午进行投票，那次会议由YT主持，YT有意在上午快吃饭时让大家投票，以减少讨论发言的时间。最后的决议是"同意2005年的会议原则上在上海举办，会议主席和其他组织人选在10月的AdCom会上讨论决定"。

会后，Swamy、Szeto等老朋友纷纷向我们祝贺，总的说来第一个战役取得了胜利。下面该是确定会议主席等人选。我们建议由韦钰副部长当主席，但据YT说AdCom认为韦钰院士是政府高层人员，工作忙，且不合适。

2001年10月在土耳其召开EMBC'01，由于"911"事件的关系，学校劝我们不要出国，我没法去参加那次会议，高老师也没有去，而且我们也没有接到何时召开AdCom的通知。这样，只有YT一人去参加了。后来知道在10月土耳其的AdCom会上选YT为会议主席，韦钰为名誉主席。

那个会上没有选程序委员会主席，而是到第二年才定。关于程序委员会主席人选曾有许多方案，我们大家商量后觉得徐学敏（Lisa Xu）最合适，一致推举她。那时，Lisa即将从国外回到上海交通大学生命学院。她有国外学习与工作经历，年轻又有组织会议经验，的确是理想的人选。2002年10月21日在休斯顿开AdCom会，当时Lisa在普渡大学，她直接飞到休斯顿开会。据说在那次会上Lisa获全票通过为程序委员会主席，这在AdCom会议上是非常少见的。

2002年12月18日IEEE/Engineering in Medicine and Biology Society（IEEE生物医学工程学会）执行主任Laura J. Wolf代表IEEE/EMBS给YT的正式信函中称："IEEE生物医学工程学会对其亚洲会员在促进2005年秋在中国上海举办第27届IEEE/EMBS国际学术年会所表现的高度责任感和极大兴趣有深刻印象"。学会高兴地通知您由上海提出的举办2005年的年会的建议已为IEEE/EMBS行政委员会（AdCom）所接受和批准。这次国际会议将由下列成员组成：

韦　钰 教授	会议名誉主席
张元亭 教授	会议主席
Christian Roux 教授	会议副主席
徐学敏 教授	会议程序委员会主席

IEEE生物医学工程学会已收到预算报告，并已由IEEE/EMBS行政委员会审查接受。特此祝贺，并预祝上海会议成功！

至此，申办工作尘埃落定。有人提到我为什么不在上面的位置中占个职务，其实我一直表态，会议申办成功，我的任务已告完成，我实在不想占用更多的机会，未来的世界应该移交给年轻人，出墙需红花，我最多是绿叶，配合他们。将工作重点转入2005年会议的具体准备工作（2004年4月IEEE-EMBS AdCom增补我为会议副主席）。应该说在这次申办过程中YT起了重要的作用，三位女教授包括高上凯教授和二位徐教授的协力配合与出色表现保证了这次申办工作的圆满成功，我们应该记住她们的贡献。为了加强筹备工作，在上海成立了筹备小组，陆续参加筹备的人员有：高忠华、王保华（会议宣传委员会共同主席）、王威琪（会议出版委员会共同主席）、方祖祥（会议本地委员会共同主席）、章鲁（会议本地委员会主席）、郦鸣阳、黄振年、陈明进、庄天戈、徐学敏、徐宇虹（会议财务委员会主席）、顾力栿（曾是会议展览委员会主席，后改任社会文化委员会共同主席）、胡天培（会议展览委员会共同主席）等教授。2004年蒋大宗先生（会议顾问委员会主席）不顾年迈体弱，特地来上海驻守三个多月协助指导筹备工作。遇有重要事情协商，还请郑筱祥、陆祖宏、罗立民等教授赶来上海开会，实在是有劳他们几位了。

五、 SARS 虚惊

2003年3月起国内SARS蔓延，国外报道夸大，引起IEEE/EMBS上层对上海2005年会议前途的不安。2003年春在温哥华举行的AdCom会上专门就此事通过动议：成立一个"特别委员会"，以便解决人们对SARS疫情的担心以及疫情对2005年上海国际会议的影响。这个动议据说是由那年IEEE/EMBS当选主席Roger Barr提出来的，并要求"特别委员会"在7月15日前向IEEE/EMBS负责会议的副主席报告解决办法。"特别委员会"由YT负责。

那次AdCom会，YT和Lisa均因故没有出席，失去了当场解释的机会。据说会上众说纷纭，归纳起来有如下意见：① 推迟上海会议的时间，地点不变，以最大限度地减少对会员和与会代表的影响，将危险降到最低，尽量减小对IEEE的经济损失；② 把会议地点移到欧洲、加拿大、美国或日本京都，京都的好处是仍在IEEE第10区（亚洲）；③ 根据形势发展再作决定。多数人同意采取第二方案，而且建议将会议移到日本京都（也有人建议移到韩国首尔）。形势告急！YT希望我们把上海SARS的情况告诉他，并要求对上述消息暂时保密，以免引起不必要的思想混乱。我们如实告诉说上海的SARS控制得非常好，没有问题。YT在给主席Christian、Metin Akay和Tamaura的信中要求2005年的会议地点、时间都不变，依旧于2005年9月在上海举办。理由是：

1）根据WHO最近在上海的实地调查认为上海只有2 ～ 3个SARS病例，

疫情得到很好控制而且已采取切实措施防止其蔓延；

2）SARS在中国已趋稳定，特别是在香港和广州等重灾区也都已稳定；

3）SARS的"严重性"是受到了媒体的夸大宣传；

4）SARS是全球性的，把地点改到其他地方，也难保那个地方是安全的。事实证明，在国家采取强有力的措施后，SARS疫情很快得到控制，一场斗争，总算粼平，可以说虚惊一场，煮熟的鸭子差点飞掉了。

六、无锡会议

为了动员全国生物医学工程工作者积极投入到2005年的大会中来，中国电子学会生物医学电子学分会及中国生物医学工程学会信息控制分会、测量分会和传感分会等联合于2003年10月24—26日举办CBME'03。会议地点考虑到不要与翌年的EMBC'05上海会议重复，但也不要相距太远，因此建议与无锡海鹰厂商量，放在无锡召开。海鹰厂以其B超与开颅器械等医疗器械闻名国内，放在海鹰厂承办再合适不过了。我于3月初去无锡拜见朱焕培厂长和沈祺茂总工，朱厂长欣然同意承办10月的年会，并答应资助人民币3万元～5万元。

海鹰厂还建议把会场放在下列地点之一：① 马山（近灵山大佛）。好处是住房、饮食较便宜，但交通不便；② 蠡园。优点是交通方便，但住房、饮食相对较贵。虽然由于种种原因后来会场设在厂内，但也足见厂方对会议是相当重视的。3月初东南大学秘书处准备发出第一轮征文通知。4月初该通知正式发出，确定会议由中国电子学会生物医学电子学分会主办，中国生物医学工程学会、生物医学测量分会、生物信息与控制分会、生物医学传感器技术分会、江苏省电子学会和国际无线电科学联盟（International Union of Radio Science, URSI）中国分会联办；东南大学、上海交通大学、无锡海鹰承办。主席为韦钰；副主席为蒋大宗、杨福生、张元亭；学术委员会主席为王保华；副主席为王明时、方祖祥、庄天戈、罗立民、郑筱祥、郑崇勋、高上凯；委员有包家立、乐宏良、田学隆、任超世、孙复川、金捷、徐智章、郭爱克等；程序委员会主席为陆祖宏；副主席为万明习、白净、关晓光、尧德中、朱焕培、欧阳楷、陈志浩、郑小林、唐庆玉、徐学敏；顾问委员会有陈俊强、陈明进、罗致诚、郑尔信、周礼杲、康华光、顾本立等教授。会议把研讨2005年第27届IEEE EMBS国际年会（上海）的筹备工作，作为一个重要内容。韦钰参加了会议，与大家交换办好2005年会议的一些建议。可以说本次会议确实起到了2005年会议的动员作用。会议还吸引了加拿大NDI等厂商参展。总的说来会议取得了圆满成功，我们要感谢海鹰厂的帮助和付出。

七、 难产的会场合同

2003—2004年，本届会议的会场一开始就基本确定在上海国际会议中心，这是申办报告中的承诺。但那里的报价较高，因此IEEE多有犹豫。IEEE对会议费用通常有两种处理模式：一是由主办方IEEE承包，不论盈亏，全归IEEE；另一种模式是由承办方包干，不论盈亏均交8万美金给IEEE。两种模式各有利弊，但一般（包括本届年会）IEEE采用第一种模式运作，因此他们对会议开销控制得特严，想把会场费控制在人民币30万元以内。另外，历届会议主席也都以盈余的多少"论英雄"。当时我们也联系过上海展览馆，那里较便宜，会场费只需人民币25万元，但只有50人左右的会议室，没有80人左右的会议室，也不提供茶歇服务。几经周折最后还是回到上海国际会议中心。

为了尽量降低会场费用，我们得知国际会议中心由原来的副市长龚学平主管，于是在2004年2月打报告给龚学平同志，请他批示给与优惠。当时龚学平已是上海市人大常委会主任。记得龚学平的批示是："请济明同志阅处"。后来我们就找国际会议中心王济明经理，请求帮助。王济明总经理实际上取代了前面提到的朱贤钢经理的职位。即使如此，IEEE还感到不够满意，常常朝令夕改，一会儿要订50间客房，等几个礼拜又不要了，再隔几天又要了。反反复复，我们与上海国际会议中心谈合同谈了不下20次，有时我同章鲁老师一起去，有时同陈明进老师一起去，也曾陪YT去过。2004年10月，国际会议中心负责人已在合同上签好了字，顾力栩老师原想把合同带到旧金山亲手交给IEEE/EMBS负责人签字，却发生了合同遗失的怪事。

直到2005年3月底还未正式签订合同，2005年初还曾有改到附近的香格里拉开会的想法，只因为那里的大会场还未完工而作罢。这着实考验了上海国际会议中心办事人员的耐心，在此，真的很感谢他们。IEEE的个别人对本地委员会不够尊重，置本地委员会的意见于不顾（本地委员会在章鲁教授领导下做了不少切实的工作，提出过许多有益的建议，但无下文）。类似的混乱还发生在其他场合，如注册投稿的矛盾布告等。其实，如果委托会展公司办理，许多问题与矛盾就可以避免了。前车之鉴，望后人引以为戒。

八、署名风波

这次会议一开始就明确由IEEE/EMBS主办，中国电子学会生物医学电子学分会、中国生物医学工程学会协办，上海交通大学具体操办，这些均有文件明确。中国电子学会于2004年8月2日正式发文给生物医学电子学分会，同意分会协办第27届IEEE/EMBS国际学术年会，中国电子学会生物医学电子学分会早在2004年4月6日在"关于承办'2005年国际IEEE-EMBS年会'的委托书"中委托上海交通大学开展第27届IEEE-EMBS国际学术会议的筹备工作。中国生物医学工程学会则于2004年7月29日拟文委托副理事长方祖祥教授参与筹备工作。但在2005年3月初的call for paper小册子中，列出的"技术协办"单位有中国医疗器械行业协会（China Association of Medical Devices Industry），中国医疗器械信息杂志（Journal of China Medical Device Information）以及中国电子学会生物医学电子学会（China Medical Electronic of CIE）。这些名称显然没有反映出本次会议实际参与的协办机构，把主要协办单位"中国生物医学工程学会"给遗漏了，令人哭笑不得。随后，国内的杂志转发了类似的署名，造成极大的混乱，不利于国内二学会间的团结。其原因也在于个别负责人没有征求和尊重本地委员会的意见，草率行事。此事后来虽得到局部纠正，但教训是深刻的。

九、后记

本文动笔于2008年，完成于2009年，离1999年的南京会议，正好有10个年头，离上海生物医学工程学会成立恰好有30个年头。本人以个人的名义回忆了上面一些事实，作为上海生物医学工程学会成立30周年的献词。上面所写内容只是筹办过程中发生的事实的一部分，主观上尽量做到翔实可靠，其中大多有email佐证；部分是个人回忆，记忆有误之处，敬请指正、原谅。事实以外的话只代表本人的感受，也无意对任何人做出评价。本文意在说明会议是成功的，会议过程有许多值得改进的地方。会议的筹办成功应归功于筹备组同志们的协力工作、方方面面同志的帮助支持，毕竟个人的力量是渺小的。许多外地同仁对会议的筹办工作极为关心，常写来email，或出谋划策，或鼓励打气，如郑尔信先生、杨福生先生、江丕栋先生、胡逸民秘书长等，这里无法列出全部名单，借此机会一并表示感谢。最后，总结一下筹办2005年第27th IEEE/EMBS国际年会的成果，相信这对我国生物医学工程的发展是有益处的：

（1）这次会议由国内多个大学与学会一起协办，动员了国内生物医学工程老中青三代人的力量，体现并促进了彼此间的团结合作。

（2）通过这次国际会议，带动了国内的科学研究，调动了国内生物医学工程领域年轻学者向国际同行介绍自己工作的积极性，向会议投寄论文700余篇，录取600余篇，有800余名国内代表参加了会议。

（3）这次国际会议所有文章均按国际规范写、发、讲，大大锻炼了国内生物医学工程领域年轻学者/学生用英语写作和用英语作报告的能力。

（4）通过这次国际会议，加强了国内学者与国际同行的学术交流，建立了交流渠道，大大增强了国际交流的学术氛围，影响十分深远。会议特邀诺贝尔奖获得者、美国劳伦斯·伯克莱实验室主任朱棣文博士和世界一流学者Seiji Ogawa作报告，使我国学生与学者和大师们有近距离接触的机会，开阔了眼界。

（5）通过这次国际会议，向国际同行展示上海国际会议中心的会场条件、上海的形象，展示上海的建设与发展速度以及国内生物医学工程研究与教育的成果。

（6）会议锻炼培养了一批年轻的会议组织者，他们必将在未来的国际会议筹办中，汲取本次会议的成功经验、摒弃本次会议的不足之处，办出有自己特色的国际学术年会。让我们在未来一起见证长江后浪推前浪、一代新人超旧人！

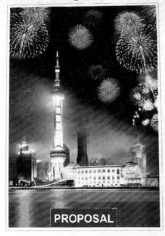

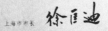

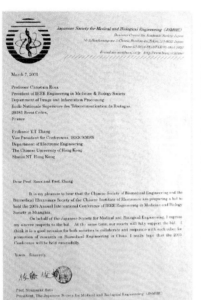

2001年申办EMBC 2005相关函件

教育部司局函件

关于同意上海交通大学举办第27届跨国电气电子工程师学会生物医学工程分会国际学术年会的批复

教外司国际〔2004〕198号

上海交通大学：

经国务院批准，同意你校于2005年秋在上海承办第27届跨国电气电子工程师学会生物医学工程分会国际学术年会。

请认真作好会议组织工作，会后将会议总结报告交予我部国际合作与交流司国际组织处，会议的学术性总结报告寄交我部《国际学术动态》刊登（地址 430074 湖北 武汉 喻家山 华中科技大学图书馆《国际学术动态》编辑部）。

此复。

教育部国际合作与交流司
2004年4月12日

2004年申办EMBC 2005相关函件

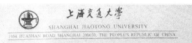

关于2005年在上海举办IEEE/EMBS国际学术年会的报告

张校长并转
叶学平主任

在上海市政府的大力支持与指导下，经过二年左右的准备与竞标，我们已取得第27届IEEE/EMBS（生物医学工程）国际学术年会的承办权，并将于2005年9月1-4日在上海浦东国际会议中心召开。规模约为1500人左右，国际生物医学工程界的权威与顶级学者都将参加这次会议，这是中国大陆生物医学工程领域有史以来第一次承办这类国际顶级的学术会议（以往IEEE/EMBS的国际学术年会均在中国以外的国家与城市召开），充分说明国际生物医学工程界对我国特别是上海生物医学工程发展的认知，也是对上海科技和经济发展的认同。为了办好这次纯学术性会议，当好东道主，我们恳请上海市作人大鼎力给予指导与支持，特别是希望上海国际会议中心给予这次国际学术会议以多方面的照顾与优待。妥否，请示！

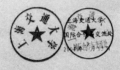

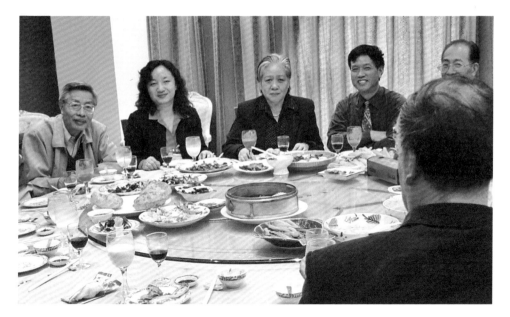

2003年无锡全国BME会议期间讨论申办EMBC' 2005。左起：庄天戈、徐学敏、韦钰院士

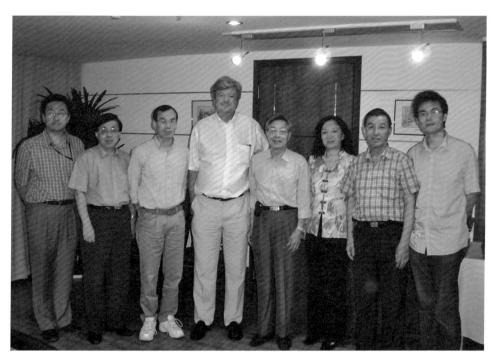

2005年6月在上海交通大学召开EMBC' 2005准备会议。右三、右四、左二、左三分别为徐学敏、庄天戈、张元亭、梁志培

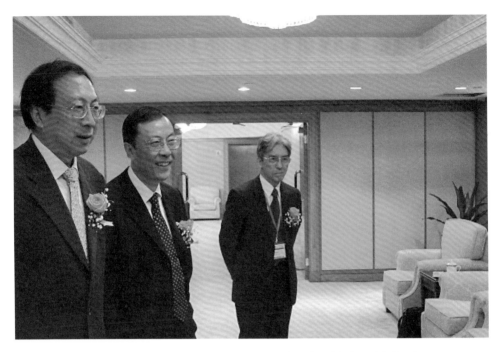

2005年9月在上海国际会议中心EMBC'2005会议期间。左起：谢绳武校长、沈文庆院士、Orgawa

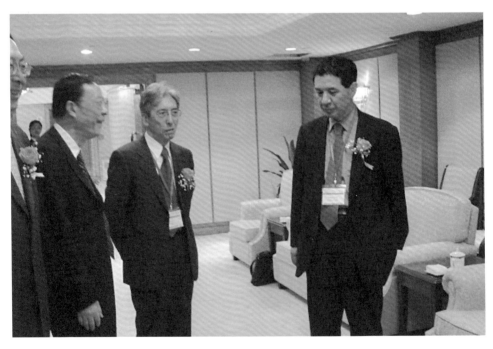

EMBC'2005会议期间。左起：沈文庆院士、Orgawa、Y M Kim（IEEE EMBS时任主席）

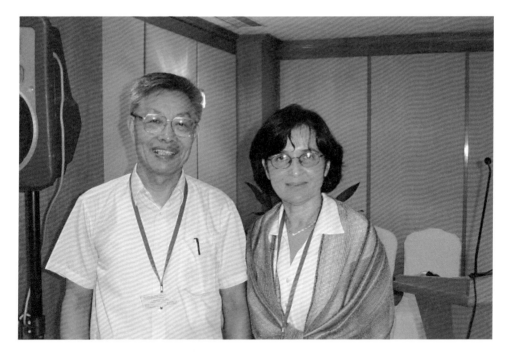

EMBC'2005会议期间。左起：庄天戈、Onara Banu（IEEE EMBS前任主席）

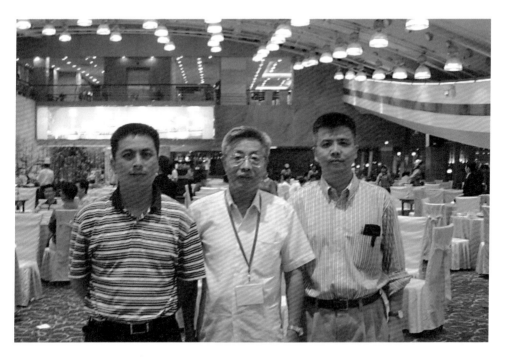

EMBC'2005会议期间。右起：潘晓川、庄天戈、赵俊

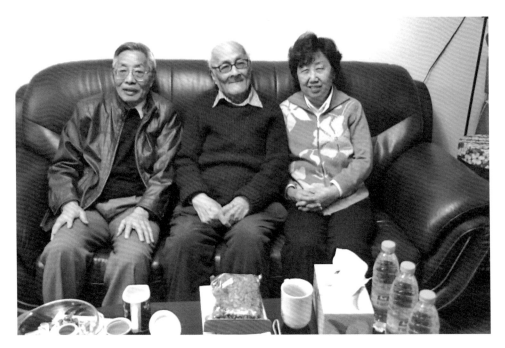

2013年在北京看望杨福生先生，回顾申办27届IEEE/EMBS国际会议往事。左起：庄天戈、杨福生、高上凯

（2009年1月23日）

附录：第 27 届 IEEE/EMBS 国际学术会议总结

第27届跨国电气电子工程师学会生物医学工程分会国际学术年会（27th Annual International Conference of IEEE Engineering in Medicine and Biology Society）由IEEE生物医学工程学会（IEEE/EMBS）主办，上海交通大学、香港中文大学和清华大学协办；中国电子学会生物医学电子学分会、中国生物医学工程学会、国际医学与生物工程联合会（IFMBE）、国际自动控制联盟（IFAC）、中国医疗器械行业协会、全国临床医学工程学会等协办。会议于2005年9月1—4日在上海浦东国际会议中心举行。

这是IEEE/EMBS建立50多年来首次在中国大陆、第二次在亚洲召开IEEE生物医学工程学会国际年会。无论是会议规模还是论文数量均创年会的历史记录。与会代表2 020人，代表5 000多位作者。其中国外代表1 200余名，来自60余个国家与地区；国内代表800名左右。会议收到论文2 574篇，录用1 999篇，均创IEEE/EMBS历届年会记录。

IEEE/Engineering in Medicine and Biology Society（简称IEEE/EMBS，或称IEEE生物医学工程学会）为IEEE对应于生物医学工程的分会。它每年召开一次国际学术年会，规模为1 000～2 000人，生物医学工程领域的顶级学者，均领衔参加。会议规格之高，影响之大，可见一斑。能否承办IEEE/EMBS的国际学术年会，被认为是对该地区经济、文化和生物医学工程领域学术水平的一次检验，也是对组织会议单位综合能力的考验。通常在5年以前各国就投标竞办，竞争的激烈程度，不亚于争办奥林匹克运动会。1992年以前历届IEEE/EMBS国际学术年会均在美国举行。1992年在法国巴黎召开的14届年会开创了在美国本土以外地区召开IEEE/EMBS学术年会的先例。以后，原则上每隔2年（或1年）允许到美国本土以外的地区召开一次。1995年香港地区争取到1998年第20届IEEE/EMBS国际年会的组织承办权。1999年11月，中国电子学会生物医学电子学分会会同中国生物医学工程学会有关分会在南京召开"99全国生物医学工程联合学术会议"（由IEEE/EMBS协办、东南大学主办）。IEEE/EMB的主席、副主席及几位主要负责人均应邀参加，我们把2005年由中国主办第27届IEEE/EMBS国际学术年会的愿望表达了出来。鉴于中国生物医学工程界在会上所表现的学术水平和活跃气氛，这一提议得到国际同行的赞同和鼓励。

2000年9月，由浙江大学主办，IEEE/EMBS协办在杭州召开了Asia-Pacific Congress on Biomedical Engineering（APBME）。IEEE/EMBS的主席、副主席及几位主要负责人再次出席会议。同时，美国生物医学工程界元老近20人以People To People代表团身份参加了APBME。我国生物医学工程界老前辈蒋大宗教授、中国工程院韦钰院士、国家自然科学基金会和中国科学院领导陈佳洱院士等也出席了大会。在中外生物医学工程界人士大力促进下，初步达成了由"中国电子学会生物医学电子学分会"会同"中国生物医学工程学会"委托上海交通大学负责申办2005年秋在中国上海举行第27届IEEE/EMBS国际学术年会的意向，并立即组成由上海交通大学、清华大学教授等组成的申办小组准备申办报告。2001年4月，申办小组赴美国休斯敦向IEEE/EMBS AdCom陈述申办理由，AdCom经过投票表决通过了2005年在上海举办27届IEEE/EMBS国际学术年会的申请。

本次会议推选韦钰院士为名誉主席。会议主席为香港中文大学YT Zhang（张元亭教授），副主席为法国C. Roux教授和上海交通大学庄天戈教授；技术委员会主席为上海交通大学徐学敏教授，副主席为T. Tamura, H. Galiana。会议的总主题为"从生物分子到生物系统的进展"，紧扣目前生命科学的发展前沿。

会议特邀诺贝尔奖金获得者、美国劳伦斯·伯克莱实验室主任朱棣文博士作了大会主题讲演，题目是《复杂生物系统中单个分子的在体和离体研究》。功能磁共振的创始人、日本Ogawa脑功能研究实验室主任Seiji Ogawa作了题为《功能磁共振：它的起源与发展》的大会报告。陈竺院士作了题为《白血病的化学基因组学》的精彩报告。IEEE/EMB主席、西雅图华盛顿大学生物（医学）工程系主任Yongmin Kim教授结合该系的实践经验作了题为《生物（医学）工程与产业化》的大会报告。他们的报告给了与会代表很大的启示。

会议组织了18个主题进行学术交流，分别是：生物医学信号处理；生理系统建模；生物医学成像与图像处理；生物医学仪器与传感器；治疗物理与康复工程；脑神经工程；远程医疗及保健；医院管理信息系统；心血管系统工程；临床工程；计算生物学与生物信息学；纳米生物技术、细胞及组织工程；航天医学及生物学；东方医学工程；呼吸系统工程与SARS；神经肌肉系统与生物力学；医学机器人；教育、工业与学会。其中，"东方医学工程"以及"呼吸系统工程与SARS"是结合亚洲与中国情况的特色主题。

会议还根据各方面的要求组织了多个"会前工作坊"（preconference workshop），分别是：① 光学分子成像；② 计算生物学与生物信息学；

③ 磁共振成像；④ 医学与红外成像的技术与临床进展；⑤ 造影与斑成像；⑥ 生物医学工程中基于问题的学习；⑦ 智能可佩戴的保健与健康系统及应用。

会议期间的"小型专题讨论会"（mini symposium）受到与会代表的欢迎并踊跃参加。这些专题讨论会包括：① 纳米医学；② 医学图像的解剖、病理的分割和分类；③ 医学可视化与虚拟医学；④ 图像引导的手术及治疗；⑤ 光学相干成像；⑥ 功能脑成像；⑦ 21世纪新颖医学红外成像；⑧ 利用生物信号进行运动意向的预测：神经康复工程；⑨ 磁共振成像的新进展；⑩ 复杂心呼吸动力学的建模与分析；⑪ 计算生物学与生物信息学。

本次会议还设置若干"专门会议与小组讨论"（special sessions and panel discussions），对学会组织、法规、生物医学工程的教育等进行研讨。这些专门会议的题目分别是：①"IEEE/EMBS介绍——EMBS能为您做些什么呢"；②"医疗仪器的法规问题"；③"EMBS出版物专门论坛"；④"生物医学工程教育的未来——来自系主任的视点"；⑤"ABET工程评价的生物医学工程教育的认证问题"；⑥"从业角度看生物医学工程教育与产业化问题"等。

卫星会议（satellite conference）是本次会议的另一个特色。会议分别在北京、日本等地组织了下述卫星会议：① 系统生物学与生物信息学；② 神经工程前沿；③ PACS；④ 第5届国际生物信号解读会议BSI 2005。

会议的成果体现在：

（1）这次会议由国内多个大学与学会一起协办，动员了国内生物医学工程方面老中青的力量，通过这次会议体现并促进了相互间的团结合作。

（2）通过这次国际会议，带动了国内的科学研究，调动了国内生物医学工程领域年轻学者向国际同行介绍自己工作的积极性，向会议投寄论文700余篇，录取600余篇。

（3）这次国际会议所有文章均按国际规范写、发、讲，大大锻炼了国内生物医学工程领域的年轻学者/学生用英语写作和用英语作报告的能力。

（4）通过这次国际会议，加强了国内学者与国际同行的学术交流，建立了交流渠道，大大增强了国际交流的学术氛围，影响将十分深远。

（5）这次国际会议，有诺贝尔奖获得者、美国劳伦斯·伯克莱实验室主任朱棣文博士的报告；有世界一流学者Seiji Ogaw的报告，使我国学生与学者和大师们近距离接触，大开了眼界。

（6）会议组织者和与会的国内外学生代表参观了上海交通大学、复旦大学等有关学校的实验室，还组织了市内的旅游观光。通过这次国际会议，向国际同行展示了上海国际会议中心的会场条件、上海的形象、上海的建设与发展速度以及国内生物医学工程研究与教育的成果。

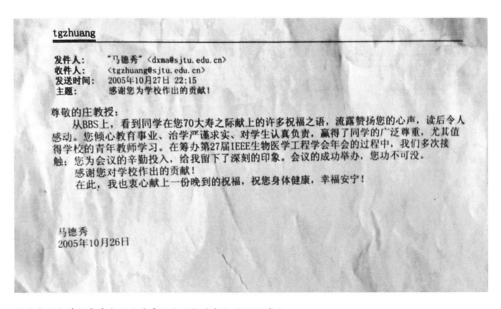

上海交通大学原党委书记马德秀给庄天戈的书信（2005年）

（本文原载于《国际学术动态》2006年第4期会议报告p47-p48）

追忆与邱佩璋教授交往的几件往事

庄天戈

今年（2022年）年初，突然接读北大数学系姜明老师微信，惊悉邱佩璋教授不幸因病仙逝，这一噩耗勾起我对40多年来我国CT发展历史的回忆，也回忆起与邱教授交往的一些往事。

自从1979年豪斯菲尔德和考马克二人获得诺贝尔生理学或医学奖以后，CT的应用与理论研究风起云涌，我国在CT领域的应用、教学与科研，也紧跟不舍。在医学应用方面，上海华山医院率先引进日立公司的样机，并由上海医疗器械研究所、上海计算技术研究所会同清华大学等单位进行仿造，1983年制造出能付诸临床应用的国内首台颅脑CT；在教学及研究方面，南京工学院（现东南大学）在韦钰教授的带领下于1983年前后，进行微波衍射CT研究并于1983年获得了第一张衍射超声CT图像；差不多在同一时间，上海交通大学生物医学工程专业为本科生和研究生开出了《CT原理》《投影图像重建》等课程，并进行"不完全投影数据图像重建"的研究；1985年北师大成立了"CT理论与技术研究小组"。接着，1986年8月在北京召开"第一届CT理论与应用学术会议"，由来自北京信息工程学院应用数学研究室（邱教授工作单位，原称北大分校）、北师大数学系、地震局地球物理研究所、南京工学院（现东南大学）、上海交通大学生物医学工程专业等教学科研单位的40余名师生和研究人员参加，会后讨论成立"CT研究会"事宜。第一次与邱老师近距离接触是在参观北京信息工程学院应用数学研究室时，同时也认识了邱老师的太太王老师。同年12月中国计算机学会CT理论与应用研究会成立，并推选邱佩璋教授为理事长。

第二次与邱教授交往是缘于1991年6月召开第五届全国CT理论与应用学术会议。会议由上海交通大学承办，在上海交通大学召开。邱教授为会议论文集写了"前言"，总结了学会成立五年来，我国的科技工作者在CT理论与应用两方面取得的成就。

第三次与邱教授的交流，是在2001年12月。他来信说他们学院的一些学生和老师正在学习CT原理，问起我"是否还有《CT原理与算法》一书"（原信见图1）。拙著能得到邱老师的认可，使我感激莫名。

第四次也是最后一次见到邱教授是在2014年3月，北大姜明教授邀请Natterer教授到北大讲学，姜老师邀我一起参加会见。在Natterer教授讲座结束之时，邱教授早已在讲座教室外面等候多时，此时先生已近90高龄，实在于心不忍。见先生精神矍铄，十分健康，内心非常高兴。邱教授以他2007年的著作《网函数插值理论及其应用》一书相赠，并一起合影留念。拜读该书时，了解到邱先生是如何从实例需要提出课题，然后解决实际问题，进而上升到理论，最终写出这本专著的。通过与邱教授的交往，使我从邱教授身上学到不少做人和做学问的道理。斯人已逝，精神永驻，风范长存。

邱教授2001年12月给作者的信

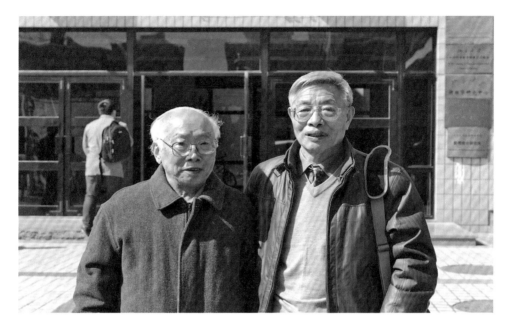

2014年3月邱佩璋（左）与庄天戈在北大留影

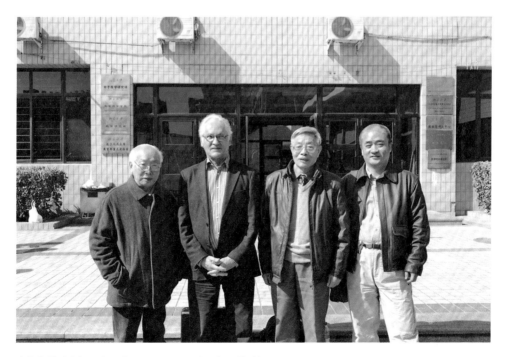

北大留影（左起：邱佩璋、F. Natterer、庄天戈、姜明）

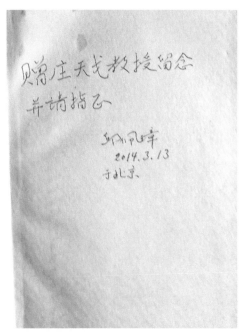
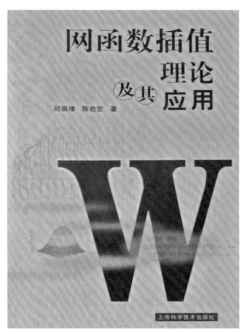

邱佩璋教授题词及赠书

（本文原载于2022年12月第27卷第4期《中国体视学与图像分析》，
p473–p474）

第五章

代表性综述

<<

导言：编著者庄天戈教授长期从事医学成像、医学图像处理、PACS、神经网络（深度学习前身）、计算机辅助导航等的前沿研究，本章收录了庄教授部分代表性综述文章。

"图像存档及通讯系统"与"远程放射学"

庄天戈

一、 什么是 PACS

PACS 是 Picture Archiving and Communication System 的缩写，中文译名为"图像存档及通讯系统"。这一术语始铸于 1981 年夏，由迈阿密大学医学院 A. J. Duerinckx 提出。曾有人建议以 Image 代 Picture，但经过争论还是采用后者。中文译名似没有反映出其中的差别。不过，确切地讲这里所说的 PACS 应指 Digital PACS。其目的是把从不同地点各成像装置（如传统的 X 射线摄影装置、核医学成像装置、CT、MRI、超声扫描装置、数字放射摄影装置等）产生的图像经数字化（如果原来是模拟图像的话）后通过通讯网络送至中央数据管理系统（含数据库）、再经网络送至各观察站（工作站或一般终端）供医务人员调用。PACS 是近十年来迅速发展的综合性医学系统。

先看一下引入 PACS 的必要性。随着医学成像手段的扩展，医学图像的数据量激增。医学成像工作者面临的主要问题倒不是成像过程本身而在于如何管理并利用这些业已采得的图像。据统计，一个 500 床位的医院一年中约产生 200 万幅图像，其中数字图像所占比例在 80 年代初为 25%，到 80 年代末已上升到 50%。如表 1 所示，对于 GE9800 CT，每张图像需占用 512 Kbytes（512×512×12bit），设每位病人检查一次需"切"40 层，以每天20人计，一台CT一天产生410 Mbytes（1 Mbyte=10^6 字节），一年开机时间按250天算，则年生图像数据为100 Gbytes（1 Gbyte=10^9字节）。这些图像经医生看过后，一方面用多幅视频照相机摄下，随后装入病人的胶片袋中存档。另一方面将图像存于磁带内。如用800 BPI 磁带，则一卷2 400尺磁带约存20 Mbytes数据。这样，一台GE9800每年要消耗5 000盘磁带。病人的图像（胶片或磁带）一定要归档，以便日后查看。美国有法律规定。例如在加州，成人的胶片须保存7年，儿童的胶片须保存到18岁。

表1　常用成像装置数字图像数据量统计

成像装置	图像矩阵（深度）	Kbytes/幅	幅/人	人数/天	Mbytes/天	Gbytes/年
CT，GE9800	512×512（2 bytes）	512	40	20	410	100
MRT	256×256（1 byte）	64	30	12	24	6
超声成像仪	512×512（1 byte）	256	30	4	31	8

如保存磁带，调用观察时要占用机器，而且磁带读出很费时间，检索麻烦。如保存胶片，则有如下缺点：

（1）借还费时。据统计，在住院的头3～4天内要借还10次左右。余下的住院时间内，平均借还4次。出院的第一年内尚要借还3次。频繁而持续的借还，既费时间又费人力。

（2）一张片子只能供一人借用，不能共享。

（3）多次借还，容易乱架也易丢失。

（4）不能进行动态观察，即不能像CT显示器那样可借设置窗口和窗位以提高密度分辨力。

（5）不易对同一成像装置在不同时间所成的像作前后比较，以便了解疾病的发展过程。也不易对同一病人用不同装置所成的像作横向比较，以便获得更多的信息。

如此看来，胶片存档与磁带存档均有其固有缺点，这就是PACS形成的一个背景。

再看一下引入PACS的可能性。PACS产生的可能性全赖计算技术与微电子技术的发展，特别是由于：

（1）海量存储器件已解决。不可擦与可擦光盘先后问世，存储器体积大大缩小，价格下降。例如不可擦光盘每兆字节（Mbyte）价格为15～20美分。可擦光盘每兆字节为20～78美分。反观常用的温盘，每兆字节价格为5～10美元。表2列出了一些存储介质的性能与价格比较。

表2　存储介质的性能与价格比较

存储设备	平均存取时间/（ms）	容量/（MB）	价格/（$/MB）	吞吐量/（KB/S）	实测吞吐量/（KB/S）
磁盘 固定 可卸	20—30 25—85	100—1 000 10—45	5—10 0.93—4	500—1 400 80—500	500—750 —
光盘 CD-ROM WORM 可擦	90—2 500 100—700 60—160	530—680 600—6 800 60—650	0.01 0.15—0.2 0.2—0.78	150—500 100—1 000 100—1 000	— 40—145 —
磁带 9道 盒式 螺旋式	72—115 S 165—1 740 S 4 295 S	40—140 60—630 2 500	0.07—0.25 0.2—2 0.003	200—750 266—500 240	200 — 50—70

（2）光纤及计算机局域网技术已经成熟。

（3）图像处理高速硬件已经出现。

（4）图像数据库已趋成熟。

（5）高分辨力监视器业已问世。

以上诸点为PACS的形成提供了物质条件。

二、 PACS 系统的组成

一般的PACS系统分下列几部分：

1.数据库及通信网络

数据库用来管理、存储图像数据，一般分为长期存储与短期存储两种。

(1) 短期存储。作在线存档，用来快速检索在检病人的图像文件。为此常用磁盘（固定），它的存取时间短（见表2），约在$8\sim50$ ms之间，视表面的相对位置而定。数据平均转移速度为2.4 MB/S，吞吐量为$500\sim1\,400$ KB/S。误码率小，为$10^{-9}\sim10^{-10}$，但价格较贵，为\$5$\sim$\$10/MB。

(2) 长期存储。目前概用光盘。光盘的优点是：① 无机械读写头，也就没有头一盘相碰，损坏存储器的危险；② 存储密度大，价廉。但光盘有缺点：① 误码率大，为$10^{-6}\sim10^{-5}$；② 平均存取速度慢：$100\sim700$ ms。特别是为了消除误码率，需采取一些措施，更减低了存取速度。但这一缺点对长期存储并无大碍。光盘的另一优点是可以自动换盘，现已制成自动唱机式光盘盒（jukebox）。将$16\sim200$张盘片叠装在一块，每$5\sim20$秒自动换一片。每片最多可存6.8 Gbytes的图像数据，相当于13 000幅CT图像，即每盒juhebox可容纳一台GE9800 $1\sim3$年的图像数据。

中央数据库系统有一通用计算机，配有内存、磁带机、磁盘、各类接口、光盘等外设。

通讯网络，如距离较短，在数公里以内，可用以太网或星形网。星形网的缺点是：一旦中央节点发生故障，整个网络就呈瘫痪状态，但星形网没有总线竞争、传输延迟等缺点。数据传输在短距离内都用光束传送，它频带宽、速度高。

2.成像及输入装置

一般成像装置包括CT、MRI、超声成像仪、激光胶片扫描装置等。这些装置可通过数据采集节点与中央节点相联。

3.工作站

工作站包括增强显示工作站、结果观察工作站等。它们可有图像处理或三维显示功能。

三、 远程放射学（Teleradiology）系统

远程放射学系统是PACS系统在空间的延伸，可包含在PACS系统内，也可自成系统。它的特点是，通讯距离较长，在十几公里以上，甚至可达几千公里。通信手段需借用电话专线或其他手段包括微波及卫星系统。远程放射学的目的是将缺乏放射科医生的远地诊所中采得的医学图像发送到拥有高级放射科医生的城市，提高对疾病的诊断率，特别是遇到疑难病症可利用城市高级放射科医生集中的条件进行会诊。

四、 PACS 及 Teleradiology 系统举例

附图为乔治敦大学供试验用的PACS系统。通讯网采用星形结构。DMS为中央数据管理系统，它包括：① 基于Motorala 68010的通用计算机；② 12.5 Mbytes内存；③ 容量为3.3 GB的磁盘（待扩充到8.5 GB），作为短期存储用；④ 网络通讯模块NCM。它是星形网络的核心。NCM可支持11个外围节点。这些节点各有一智能处理器——通信控制器，用来管理DMS与各节点间的双向数据流。NCM允许使用4种不同型式的网络通信接口，包括40 Mbps（兆比特/秒）光纤与1.5 Mbps的T-1线等。

光盘盒Jukebox装有89片光盘，每片容量为2 Gbytes。这一光盘盒用作长期存储。

AM为数据采集节点，它一方面通过平行接口或视频接口与各成像装置和胶片扫描器等相联，用来采集图像，另一方面通过高速光纤接至中央接点。每一AM最多可支持5个成像装置，每个装置有一数据输入终端，用来输入和观察病人信息。AM也含有一基于68010的计算机。其内存为8.5 Mbytes，配有360 Mbytes温盘，并能支持7个RS-232C、9.6 Kbps异步I/O设备。系统中有2个AM，共支持一台MRI（西门子）、二台GECT和三台超声成像仪。一台菲利浦的数字放射摄影装置PCR由一单独的AM支持，因为它的数据量大（PCR产生的图像具有$2\,000 \times 25\,000 \times$

10 bits数据量)。LFD为激光胶片扫描器，可用来扫描胸片，每张胸片产生2 000×2 500×12 bits的数据量。

附图的右边部分为工作站群。该系统的工作站分三类：① 加强显示工作站（EDW），各EDW 配置4个、2个或1个CRT。每一EDW具有360 MB存储容量。② 结果观察站RVS，它由 PC 机支持，各RVS由以太网相连。③ 专用工作站如SUN、PIXEL或PIXAR。工作站可处理2K×2K×12 bits图像数据，但CRT只能显示1K×1.2K×8 bits。

附图中虚线框内为另一成像中心（Montgomery成像中心），备有CT、MRI 等成像装置。该中心与DMS相距13英里，通过T-1线把两者联系起来。T-1的传输能力为1.5 Mbps。这一部分实际上是远程放射学系统的远地节点。

乔治敦大学的PACS系统是目前世界上最大的诊断网络系统。一般的PACS系统其支持的成像装置及工作站可比它少得多。

五、结束语

PACS 系统在国内刚刚开始研究，但远程放射学系统在国内尚未受到重视。笔者曾与一些国内外专家，包括著名CT专家、加拿大的 R. Gordon 教授讨论，认为就我国国情而言，发展远程放射学应提到议事日程。我国农村人口占80% 以上，特别是边远地区经济、文化比较落后，医疗卫生设施也不够发达，更缺乏大量有经验的放射科医生。因此，常常贻误病情，直接或间接地造成发病率、死亡率增加。调查表明，我国城市婴儿的发病率与死亡率同发达国家相比不相上下。而我国农村儿童的发病率与死亡率则同世界上最落后的国家差不多。其后果是在客观上造成农村及边远地区居民忽视甚至违反计划生育的国策。如能建立远程放射学系统，借助适合国情的通信手段，将边远地区诊断的放射图像传送至几个大城市，由有经验的放射科医生诊断，必将造福于广大边远地区的居民。至于何种通信手段为宜？一种见解认为我国电话线路不够发达，但通讯卫星已经工作，因此利用卫星传播是一种合乎国情的手段，这样成本反而低廉，实现也较容易。

　　远程放射学的研究在国外已进行多年，也召开过多次国际学术讨论会。值得一提的是：加拿大、澳大利亚的科学家十分重视这一研究。这是由于加、澳农村地域广大，情况与中国相似，当然我国理应比它们更为迫切。若此系统果能首先在我国实现，其技术、成果转化为设备、系统，输出至其他亚、非地区和国家，自可造福更多人民，在经济上也必有相当收益。

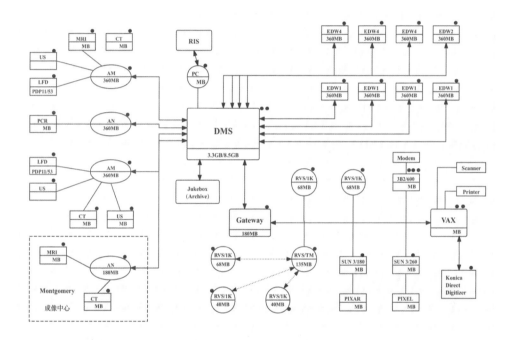

图1　乔治敦大学的 PACS 系统

（本文原载于《CT理论与应用研究》1991年第2期）

医用 X 射线技术发展综述（一）

——为纪念伦琴发现 X 射线一百周年而作

庄天戈

今年是德国实验物理学家威廉·康拉德·伦琴（Wilhelm Conrad Roentgen）发现 X 射线 100 周年，也是伦琴诞生 150 周年。

X 射线的发现对廿世纪的物理学，放射诊断学乃至工程技术的发展起着极大的带动和指导作用，影响之深远，意义之伟大无可估量。正缘于此，世界各国医学界早在 2 年前就着手筹备"百年"纪念活动，目前正以各种形式隆重展开。本文将就 X 射线技术在放射诊断领域的发展作一回顾，以志纪念。

1 划时代的发现

1895 年 11 月 8 日，伦琴在其维尔茨堡大学实验室中用 Crookes 真空管进行放电实验验证赫芝与勒纳德发表的关于阴极射线穿透力的论述时，发现在暗室中被黑纸板层层挡住的放电管外面镀有铂氰化钡的纸发出明亮的荧光，不管镀层面向放电管还是背向放电管均一样。甚至将镀层远移离管 2 m 左右，也仍有荧光可见。在放电管与镀层间放置不同厚度的纸板、木板、玻璃均不能阻止镀层发出荧光；15 mm 厚的铝片只能使荧光减弱，只有铅玻璃阻挡效果才感明显。若将手放在荧光屏前，可在屏上见到手骨阴影与淡淡的外围组织轮廓。伦琴肯定产生荧光的根源在真空管内，而且在阴极射线轰击真空管玻璃之处。他认为这是一种新的射线，无以名之，姑且称为 X 射线。

实验表明X射线不同于已知的太阳光线，肉眼看不见，却能穿透光线及紫外线透不过的某些物质，而使一些材料发出荧光，还可使照相胶片感光。它以直线行进，无反射折射（当时无法精确测到）；它不同于阴极射线，不为电场、磁场所偏转……一连几个星期伦琴继续做着各种实验，以确认这是一种新的射线。

1895年12月22日伦琴为其夫人摄取了第一张手的X光片，同年12月28日伦琴将7个星期来的研究成果以"关于一种新的射线"为题分16个专题写成报告呈交维尔茨堡物理医学协会会长。该协会认为这是一个重大发现，及时赶印伦琴报告，分送包括法国的亨利·庞加莱在内的世界同行。1896年1月5日在维也纳报头版发表了伦琴发现X射线的消息，世界为之轰动。1896年1月13日德国皇帝威廉一世召见伦琴，并让他作御前讲演。伦琴在皇帝、皇后、皇太后等面前用一个荧光屏表演了X射线透过木板与硬纸盒的情况。1896年1月23日伦琴在维尔茨堡物理医学协会上作了公开演讲，并作了X射线摄影表演。

X射线的发现，得到了医学界与物理学界的迅速认同与积极反响。不少医生马上用于骨折诊断与体内异物探寻。1896年1月26日纽约太阳报头版报道说："在科学发展史上从来没有哪一种伟大发现会得到人们如此快速的认同并被马上付诸实用。在伦琴教授公布其X射线照片后三星期内，欧洲的一些外科医生已成功地将这一发现用于确定人的手、臂、腿内子弹等异物和诊断人体各部位的骨疾。"

1896年2月3日，美国Dartmouth大学医学院G. Frost医生为1月19日在溜冰时摔断腕骨的14岁少年麦卡锡作了美国第一例X射线摄影。2月14日"科学"杂志发表了Frost医生的报道："经过20分钟的辐射，尺骨处的骨折清晰可辨。"

1901年伦琴荣膺第一届诺贝尔物理学奖，自属众望所归，受之无愧。

伦琴发现X射线后，1896年法国科学家贝克勒尔发现了天然放射性，1897年J. J.汤姆逊发现了电子，如此构成了十九世纪末物理学的三大发现。

后两大发现也均与伦琴的发现有关。1896年1月20日庞加莱在一次会议上给与会者看了伦琴寄给他的第一张X射线照片后，他的科学院同事贝克勒尔问他射线是从阴极射线管哪部分发出时，庞说看来是从管子正对着阴极的区域发出来的。这个区域的玻璃都发荧光了。贝克勒尔估计X射线与荧光之间可能存在着一种关系。第二天他即着手进行实验，几星期内这些实验导致了放射性的发现，并与居里夫妇分享了1903年的诺贝尔物理学奖。

J. J.汤姆逊则是利用X射线作为工具来分析研究"气体的导电性质"，最后导致了电子的发现，并获1906年诺贝尔物理学奖。

与此同时，围绕对X射线性质的研究也全面开展。1896年关于这一课题的论文达1 000余篇。1905年C. G.巴克拉教授发现了X射线的特征辐射，并获1917年诺贝尔物理学奖。1912年德国物理学家M. V.劳厄从晶体衍射实验发现X射线是频率极高的电磁波，从而获1914年度诺贝尔物理学奖。继劳厄之后，布拉格父子创造了一种测定X射线波谱的精确方法。此后瑞典科学家K.塞格巴恩应用布拉格的方法确定了各种元素的X线谱，彻底解开了"X射线之谜"。他还成功地用三棱镜演示了X射线的折射，他获得1924年度诺贝尔物理学奖。

X射线通过物质时的散射是一个重要的研究课题。1920年美国物理学家康普顿研究X射线的二次辐射——散射时发现了康普顿效应，并于1923年5月在"物理评论"上发表了"X射线受轻元素散射的量子理论"。这是继伦琴发现X射线后在这一领域取得的又一重大成果，为此后的X射线成像提供了理论指导。1927年康普顿获诺贝尔物理学奖。

如此，经过30多年众多科学家的不懈努力，对X射线的性质及产生机理，终于搞清：

X射线是由高速电子轰击靶材时突然受阻与靶内原子相互作用而产生的。它本质上是电磁波，波长范围约在10^{-2} Å ~ 10^2 Å。

X射线具有反射、折射、干涉、衍射、偏振与量子化等特性，但由于波长短光子能量大，因此X射线还具有普通光线所没有的性质。这些性质为医学所利用，计有：

（1）使许多物质发出荧光，被用作X射线透视及荧光摄影。

（2）引起化学反应，借此利用照相底片作为X射线摄影。

（3）使分子、原子电离，在有机体上可诱发各种生物效应，作为X线的治疗的物理依据。

（4）它对各种物质具有穿透力，穿透力与物质的原子序数有关。同一波长的X射线对原子序数低的物质穿透力强，对原子序数高的物质穿透力弱。这是X射线成像的理论基础。

如同所有物质一样，X射线有质和量两个方面。"硬度"是X射线质的表现，用光子能量hv来描述。h为普朗克常数，v为相应光子的频率。v越大，"硬度"越高，对同一物质的穿透力也就越强。不难理解，X射线管的管电压KV_p越高，被加速的电子速度愈大，动能也愈大，轰击靶面后射出的X射线的光子能量也越大，该光子的频率也就越高。故又以管电压来描述X射线的硬度。

X射线的量用强度I来表示。$I = Nhv$。N为单位时间内通过垂直于射线方向单位面积的光子数，这样，I就是单位时间内通过上述意义下单位面积的光子能量。在一定管电压下，N与管电流mA成正比，因而可用毫安数来描述相应管电压下射线的强度。照相胶片感光的强弱决定于X射线的强度及照射时间之积（辐照度），故I是很重要的参数。

X线管靶的复杂物理过程，使X射线管在同一管电压下发出的X射线不是单一频率（能量）的光子，而是由不同频率（能量）的光子所组成。每种频率v_i的光子具有不同的数目N_i，即相应于不同的强度$I_i = N_i hv_i$，于是构成X射线谱。横轴用光子能量hv_r（Kev）或相应的频率或波长表示，纵轴用X射线的相对强度（或光子数）表示。典型的X射线谱如图1所示，由连续谱与离散谱组成。连续谱反映韧致辐射，它是电子与原子核相互作用，将其能量转化为广谱光子能量形成辐射。离散谱又称标识谱反映靶物质的电子能级特性。它是高速电子与原子内层（如K层）电子作用将后者打出，当外层电

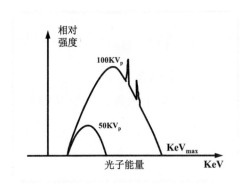

图1 X射线谱

子填补该空位时放出相当于该（K）层结合能的标识射线（离散能量）。X射线谱中有一个能量上限。在固定靶物质下，它决定于管电压KV$_p$。X射线谱的概念在X射线诊断与治疗技术的发展上有极重要的意义，近代双光子骨密度测量技术就是利用这一概念。

2 传统X射线摄影的关键问题一散射及其抑制

影响成像质量的关键是散射，有许多措施可以加以抑制。常用方法如下：

（1）在散射介质（如人体）与检测器间加空气隙，如图2所示。增加气隙意味着散射影响减小，于是图像对比度得以改善。射线源不在无限远，与检测器相距尺寸有限，入射束并非平行细束，气隙增加后，会使半影增加（因射线源有一定尺寸）。

（2）限制X射线照射野尺寸。在X射线源出口处装准直器或锥形遮线筒，以限制入射束的总面积。也就是说在能包含成像区域的前提下，应尽量减少入射线束的照射范围（见图3）。

（3）加滤线栅。另一种散射抑制方法是在人体与检测器间装一散射辐射栅，以吸收散射光子，如图4所示。滤线栅是由G. Bucky于1913年提出的，

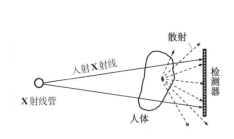

图2 气隙法抑制散射示意

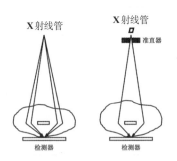

图3 减少X射线照射野以抑制散射影响

旨在尽量让原射束透过而让散射线吸收。图4中各栅条相互平行。若X射线源与滤线栅相距尺寸有限，则部分原射束也被滤线栅吸收，影响效率。此时应改为图5所示聚焦滤线栅。以后又有十字滤线栅出现，可进一步提高对散射的吸收。但不管用平行栅还是聚焦滤线栅，它总在图像上留下滤线栅对原射束的影响—栅线。为克服这一缺点，H. Potter于1920年提出"运动栅"的概念，它令栅运动，使栅线模糊掉。滤线栅的最大缺点是原射束透射效率低（这是由于无法避免的栅条吸收的影响所致）。为克服这一缺点。考莱（Cole）于1921年提出了"扫描狭缝"技术。该法的思想首先由瑞士放射学家泊希（Pasche）在1903年公布；随后德国科学工作者威尔（Wahl）重新发现这一概念；1952年瓦莱泡纳（Vallebona）又一次对这一方法进行了研究。1975年杰非（Jaffe）与韦勃斯特（Webster）使这一方法走向临床应用。

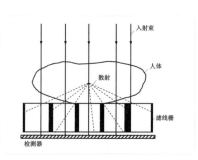

图4　平行滤线栅

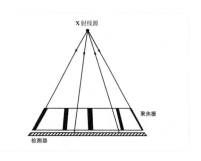

图5　聚焦滤线栅

扫描狭缝的原理如图6所示。"前狭缝"用来使X射线形成一个窄的扇束，而"后狭缝"则抑制大部分的散射，两个狭缝以不同的速度移动，使它们与源保持一直线关系。该法的缺点是需用相对较长的时间才能得到完全曝光，并对X射线管的负载加重。庞斯（Barnes）、勃列查维奇（Brezovich）、维特恩（Witten）于1977年创造了所谓扫描多狭缝组合（SMSA），有多对前后狭缝，因而减少了曝光时间。用SMSA后其散射/原射比较不用滤线栅时降低30倍以上，而较用静止滤线栅降低3～4倍，效果极佳。

图6中的结构与扇束CT机的结构很相似，当然由于后者的检测器是线阵的，进一步减小了散射的影响。

（4）入射X射线频谱最优化法。从光子能量不同对散射的贡献不同这一点考虑，对原子序数低的软组织而言，康普顿效应体现在高能区。另外，研究表明高能区康普顿散射的能量主要集中在入射束前进方向（检测器方向），故散射的危害在高能区特别严重。虽然高能的入射光子在体内遇到的相互作用概率也减小，从而减小一些散射强度，但这也同时降低了原入射图像的对比度。一句话，高能区是散射肆虐之地，不要闯入。当光子能量≤40 Kev时，软组织中的衰减过程主要由光电吸收主宰，散射影响大大减小。从这一点讲，降低管电压是抑制散射的一个措施。其缺点是在人体肥厚部位成像时所用剂量要大，甚至大到不能接受。因此，必须根据散射、剂量、图像对比度、检测器特性、噪声等全面考虑选择最优的光子能量或频谱。

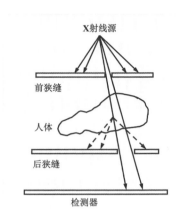

图6　扫描狭缝示意图

（5）倒置结构X射线摄影（Reversed Geometry X-Radiography）

1976年R. D.阿尔伯特（Albert）提出了一种与常规X射线放射摄影的几何结构完全

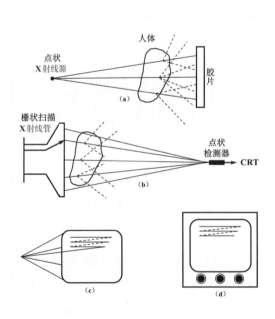

图7 （a）常现X射线放射摄影结构
　　（b）倒置结构X射线放射摄影示意
　　（c）栅长扫描X射线管
　　（d）按相同扫描时序扫描的图像显示屏

相反的成像结构，如图7（b）如示。可见与常规放射摄影的结构图7（a）不同，平面检测器改成点状检测器，点状X线源改成栅状扫描平面X射线管，被照人体由靠近改成远离检测器。扫描X射线源由高速电子经磁场偏转后极细电子束按时序轰击平板靶面，如图7（c）所示，依次发出X射线细束。点状检测器所检的点状像也按相同扫描时序显示在CRT上，如图7（d）。由于所用的检测器为点状，且人体远离检测器，因此散射影响减至最小，大大提高了对比灵敏度。该结构首先用于工业无损检测，1994年R. Wojcik和S. Majewski将之应用于医学成像。美国Digiray公司已制成商品，空间分辨力可达161 p/mm（影像增强管为41 p/mm）；对比灵敏度为0.2%（胶片为0.5%，影像增强器为2%）。利用铅聚焦栅100 Kev的X射线能量，1 mA时测得的剂量为＜2 0mR/sec，典型的获取时间为（分辨力为256线）1/16秒，分辨力为2 048线时8秒。利用这一系统可在几秒内同时得到不同视角下的图像（同时利用多个点状检测器），进行体积重建，获得三维数据（见图8）。

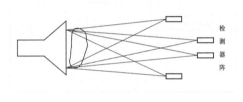

图8　多检测器倒置结构

（本文原载于《中国医疗器械杂志》1995年第19卷第5期）

医用 X 射线技术发展综述（二）

——为纪念伦琴发现 X 射线一百周年而作

庄天戈

3　传统 X 射线成像系统的缺点及克服办法 [7, 11]

传统 X 射线成像系统经历了近百年的临床应用与实践，暴露了若干缺点，主要有：

（1）密度分辨力低。

不能区分软组织的细节。一般说来，传统的 X 射线装置只能区别密度差别大的脏器，例如充气的肺。对肝、胰等软组织内部的差异无法鉴别。某些脏器只能借助于不透 X 射线的造影剂才能显示。究其原因，对于 X 射线摄影来说是由于胶片的动态范围不大，对于 X 射线荧光透视方法来说是由于肉眼在低亮度下分辨性能降低所致。

（2）X 射线荧光透视图像质量差且需暗室操作。

荧光透视可观察瞬时和动态图像，但它的亮度太低，因为 mA 数不能太大，以防剂量过大。如要亮度达到一定水平必须将 mA 数调至 1 400 ～ 1 600 mA，显然不切实际。传统荧光透视对比度一般较差，由于要照顾亮度，管电压 KVp 不能太低，这样散射严重，对比度自然不好。由于亮度太低，分辨力随之变坏。此外，观察还得在暗室内进行。

为了克服这一缺点，1952 年发明了影像增强管，X 射线先经荧光材料变成光能，再在光电阴极上将光能变换为电子，然后将电子倍增电能，最后在输出屏上将电子的能量还原为光能。这样影像的亮度可增至普通荧光屏的5 000倍，而X射线剂量在同样图像质量时降低到原来的十分之一。

借助于光导摄像管，将影像增强管输出的影像转换到电视屏幕上，形成X射线电视系统，变暗室透视为明室透视。

（3）影像重叠。

X射线成像是将三维景物显示在二维的胶片上或荧光屏上，深度方向上的信息重叠在一起，引起混淆。

为了克服这一缺点，最早的解决办法是借用所谓"X射线体层摄影术"，工程界则称为"经典断层成像术"。它的基本原理于1921年由波凯奇阐明。1936年B. И.费沃克基斯托夫详细说明了该法的数学关系。1939年我国谢志光教授首先在国内自制体层摄影装置，并应用于临床实践。

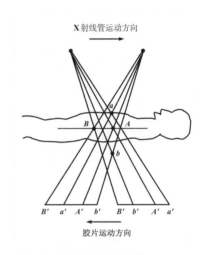

图1　经典纵轴直线断层成像

病人位于点状X射线源与胶片之间。X射线源的运动限制在某一平面内，胶片的运动限制在另一平面内，两个平面互相平行。源与胶片作相反方向运动，它们的运动速度应保证从源到胶尺上某点A'所作的直线始终通过空间中的某固定点A。A点所在的平面称支平面，它就是感兴趣的断层。该平面与源所在平面以及胶片所在平面平行。自然支平面上的其他点，如B点也都像A点一样在曝光过程中始终与胶片上的B'点和点源保持在一直线上。这样，在曝光期间支平面上各点在胶片上的像都得到加强而清晰成像。相反，支平面上方的a点或下方b点的像在曝光过程中在胶片上的位置是游移不定的，因而成像模糊，这叫"运动模糊"，它相当于背景噪声叠加于断层图像之上。

将上述原理略加延伸可借一次曝光获得多个断层的图像（通常可摄取3～10层）。参看图2。把几张胶片分开放置在病人的下方，胶片之间无相对运动。整个装置以B点为支点，ABC保持共线，C点为胶片暗盒上的某点，A为源所在点。胶片中第一张为I_1，依次有I_2，I_3，$\cdots$，I_n，相应的支平面应为F_1，F_2，F_3，$\cdots$，F_n。当源移至A'时，整组胶片的整体位移是$r_0' = \left(\dfrac{S_{20}}{S_{10}} \right) r_0$物体中的$P_1$点其影像位于$I_1$中，位移了$r_0''$。在整个曝光过程中，$P_1$的影像将始终落在图像平面$I_1$中的同一点。对图像平面$I_n$，它与$C$点相距$D_n$，其支平面$F_n$与$B$点相距$d_n$由几何关系不难看出：

$$d_n = \frac{S_{10}}{S_{10} + S_{20}} D_n \tag{1}$$

这个方法的主要缺点是要求每张胶片对X射线的光子相对地透明，以便使所有胶片都受到有效曝光，这时胶片的效率必然不高，为此要加大剂量。

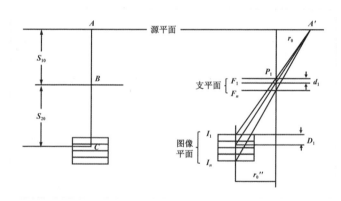

图2　一次曝光多个断层图像方法

经典断层成像系统除纵轴断层成像外，还有横轴断层成像。运动轨迹除直线外，尚有圆、椭圆、内摆线等。

经典断层成像术可部分地克服深度方向上、聚焦平面以外各层图像引起的重叠干扰。这里强调"部分地克服"，是因为运动模糊还未对聚焦断层的图像形成背景干扰。

要彻底解决影像重叠的缺点最终还得靠计算机断层成像术——CT。CT还可解决密度分辨力低的缺点。

(4) 胶片存储、检索困难。

传统X射线图像都记录在感光胶片上，然后装袋存档，作一定时间的保存，供借用。借还既费时间又费人力，且容易乱架与丢失，另外，一张胶片一人借用，不能多人共享。

解决这一问题的出路在于数字化。一种办法是将胶片通过激光扫描数字化仪变成数字图像，存于计算机的海量存储器中，另一种办法是发展数字放射摄影（digital radiography）。

4 对传统 X 射线成像法的挑战之一——数字放射摄影的崛起 [4, 10]

不同于传统的放射摄影，数字放射摄影的成像模式如图3所示。图中图像获取模块的具体内容依检测器的类型而定，可以是带有影像增强管的常规X射线电视系统，此时就称为数字透视（digital fluoroscopy）；或是点状检测器如NaI加光电倍增管，或为二极管线阵。这二种均称为数字扫描投影放射摄影（digital scanned projection radiography）；也可以是成像板，这时就成为"计算放射摄影"（computed radiography），简称CR。

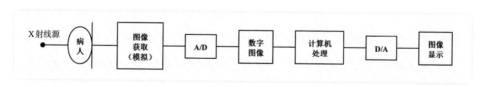

图3　数字放射摄影框图

数字放射摄影的发展一方面由于传统放射摄影有许多缺点需要克服，并为了适应图像存档及通信系统（PACS）的发展；另一方面由于计算技术的发展，微电子器件进步以及数字图像处理技术的成熟。70年代海珍（H·itzen）、弗罗斯特（Frost）、霍恩（Hohne）等率先发表有关数字放射摄影的研究成果。其最早的应用当推数字减影（DSA）。

数字透视是最易实现的数字放射成像模式，但其缺点是影像增强管要损失5%的对比度，还由于光在输入与输出屏上的扩散而引入模糊，故人们一直致力于寻求替代的手段。成像板是一种很好的解决方案。成像板由光可激发荧光物制成，投射在板上的放射束激发荧光物产生潜影，当将后者用紫外线照射后即发光。这种现象称为"光可激发致光"（photostimulable luminescence）。接着用光检测器将光检得，并将它转变为输出电压，再经过放大和数字化以后输入计算机。成像板的空间分辨力与对比度分辨力均较影像增强管模式为优，所需剂量也小，且数据获取速度快。但成像板的致命弱点是受散射困扰，且价格较贵。

数字放射摄影的另一个极端模式是点扫描。这时散射影响减至极小，价格也便宜，但扫描速度太慢，曝光过程中病人的运动将导致图像模糊与失真，常用于对骨骼等静止结构的成像，如第一代双光子骨密度仪中即采用这一模式。

一个折中的模式是利用线阵检测器扫描。可兼顾散射抑制，扫描时间降低等要求。匹兹堡大学诊断放射系的D.沙新（Sashin）等在80年代初即致力于二极管线阵数字放射摄影的研究。我国西安交通大学蒋大宗教授结合国情，在数字放射摄影的研究中取得了不少成果。

D.沙新的系统框图如图4所示，所用检测器为$Gd_4O_2SO_4$：Tb闪烁条，再与发光二极管阵偶合。全部图像为2 352×2 000 pixels，采集时间仅1.6秒，原始图像经过后处理。在用于胸部检查时，可检出极小的钙化点。

必须指出，数字放射摄影仅是对传统放射摄影的一个补充，其最大优点是可以充分发挥计算机的优势，对图像进行处理，特别是利用开窗技术显示所需的灰度层次；可用来作定量分析，计算脏器的面积、体积；可加强感兴趣部位如进行勾边、分割等；可对图像进行存储、传输、共享，且便于检

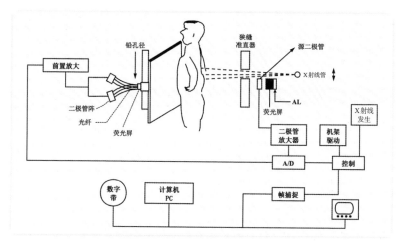

图4 匹兹堡大学的二极管阵扫描数字放射摄影系统

索等。但数字放射摄影仍无法根本代替有胶片的传统放射摄影。胶片图像是致密的，在成像平面上的信息尽收其中，数字图像在空间上是离散的，量化时不可避免丢失信息，目前显示器也未达到无限空间分辨力的水平。这也是PACS技术经历了近20年的研究而未能普遍推广的根本原因。但前途是光明的，数字化仍是方向。

5 对传统X射线成像法挑战之二——计算机断层成像术（CT）的发明[6, 7]

要根本解决传统放射成像的缺点，特别是解决影像重叠问题与密度分辨力低的问题，得求助于计算机断层成像术——CT。

CT的发明是本世纪放射成像领域一项划时代的革命，其意义足与伦琴发现X射线相媲美。

CT的思想要追溯到1917年奥地利数学家雷顿（Radon）的贡献。他证明了下述

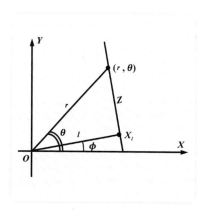

图5 式（2）～（5）所用坐标系统

定理：

若已知某函数 $\bar{f}(x, y) = f(r, \theta)$ 沿直线 Z 的线积分为

$$p = \int_{-\infty}^{\infty} \bar{f}(x, y)\,\mathrm{d}z = \int_{-\infty}^{\infty} f(r, \theta)\,\mathrm{d}z$$

$$= \int_{-\infty}^{\infty} f\left(\sqrt{l^2 + z^2},\ \phi + \tan^{-1}\frac{z}{l}\right)\mathrm{d}z \tag{2}$$

则

$$f(r, \theta) = \frac{1}{2\pi^2}\int_0^\pi \int_{-\infty}^{\infty} \frac{1}{r\cos(\theta - \phi) - l}\ \frac{\partial p}{\partial l}\mathrm{d}l\mathrm{d}\phi \tag{3}$$

各符合意义见图 5-14。式（2）称为 Radon 变换，而式（3）称为 Radon 反变换。式（2）实际上是射线投影，式（3）则是根据投影 p 重建图像 $f(r, \theta)$。可惜此公式在发表后 50 年，直至 20 世纪 70 年代初才被发现，其时 CT 已发明。如令 $x_r = r\cos(\theta - \phi)$，式（3）可改写为

$$f(r, \theta) = \frac{1}{2\pi^2}\int_0^\pi \mathrm{d}\phi \int_{-\infty}^{\infty} \frac{\partial p(l, \phi)}{\partial l}\ \frac{1}{x_r - l}\mathrm{d}l$$

$$= \frac{1}{2\pi}\int_\theta^\pi \left[\frac{\partial p}{\partial x_r}\ \frac{1}{\pi x_r}\right]\mathrm{d}\phi$$

$$= \frac{1}{2\pi}\int_0^\pi p\ \frac{\mathrm{d}}{\mathrm{d}x_r}\left(\frac{1}{\pi x_r}\right)\mathrm{d}\phi$$

$$= \frac{1}{2\pi}\int_0^\pi p h(x_r)\,\mathrm{d}\phi \tag{4}$$

式中：

$$h(x_r) = \frac{\mathrm{d}}{\mathrm{d}x_r}\left(\frac{1}{\pi x_r}\right)$$

$$= \begin{cases} -\dfrac{1}{2\pi^2 x_r^2}, & x \neq 0 \\ h(0), & x_r = 0 \end{cases} \tag{5}$$

式（3）不易实现，而式（4）有明确的物理意义可以实现。若 $\bar{f}(x, y) = f(r, \theta) = \mu(x, y)$，$\mu$ 为人体线性衰减系数，则按 Beer 定律得：

$$I = I_0 \mathrm{e}^{-\int \mu \mathrm{d}x}$$

$$p = \int \mu \mathrm{d}x = \ln \frac{I_0}{I} \tag{6}$$

I_0为X射线源发出的X射线强度，I为经过介质衰减后接收到的射线强度。我们可以采集足够多的p (x_r, ϕ)，在每一ϕ下通过一个冲激函数（点扩展函数）为h (x_r)的滤波器滤波后，得滤波后的投影$\tilde{p}(\phi) = ph(x_r)$，再将不同$\phi$下的投影在$(r, \theta)$点相加（积分），即得重建后的图像。这就是俗称的滤波反投影重建算法，是现代CT中通用的算法。

在将CT的思想（投影图像重建）应用于医学以前，1965年布雷斯韦（Bracewell）就已独立地用于重建太阳的活动图。

最初把投影图像重建术应用于医学领域的是奥顿道夫（Oldendorf）。他在1961年研制了用伽玛射线（源为^{131}I）进行透射型成像的初级装置。科尔（KuhI）与爱德华（Edwards）在1963年独立地研制成了发射型成像装置。这些装置均用类似于反投影的算法进行图像重建，但所得图像不够清晰。

由于20世纪70年代以前尚未发现Radon的论文，当代投影图像精确重建的数学方法分别由布雷斯韦与考马克（Cormack）分别于1956年、1967年及1963年确立的。考马克是1957年起在南非开普敦大学为了解决放射治疗计划中剂量的正确分布而研究这个问题的。

第一台临床用的CT装置于1967至1970年间由英国EMI公司的工程师豪斯菲特（Hounsfield）研制成功，并于1971年9月正式安装在伦敦的Atkinson-Morley医院。1972年利用第一台CT首次为一名妇女诊断出脑部的囊肿，并取得了世界上第一张CT照片。同年，豪斯菲特与医生阿姆勃劳斯（Ambrose）在英国放射学会上发表了第一篇CT论文。

CT的问世在放射学界引起了爆炸性的轰动，被认为是继伦琴发现X射线后，科学界对人类又一划时代的贡献。1979年诺贝尔生理与医学奖破例地授予两位没有专门医学经历的科学家：Godfrey N. Hounsfield与Allan Macleod Cormack。从此放射诊断学进入了CT时代。CT装置很快推广，并在短期内获得极大发展。1973年美国Mayo Clinic和麻省总医院即相继安装了颅脑CT。1974年美国制成第一代全身CT。1983年我国研制成了第一台颅脑CT扫描装置；1985年国产第二代CT研制成功；1990年国产第三代CT通过鉴定。

自第一台CT问世以来，X-CT已从第一代发展至第五代，扫描时间从5 min缩短至33 ms（超高速CT），空间分辨力也达到1 mm以下，密度分辨力达到水的吸收系数的5%。1983年11月加州大学旧金山分校研制成了动画CT C-100，扫描速度比一般X-CT快30倍以上。关键是采用扫描电子束X射线管，球管的阳极与阴极分离，电子束由相当于阴极的电子枪发射，并沿X射线管的轴线加速与聚焦，一组偏转线圈将电子束引至在210°弧面上分布的阳极靶面，依序发射X射线，准直器保证发射的X射线呈30°的扇束。由于不用机械旋转扫描使每层数据采集时间仅化33 ms至100 ms，扫描速率每秒可达24层。这样就诞生了第五代CT，又叫超高速CT（UFCT）。超高速CT可以跟上血液在器官和组织中的流动，可对心脏作动态检查。

除了上述各代CT外，在临床常用的还有螺旋扫描CT。这种形式的CT其X射线管不停地作圆周运动，发出脉冲X射线作圆周扫描，而CT床则在X射线作圆周扫描的同时做轴向移动，可以得到无间隙的螺旋状数据，极宜作三维重建，显示立体结构。

尚有一些CT型式，仅作研究之用，尚未推广到临床，如Mayo Clinic从1973年起着手研制至1982年完成的动态空间图像重建装置DSR，可在10 ms内获得240个平行断层（层厚1 mm）的28个投影角下的投影数据，或在60 ms内获得112个投影角下的投影数据。这些数据反映在荧光屏上再由电视扫描装置按60场／秒摄取。舒张期心脏在60 ms之内其位移不到1 mm，因此在一次心跳期内可获得舒张阶段心脏的图像。但因造价昂贵，DSR未能普及。

GE公司在九十年代初推出锥形束扫描的体积CT，在360°内采集一系列二维投影，再直接重建成三维图像，数据采集时间为5秒，重建时间需5分钟。目前有一台这种CT安装在法国1NSA医院内。由于直接三维重建尚有一些理论问题与具体问题需要解决，故这种形式的体积CT尚未推广。

6　结束语

X射线的发现对放射诊断学的影响不是我们这一篇短文所能全面概括的。限于篇幅尚有不少方面没有涉及或没有展开：如X射线谱的利用，特别是双能量技术。它在数字减影和双光子骨密度测量等方面均有富有成效的应用，并可望结合数字放射摄影进行。关于倒置结构的新型成像模式也极富挑战性，如能将它结合体积CT研究，其前景也是诱人的。

纪念伦琴射线的发现，缅怀伦琴对放射成像作出的开创性贡献，也钦佩他高尚的道德风格。他说："X射线是全人类的东西，不是私产"。他将全部成果无代价无保留地贡献给了人类。是的，伦琴也属于全人类!

参考文献：

［1］［日］山本大二郎著，文都苏译.伦琴传.陕西科技出版社，1982.

［2］埃米里奥·塞格雷著，夏孝勇等译.从X射线到夸克——近代物理学家和他们的发现.上海科技文献出版社，1984.

［3］吴芝兰，等.诺贝尔物理奖获得者，福建教育出版社，1983.

［4］Seeram, Euclid. X-ray imaging. Charles C Tho-mas Publisher, 1985.

［5］H. H. Barrett等著，庄天戈等译.放射成像.科学出版社，1988.

［6］Perry Sprawls等著，黄诒焯主译.医学成像的物理原理.高等教育出版社，1993.

［7］庄天戈.CT原理与算法.上海交通大学出版社，1992.

［8］R. Wojeik, cte. Medical Imaging With Reverse Geometry X-Radiography. SPIE Vol.2163 Phy-sics of Medical Imaging 1994:

73-83

［9］P，N．T.威尔斯主编，周礼呆等译.医学成像的科学基础.科学出版社，1986.

［10］Donald Sashin, cte. Reduced Dose and Impro-ved Image Quality with a Computerized Line-sean Radiography System. IEEE T. Med. Imaging 12(2): 380-383, 1993.

［11］王颂章，等.X线体层摄影术.湖北人民出版社，1981.

（本文原载于《中国医疗器械杂志》1995年第19卷第6期）

世纪之交谈"成像"

庄天戈

20世纪的最后一本日历已经启封、21世纪的脚步声已隐约可闻，在这新老世纪的"接口"处，让我们对医学成像作一回顾与前瞻。

媒体报道：人类期望寿命已从1900年的50岁左右，提高到现在的70～80岁。这二十多年的寿命增幅，医疗技术的进步包括医学成像技术的发展自属功不可没。可以说，整个20世纪记录了医学成像系统从孕育、成长到发展的全过程。需要指出的是，每一新的医学成像概念的形成都是以物理学的新发现为前提的：

1895年伦琴X射线的发现导致了X射线成像技术的问世。

1896年贝克勒尔发现铀的放射性质以及随后居里夫妇发现镭与钋这两种新放射性元素为核医学成像奠定了基础。

1917年朗之万发射超声成功才有今日B超成像的辉煌。

1946年布洛赫与伯塞尔核磁共振现象的发现孕育了磁共振成像装置的诞生。

每一种成像技术的发展、完善与实用化（产业化）都与工程技术特别是信息技术、微电子技术以及计算技术的发展密切相关。在这一空间中，与工程技术相关的科学工作者（包括数学）大有用武之地。Hounsfield发明CT就是工程技术人员应用计算机技术与信息技术开创一代新型成像系统的典范。在新的世纪中我们应关注物理学的每一成就，充分利用工程技术的发展成果，开创新的医学成像系统并将现有医学成像技术推向新的高度。

沿着20世纪医学成像发展的轨迹，让我们预测21世纪医学成像技术的前景：

（1）X射线成像领域。人们将充分应用平板薄膜晶体管（TFT）技术（有源阵列）制成"高分辨力实时成像板"，使X射线摄影彻底实现无胶片化。正在开发的有两种类型：间接型与直接型。所谓间接型是指入射X射线先与CsI：T1荧光屏作用变为荧光，然后通过有源阵列检测并输出电信号。有源阵列中对应于每一像素有一非晶硅（$a\text{-}Si$）光敏二极管（用来将光转换为电荷沉积）及非晶硅薄膜晶体管开关，通过电子线路将开关选通，快速读出。直接型则是让入射射线通过非晶硒（$a\text{-}Se$）层（而非荧光屏）直接转换成电荷沉积，由薄膜晶体管开关经由电子线路选通读出。它的原理与干板静电摄影相似，只是借助于有源阵列读出而不像干板静电摄影那样靠带电粉粒显影，从而达到瞬时输出。间接型的缺点是结构性CsI的制造工艺较直接型的非晶硒均匀层的制造工艺复杂，且需要光敏二极管。直接型的缺点是要外加数千伏高压，对薄膜晶体管开关形成极大威胁，必须在结构工艺上采取措施。目前间接型已制成1536×1920像素阵，像素节距为127 μm，成像尺寸为19.5 cm×24.4 cm，预计到21世纪初可得$28×10^{6}$像素阵、像素节距为50 μm，成像尺寸达30 cm×40 cm，可用于乳腺检查。由于静电X射线图像转换器的优良特性，可使直接型的分辨力及整体质量高于间接型，可以满怀信心地预测在21世纪初必将有高性能的实时成像板问世。加上HDTV及相应的高分辨力显示器的普及，届时CR将退出历史舞台，影像增强器将送入博物馆，X射线胶片可被彻底革除；直接三维成像系统（体CT）也会随之推出；全数字化放射成像时代真正到来；PACS将成为21世纪医院的常规系统。这将会是放射医学的一次革命性变化，多诱人的前景！

（2）磁共振成像领域。近20年来发展极快。脑影像的分辨力在常规扫描时间下，提高了数千倍，在显微成像中、分辨力达50 μm ～ 10 μm。今后还将有大幅度提高。

动态成像或实时成像包括功能成像仍是未来世纪的研究方向。其可能应用首先是血流成像。利用"飞行时间"效应或"相位对比度"以生成造影图，用以测量血流速度的空间分布、大小及方向。工作时先施一种极性的血流编码梯度脉冲，再施相反极性的血流编码梯度脉冲，分别获取数据后经处理求得。借此还可测得药物干预对血管壁顺应性的影响。在三维空间中快速测量瞬时血流速度，将是21世纪的研究课题。动态成像的另一个应用是"扩散成像"。用NMR研究分子扩散，始于本世纪五十年代。近年发现分子扩散系数可敏感地表征中风等病理过程，由此为诊断中风损伤程度提供了一种新手段。扩散系数的测量是基于在磁场梯度作用下自旋的不可逆相移。重要的是由于扩散与温度有关，据此可用较高精度无创地测得体内温度的变化。这在用干预磁共振成像系统监视介入过程中特别有用。这些方面也将是21世纪继续研究的对象。

功能成像是近期磁共振成像最重要的进展。最初由贝尔实验室的Seiji Ogawa提出并由威斯康星医学院、麻省总医院、米尼苏达大学等单位的研究人员用于测定大脑皮层动能，常称为fMRI。其基本原理是：红血球中的脱氧血红蛋白充当了血管内天然的顺磁性造影剂。含脱氧血红蛋白的血管置于磁场中时其周围的磁场发生改变。脱氧血红蛋白浓度越高，磁场影响越大，可借T_2或T_2^*加权图像看出。fMRI的一个成功应用是用外面造影剂或内生的血氧度相关效应（BOLD）描述视觉皮层的活动，必须用快速成像方法，以跟随活动过程。

动态成像在技术方面的研究，集中在两个方面，一是脉冲序列，一是重建算法。两者又有联系。一种重要的快速重建算法是回波平面成像——EPI，可在20～100 ms内采集图像。EPI最初由Mansfield于1977年提出，直至最近才付诸实用，分辨力达2 mm。在EPI中，整个磁共振图像在一次射频脉冲作用下编码。该法在小直径成像系统中容易实现，但如何将它推广为大直径成像系统将是重要的研究课题。由于在EPI梯度线圈中，电流变化极快需研究无力矩、低噪声的适形线圈。此外，为达到成功的fMRI，数据获取系统需高度同步：在整个工作过程中每次采集脉冲与采集起始瞬间时间的配合精度应在±100 ns之内。这些都属挑战性的课题。但EPI不管如何快速，无法跟随成像平面的运动，因而有回波体积成像——EVI。该法由Mansfield于1989年提出，并在1994年获得第一张脑部图像。预期EVI可用于动态三维像，在提高速度的同时，改进分辨力和信噪比SNR是今后的研究方向。

总之，磁共振成像在21世纪中仍将是最为活跃的研究领域。除p，T_1，T_2等成像参数外，新的成像参数的研究也是发展的方向。例如，最近报道的利用"分子间零量子相干"（IZQC）这一参数在功能成像方面可获得更强的对比度，此外，在研究识别分子三维结构等方面磁共振成像也将大有可为，目前已有研究DNA的新型NMR装置问世。

（3）光学CT。这也将是21世纪继续研究的领域。这一领域在20世纪后期开始启动，利用近红外或红外波段的光进行断层成像。有两种主要模式，一种是所谓"先到断层成像"（FAT），它是对先期到达检测器但尚未经受散射的光子进行断层成像，其重建算法与X-CT算法类似。缺点是在给定光脉冲下只有少数光子属先到光子，太少了，可能的应用是用于乳腺检查。另一种模式是"光子迁移成像"（PMI）。它是利用多次散射光子进行成像，可将检测器放在发射源同侧，由于检测到的光子经过的路径不是直线，故测量值不能用沿直线的线积分表示，重建方法不能套用X-CT的方法。特别是，重建模型本质上应是三维的，因为散射不可能局限于平面之内，这样，计算工作量大。PMI算法远非成熟。光学CT的可能医学应用是检测血红蛋白，临床上用于体内出血检测，可用于普查。与X-CT及MRI相比，装置简单，成本低廉、运行安全，但分辨力较低。需指出的是，光学CT只能是其他成像模式的补充而不是代替。它的临床实现还有一段漫长路程要走，这一研究将延伸至21世纪。

医学成像的其他模式如X-CT、SPECT、PET、电阻抗成像、磁性源成像、电性源成像、超声成像都将会在21世纪继续发展，但以笔者所见，最具革命性的、最有发展前途的仍属以X射线实时高分辨成像板为核心的放射成像及具有无穷魅力的MRI。

另外有一个趋势也值得注意，这就是把两种成像模式合在一起，如将X-CT与SPECT集成在同一装置上或将SPECT与磁共振合在一个系统内。随着治疗技术的计算机化，为了准确地确定病灶已有产品将治疗设备与诊断装置融为一体，典型的有GE公司生产的所谓MRT（磁共振治疗系统）。这一系统先对病人进行诊断，同时引导激光或超声手术器械直接作用于病灶而不影响健康组织，这样提高了定位精度并缩短了治疗周期。首台MRT已安装在波士顿妇女医院。

站在世纪之交点，回顾即将逝去的百年，瞻望未来的世纪，完全有理由说医学成像成绩辉煌，医学成像大有可为！

（本文原载于《中国医疗器械杂志》1999年第23卷第1期）

我国PACS十年发展回顾及展望

庄天戈

1　PACS 发展简史

国际上PACS概念的形成以1982年1月17—21日在美国加州New Port Beach召开的第一届PACS国际会议为标志，紧接着1983年5月22—25日在密苏里州的Kansas市召开了第二届PACS国际会议（PACS Ⅱ），这两次会议均由SPIE与IEEE计算机学会联合召开。第三届国际会议（PACS Ⅲ）于1985年2月7—8日在加州的New Port Beach召开（原定1984年7月23—27日在Virginia的Arlington召开）。PACS一词始于1981年夏，由Ohio大学的Judith M. S. Prewitt提出。当时有"Image"与"Picture"之争，最后采用"Picture"。从1982年的第一届PACS会议开始，PACS一词广泛应用。1989年乔治敦大学S. K. Mun曾使用IMACS（image management and communication system）一词，强调了管理。1992年de Valk继1987年提出IDS（integrated diagnostic system）概念之后，出版了一本名为*Integrated Diagnostic Imaging*的书，介绍各国PACS的动态。IDS强调最终用户的重要性，但PACS一词至今已深入人心。Prof. H. K. Huang的两本名著均以此命名。1986—1988年未见召开PACS国际年会的报道。这段时间正好是强调PACS与临床结合之时。1989年以后的PACS国际年会与SPIE Medical Imaging的会议一起于每年的2月在San Diego召开。

国内PACS概念的引入始于1989年。在十多年时间内，我们大致将国内PACS的发展分为下述两个阶段：

（1）1989—1996年，属舆论准备或启蒙阶段，这一阶段的文章均属国外PACS情况的介绍，大部分文章出自高等院校或研究所，也有医院的资深放射科专家的文章。

（2）1996年以后，属实施启动阶段。DICOM 3.0标准在国内得到普及与推广。这一期间不少医院纷纷启动HIS/RIS/PACS工程。不少厂商介入PACS的研制开发。据不完全统计，以不同规模、不同形式启动PACS项目的已有数十家，普及主要省市。

2　国内 PACS 的现状与问题

（1）一些医院设备陈旧，无DICOM接口，采用视频采集或胶片扫描，再转换成DICOM格式输出，图像信息有损失，医生对图像质量不够满意。

（2）一些医院原先无HIS、RIS更无PACS，面临三"S"系统一起上的局面，由于医务人员概念的转变、素质的提高以及医院机构的调整等均有一个过程，故项目周期很长，效果不能突显，形成马拉松。

（3）开发厂商水平参差不一，许多厂商看到PACS属大势所趋，市场诱人，于是不管自己能力如何，纷纷介入。参与国内PACS开发的厂商有几种类型。一类是外国公司如GE等，他们开发成本高，无汉化，对我国国情了解不够。一类是国内公司，他们或曾开发过HIS，或曾是某一设备的供应商，从不同角度切入PACS领域，以此为起点进行宣传，都说能开发PACS。据某软件评测中心反映，一些号称与DICOM兼容的PACS软件其试验数据不能令人信服。

（4）许多医院见到PACS是发展方向，又见不少医院在实施，很想及早加入这一行列，如何启动？苦于无法下手，又见许多厂商蜂拥而至，不乏王婆卖瓜，很怕上当，他们急需咨询与指导。

（5）标准化尚待提高，特别是与PACS有关的HIS，不同厂商各行其是，大都未遵循HL7标准，妨碍了HIS/RIS/PACS整合集成。

（6）国内对PACS研究的深度不够。国际上迄今（至2000年为止）已有3 000多篇有关论文，而国内现有的百余篇论文中，大部分是情况报导。对PACS的各个环节尚缺乏深入的研究，如对标准的研究、临床应用的评测、提高传输速度的研究、提高显示质量的研究等几乎空白。

3　国内 PACS 发展展望

过去的十年是我国PACS从无到有的十年。现在PACS一词在医院中已耳熟能详。医院对PACS已从观望到行动，其中有一部分虽属跟风行为，但也说明大家认识到大势所趋。根据笔者的了解，目前不乏伺机而动的医院，在今后十年内需求将有成十倍的增长：除了在量的方面有增长外，我们有理由相信在质的方面将有飞跃。一个PACS大发展的高潮正在形成。依据为：

（1）过去十年可说国内一些医院吃螃蟹、一些研发人员受锻炼的十年，是大家付学费的时期，经验固然重要，教训与磨炼也是重要的财富。

（2）不少医院设备条件已大为改善，十年前可望而不可及的CR行将在各大中医院普及，DR也指日可待，医院成像设备达到了全面数字化，且几乎都有DICOM输出。

（3）高等院校有一批从事PACS的研究生陆续毕业，这有助于我国PACS开发人员的业务质量与水平的大幅提升。

（4）面临入世的挑战，竞争更加激烈，这无疑将大大促进我国PACS研究、开发水平的提高。

4　几个值得注意的问题

（1）宣传仍然重要，以进一步提高医院领导对PACS的认识水平，须知PACS不仅限于出报告、存图像等功能，而应认识到以其海量的多模图像及数据有助于"知识发现"，有利于"集成诊断"，从而大大提高诊断质量和医疗水平。

（2）企业界尚需提高PACS的研发水平，包括标准化水平以及与医院的合作。要认识开发PACS的过程实际上是与医院磨合的过程，提高售后服务质量，是开发成败的重要一环。

（3）医院对PACS的建设既要有长远规划，又要逐步实施，从Mini-PACS或部分-PACS做起，由点及面，依次推进，不求一步到位。

（4）我国学术界对PACS的研究水平尚需提高，学术界的任务应是对PACS整体及各个环节作深层次的研究，如显示、动态实时传输、安全保密手段的研究以及经济分析等。

我国在SPIE的PACS年会上迄今只有寥寥可数的几篇文章，我们的研究水平与国际水平有较大差距，迎头赶上缩小差距是今后我们奋斗的目标。让我们共同努力.迎接国内PACS发展更辉煌的未来。

（本文原载于《中国医疗器械杂志》2002年26卷第2期）

走近分子成像

庄天戈

　　如果望文生义，"分子成像"似乎就是对"分子""照相"，显示所关心对象的形态结构。但这是不全面的、模糊的说法。它没有指出成像的环境，是"在体"还是"离体"？如果是离体，用光学显微镜以其0.2微米的极限分辨率观察细胞结构绰绰有余；电子显微镜的分辨率更高，达0.14纳米，可把蛋白质等大分子或病毒等分子结构包括双螺旋碱基对0.34纳米的间距，看个一清二楚。我们还有扫描隧道显微镜（STM）和原子力显微镜（AFM）等"尖端武器"，后者可在离体生理条件下实时观察具有纳米分辨率的细胞生命过程包括原子的结构[1]。如果要求在"在体"条件下完成上述对象的微纳米级显微成像，从现有技术水平来讲，几无可能。因此，现阶段所谓的分子成像实际上都遵循哈佛医学院麻省总医院放射系分子成像研究中心的R. Weissleder和U. Mahmood在2001年文章[2]中的叙述去理解："分子成像，广义地可定义为在分子与细胞层次上对活体状态下的生物过程进行定征和测量"。这一定义强调"活体状态（in vivo）"，强调对"生物过程"的定量测量，强调在"分子与细胞层次上"的测量而不强调对分子或细胞本身的测量。显然，这一定义更有现实意义，对成像的环境和测量对象或目的说得十分明确。华盛顿大学（St. Louis, MO）医学院分子生物学和药物学系、马林克劳特放射研究所分子成像中心的Lucker和Piwnica-Worms[3]给出另一个对生物医学工作者说来更完善的定义："利用体外成像检测器在细胞和分子层次上对活体动物、模型系统和人体的生物学过程进行定征和测量"。他们补充了"利用体外成像检测器"，强调了成像，并隐含"无创"。这样，把分子成像的环境、测量对象、手段和目的都作了较完整的描述。同时把分子成像与现在的医学成像手段PET/SPECT、MRI以及超声、光学成像（生物发光、荧光）等紧密联系起来；把进行基因研究的科学工作者与进行成像研究的科学工作者联合起来。

2000年6月第一张基因组测序图的完成，预示着"后基因组"时代的到来。如何把取得的有关基因的成果应用于疾病特别是肿瘤的早期诊断与治疗提到了议事日程。

研究表明：肿瘤是由于细胞基因变化，包括正常基因的过表达、欠表达，或基因突变（产生异常基因产物）所致。这些变化将影响细胞内的某些分子、影响细胞膜或癌细胞的环境。相对于传统的影像诊断，分子成像可探测形成肿瘤基础的分子异常（反映在组织的化学特性改变），而不是这些分子变化后形成的结果：病人的症状（反映在组织的物理形态改变）。分子异常相对于组织物理形态改变，在表现时间上要早很多，可能几个月。如能用成像手段对分子异常引起的化学特性变化检测出来，就可做到早诊断，早治疗。也可以较早确定治疗方案的效果。例如，在治疗乳腺癌时利用核磁共振波谱仪测量胆碱的峰值作为治疗效果的早期指标，而不是直接测量其形状大小。

相对于传统的活检，分子成像的特点在于：

（1）无创检测。癌细胞在试管环境下的表现与活体情况下截然不同。传统的活检，需将癌细胞从体内取出，此时其基因表达的模式改变了，反映的不是肿瘤分子的真实状态。分子成像可在活体常态情况下反映肿瘤分子的真实状态。一旦检测到基因或其产物的变化，可针对性地开发靶向药物，有选择地击中肿瘤细胞，限制肿瘤细胞的发展或杀死它们，同时避开正常细胞，减少传统治疗手段（放疗、化疗）的副作用。

（2）动态采集。传统的活检属于某一时刻的静态检测。而分子成像可获得治疗过程中药物作用的动态数据。此外，癌细胞的表型随时间而变，如果这些变化在治疗过程中发生，它们常常会对注入的药物产生抗拒。因此从分子成像得到的一系列信息可帮助医生确定现行的治疗方案是否仍适用于某一特定的表型。

（3）全面反映。活检只是静态地观察一个点的状态，但癌细胞可在器官内甚至在全身分布。分子成像可以观察较大范围甚至整个脏器各点细胞不同的异常情况。

基于对分子成像的客观需求，2001年4月在NIH下面成立了"The National Institute of Biomedical Imaging and Bioengineering"（国家生物医学成像与生物工程研究院）。它在2002—2003年招标指南中明确地提出，要"研究与开发用于细胞与分子成像的系统与方法"，研究"用于小动物成像的系统与方法"。NIH公布的路线图中将"分子成像"连同"分子文库"一起突出地作为人类基因组计划完成后的重要任务。

2004年11月29日在北美放射学会（RSNA）年会上，PET扫描仪的发明者之一、加州大学分子医学药理系主任迈克尔·菲尔浦斯（Michel Phelps）在一场题为"New Horizon"的报告会上充满信心地说："生物和医疗的世界正在向分子挺进。分子成像已经成为一场科学的盛筵，在它的延长线上交叉着分子医学、生物学、治疗学、诊断学、工程学甚至经济学"。

近年随着分子成像研究的进展，国外一些新的机构纷纷成立，如分子成像研究院（the Institute for Molecular Imaging），分子成像学会（the Academy of Molecular Imaging）；一些新的杂志也如雨后春笋般涌现出来，如 *Molecular Imaging*，*Molecular Imaging and Biology*；一些杂志在原来的杂志名上加上"Molecular Imaging"。如 *European Journal of Nuclear Medicine and Molecular Imaging*，*The Journal of Nuclear Medicine-advancing Molecular Imaging* 等。

*IEEE TMI*和*IEEE EMBS*杂志分别于2004年和2005年出版了分子成像专辑，国内外关于分子成像的专题讨论会也不断推出。

传统的生物医学仪器取得信号的第一个环节是传感器或探测器（probe）。根据被测对象的不同，要用不同的探测器（不同类型或不同参数），将非电信号变成电信号。对于分子成像，其理亦然。第一关也是"探测器"（probe），只是探测对象是分子，因此有所谓"分子探针"（molecular probe）。根据不同的对象（靶），有不同的分子探针，给出的信号是生物信号或化学信号。由于信号非常小，要达到一定的信噪比，是有挑战性的。例如，要直接探测DNA这样的靶点，由于每个细胞中只有2个DNA分子 [2]，要达到一定信噪比，难度极大，即使是mRNA，每个细胞中也只有50～1 000个分子，直接探测也是难题，因此需要采用不同形式的生物放大 [2, 4]，以便有足够的信号强度进入随后的成像环节。而这最后的成像环节，就是医院中用的那些成像系统。

综合起来说，要有效地进行分子成像必须注意如下几点：

（1）明确待成像的靶点，例如某种神经受体（如DA受体，与帕金氏症有关）、某种膜蛋白（如DAT）、某种疾病基因、某种酶的底物、mRNA以及抗原等；

（2）设计分子探针，它应对靶生物分子具有高度的特异性与亲和力，以便识别和确认靶分子。分子探针还应具有合理的药物动力学特性，如有合适的半衰期，以便获得清晰的图像，并能从血液或非特异性组织（非靶组织）中快速清除出去；

（3）合适的载体，运载这些探针克服生物屏障（血管、间质、细胞膜等）进入目的区；

（4）利用化学放大或生物放大方法将信号放大；

（5）灵敏、高速、高分辨率的成像技术（利用、改造现有医院的成像系统）。

上述要点可用图1说明 [2]。

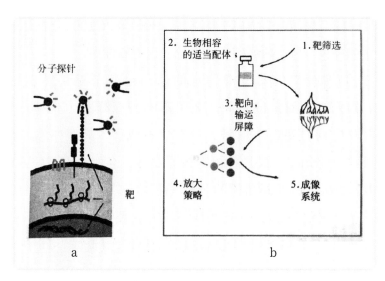

图1 分子成像要点示意[2]：a.靶与分子探针；b.分子成像步骤

3.1 分子探针举例

分子探针（probe）或成像剂，直接靶向所选的靶分子。它可以是受体配体、酶底物、放射性药物等。作用结果使活体中的靶点变成影像。分子探针种类很多，而且正在发展。举若干例子说明。

例1：放射性药物$^{18}F\text{-}FDG$，进入恶性肿瘤的细胞膜后与己糖磷酸激酶磷酸化而成为$^{18}F\text{-}FDG\text{-}6P$，后者不能进一步参与代谢，也不能穿过细胞膜外出，而是停留在细胞内，通过PET等可以使恶性肿瘤显像。

例2：测脑氧代谢速率的探针[4]$H_2^{17}O$

将由^{17}O标记的氧气$^{17}O_2$让被测对象吸入肺中，$^{17}O_2$通过气体交换进入血液，再进入大脑，到达神经元或胶质细胞，在细胞内经过葡萄糖有氧代谢的途径在线粒体内被转化为$^{17}O_2$标记的水$H_2^{17}O$，后者的空间分布与时间变化可由MR化学位移成像检测到。借此可知各种情况下脑氧代谢的速率。

例3：酶底物探针[4]

如要检测金属蛋白酶Cathepsin B，可设计一种相应的底物作为分子探针，后者本身没有荧光，但被Cathepsin B催化分解后能发出强烈的荧光，用光成像仪检测。这种探针只与靶分子作用，有极高的特异性。

3.2 信号放大举例 [4]

这里的放大应是基于化学的或基于生物的放大。常常利用增加靶的浓度、借助于独特的细胞功能（俘获改变的配体）或使探针与靶分子作用后改变其物理行为的能力（如荧光猝发，在磁共振成像中，增加1/T1或1/T2等）等手段完成。下面是若干例子：

例1.亲和素-生物素放大系统（avidin-biotin amplification system）。许多biotin分子可偶合到一个蛋白质上，于是该蛋白质可俘获多个Avidin，靶分子浓度增加，生物放大！

例2.酶/底物系统放大技术。靶是底物，酶催化出顺磁性产物，生成聚合物，其顺磁性比底物的顺磁性强得多，加强磁共振成像信号。化学放大！

例3.酪氨酸酶-黑色素系统在酪氨酸酶的催化下使酪氨酸羟化成二羟基赖氨，即多巴；然后多巴氧化成多巴喹喃，多巴喹喃自动循环，聚合成黑色素。黑色素对铁有高度亲和力，从而增强了MR信号。

Weissleder 在2001年预言 [2]：分子成像的研究将在未来5～15年内对临床产生直接的影响。Cherry [5] 强调："分子成像促使医学成像的重点从现在医院中普遍使用的非特异的诊断成像方式转到针对特定基因和蛋白质的成像方法上来。"

分子成像最后一个环节是成像。现有医院的成像模式有的非常适用于分子成像，有的则否。图2 [6] 是它们的比较。

由于鼠类与人类的基因有相似性，人的许多基因可与鼠的基因对应，鼠模型为人类疾病（癌症、帕金森氏综合征、老年痴呆症）的起源、诊断、治疗提供重要的线索。也就是说分子成像实际上都先在鼠上进行研究。这就是为什么小动物成像成了近年的热门研究课题，有时甚至把分子成像与小动物成像等同起来。值得提醒的是，医院中临床用的CT、MRI、PET、SPECT都有相应的用于小动物的a-CT、a-MRI、a-PET、a-SPECT等产品。

从图2可见：基于核医学的模式与基于光学的模式最有利于进行分子成像，基于X-CT的模式最不适合于分子成像。超声与磁共振介乎其间。下面分别就各种模式在分子成像中的地位，以及它们的发展趋向作一简单叙述。

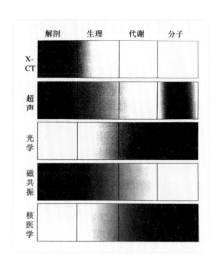

图2　各种成像模式对不同成像目的的优势比较
（灰度愈深，优势愈大）

4.1　PET

由表1可见PET的灵敏度很高，靶受体数量只要10^{-12} mol/L $\sim$ 10^{-11} mol/L就可感知，分子探针的浓度也只需要纳克量级即可。但PET的空间分辨率较差。临床用的PET约为$4 \sim 10$ mm，某些系统甚至只及$8 \sim 12$ mm；小动物PET的分辨率约$1 \sim 2$ mm。这是由许多因素包括正电子湮灭行程决定的。分子成像的需求与技术的进步，促使PET扫描系统以前所未有的速度发展着。像其他成像模式一样，检测器的改进对成像质量有决定性的影响。现在几乎所有PET的检测器均用LSO或LYSO晶体。相对于BGO，新检测器大大提高了PET的时间分辨率和能量分辨率，并有可能在同样的空间内装更多的检测器。在重建算法方面，由于因正则化、衰减校正、随机校正，以及对扫描器模型的过分简化等引入的误差，基于滤波反投影的3D重建算法已基本废弃，代之以基于迭代思想的算法。后者灵活，可以准确地反映扫描器的实际模型、考虑晶体间的散射，也能计及各种不均匀性。迭代算法消除了FBP算法产生的条状伪影，并使信噪比和空间分辨率间有一个更好的兼顾。为进一步提高信噪比，并由于检测器的改进，渡越时间（TOF）算法又重新受到青睐。[7]

本世纪初问世的PET/CT在PET发展史上是一个突破。它的第一个优点是使PET与CT数据自然融合，赋予PET图像以确切的解剖定位，提高检测的特异性与灵敏度；其次，在适当考虑PET的光子能量与CT的X-线能量的差异后，同机的CT可用来校正PET的光子衰减；进而还可以估计它的散射影响，校正部分容积误差。

对PET的挑战主要在于空间分辨率。而影响空间分辨率的因素除了固有的正电子行程（positron range）外，主要有反向伽马射线的共线性、检测器的几何尺寸、结构以及散射等。解决的办法之一是使这些因素的影响尽可能相互抵消，这样有可能使动物PET的空间分辨率在活体测量时达到0.5 mm。

表1　各种成像模式的性能参数（BIO 表示生物发光，FLU 表示荧光）[6]

	CT	超声	光学	磁共振	核医学
空间分辨率	50 ~ 200 μm	50 ~ 500 μm	2 ~ 5 mm	25 ~ 100 μm	1 ~ 2 mm (PET) 0.5 ~ 1 mm (SPECT)
穿透深度	不限	mm—cm	1 ~ 2 mm (BIO) <1 mm (FLU)	不限	不限
灵敏度 (mol/L)			$10^{-15} \sim 10^{-17}$ (BIO) $10^{-9} \sim 10^{-12}$ (FLU)	$10^{-3} \sim 10^{-6}$	$10^{-11} \sim 10^{-12}$ (PET) $10^{-10} \sim 10^{-11}$ (SPECT)
分子探针		微克-毫克	微克-毫克	微克-毫克	纳克

值得提到的是PET/MRI已引起人们注意。上世纪90年代初，Hammer等发现如果在PET扫描器内引入强磁场，可以约束正电子行程，提高空间分辨率。因此包括美国、日本、德国在内的许多研究机构投入了将PET与MRI二系统共体的研究。把PET放在MRI磁体里面，这样允许二者在空间上与时间上同步工作。PET/MRI有许多技术难题，主要是解决PET对MRI

磁场均匀度的影响，以及MRI磁场对PET检测器的影响等。2005年，UC Davis分校已在7T的小动物MRI上构成了PET/MRI，获得了图像。这足以说明PET/MRI共体是可行的[7]。图3是PET/MRI的结构概念图。

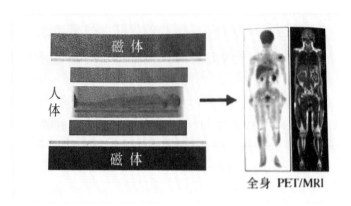

图3　全身PET/MRI结构概念图[7]

4.2　SPECT

单光子发射CT与PET相比其灵敏度差1～2个数量级，但空间分辨率高。从九十年代初开始，为了进一步提高分辨率，采用针孔结构，使信号放大后再到达检测器，特别适用于小动物SPECT，理论上讲空间分辨率可达无限。但有矛盾，此时到达检测器的光子数有所损失；分辨率越高，针孔越小，光子损失越大，重建图像噪声越大，灵敏度也越低。如加平滑滤波去噪，则分辨率下降。解决这一矛盾是研究的课题。方法之一是采用多针孔或一些特殊的针孔布置。图4是荷兰乌特勒支大学医学中心成像科学研究院研制的U-SPECT-I（a-SPECT）的针孔结构[12]。其空间分辨率可达0.5毫米，不必旋转，可静止采集数据。

SPECT/CT已有报道，但仍然是今后研究的一种重要模式。

4.3　MRI

从图2和表1可见MRI在空间分辨率方面相对核医学和光学仪器处于优

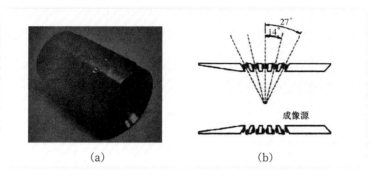

图4 （a）一个75孔的针孔孔径圆筒;（b）结构及工作原理示意[12]

势，但在检测灵敏度方面处于劣势（相对于核医学手段）。要提高检测灵敏度，常采取如下措施：① 提高主磁场强度，例如达到7 ～ 10 Tesla，因为MR信号强度与磁场强度成正比；② 采用微（接收）线圈，因为信噪比与线圈体积的平方根成反比；③ 加大梯度场，以便快速编码，降低分子扩散影响；④ 借助光泵，建立自旋质子不平衡极化状态；⑤ 采用平行成像技术，加强信号幅度。

为了增加特异性和灵敏度，必须设计有效的成像对比剂，作"分子放大"。根据其主要影响是针对T1还是T2，对比剂可分为"正对比剂"和"负对比剂"两种。T1正对比剂如钆Gd（III）是顺磁的，周围水分子受Gd中未配对电子的影响，其T1降低。氧化铁粒子属T2负对比剂。对磁共振来说，对比剂的设计是一个重要课题。例如有一种纳米粒子对比剂，它可以被健康的淋巴结吸收，却无法被产生癌变的淋巴结吸收，这样就可以附着在病变组织上，帮助核磁共振扫描发现分布于淋巴结的微小的肿瘤细胞。

显然，对比剂的设计不是医疗器械工程师的特长，从MRI本身考虑，针对灵敏度的提高还有很多挑战性的工作。这是仪器工作者当仁不让的任务。

4.4 光成像

由表1可见，基于光学的成像手段，在几种成像模式中有最高的灵敏度，牢固地树立了它在分子成像中的地位。仅为1 ～ 2 mm左右的穿透深度（平均散射长度1 mm，吸收长度1 cm。有报道，在某些条件下可达10～15 cm）似乎有些美中不足。但能有此深度，已属不易。通常在分子成像中，仪器工作在近红外（NIR）波段。在这个波段（0.70～0.95 μm）中，吸收系数低，穿透深度得以提高。如工作在可见光范围（0.4～0.7 μm），则其能量全部被物质吸收，穿透深度近于零。

NIR的另一个好处是自发荧光小，这样信噪比高。基于NIR的成像装置不能忽略的优点是成本低廉。

NIR成像分荧光成像和生物发光成像两类。荧光成像需要外加光源如激光，或宽带源结合低通滤波器，光源激发体内的荧光分子发出荧光。如果荧光分子与有关蛋白质分子结合，检测荧光信号就可知道蛋白质的情况。生物发光是利用机体内具有像萤火虫体内那种荧光酶（素），会发出荧光。所有这些光学信号，均由成像装置检测。成像方法大致有两种，一是表面加权反射成像；一是根据光的弥散特性成像。

U. Mahmood等开发出一多道内窥镜[8]，是基于表面加权反射成像的一个例子。该仪器可工作于三个波段。所有白光由一个CCD记录，可以像普通内窥镜那样观察彩色图像；NIR荧光（反映分子或生理信息）由另一路分出，通过光学滤波，又分2个波段，一个反映组织灌注，一个反映独立的分子参数如蛋白酶的活动。该装置的优点是可以把分子信息与解剖信息重叠，可以同时对多个参数成像，这是光学成像相对于其他成像模式的另一个优点。

基于光的弥散特性可形成断层成像。该模式一般工作在NIR波段。上面说过，这一波段中吸收系数小，并远小于散射系数，故前者

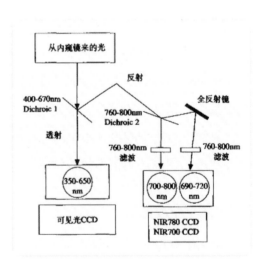

图5　光学内窥镜多路成像系统

可以略去，把输运方程近似为扩散方程，易于处理。但如在可见光波段，吸收系数大，情况就复杂得多。R. Weissleder等在2005年报道了一种新的系统[9]；旨在可见光波段进行扩散断层成像。他们提出用修正扩散系数的办法来考虑吸收系数的影响，求解扩散方程，进行断层成像。但由于吸收衰减大，此法只适用于小动物成像，已取得满意的实验结果。

4.5　超声[10]

从图2可见反映解剖形态是超声的强项。在生理信息的检测和分子成像方面超声也有作为。对生理信息的检测主要是超声多普勒的贡献，但在分子成像领域有其地位，无疑是靶向超声对比剂的作用。这一点似乎与磁共振相似。后者也靠对比剂在分子成像领域占有一席之地。有了对比剂，超声的应用范围可以伸展到微观领域和生物化学检测领域。例如：由于血的回声强度比组织的低2～3个数量级，血管看不见。如用直径为0.1～8 μm的对比剂注入血液，就可以观察血管。又如利用靶向超声对比剂，使一些生物性质活跃的分子附着于对比剂上，对特定的感兴趣区域进行定位。如将配体附着在对比剂的外壳上，利用受体-配体的互作用，将对比剂拴在细胞上，如此可早期诊断疾病，研究药物作用的位置等。

超声对比剂大体上分为三类：微泡（microbubble），微脂粒（liposomal agents），以及全氟碳乳胶纳米粒子（perfluorocarbon emulsion nanoparticle）。

（1）微泡：有芯与外壳。芯是气体，外壳可为白蛋白，磷脂等。微泡的直径为几微米，能进入微循环。由于气体的密度与压缩率与周围组织的有差异，声阻抗不匹配，可形成强烈回波。微泡在超声脉冲作用下，会产生共振，直径几微米的微泡，共振频率为：1～10 MHz。基于共振频率的回波，可形成谐波成像和次谐波成像。根据检测到的微泡回波相位变化、幅度变化和频率变化还可对这种变化进行成像，从中提取信息。另外，声压高，微泡成碎片，可对微泡碎片成像，比较破碎前后的图像，相减得新的信息。

（2）微脂粒：直径小于1 μm，本身不产生回波，设法冻干，破坏脂层，重新水合，俘获气体，产生足够强的回波，容易与抗体或配体结合作为靶向对比剂。

（3）全氟碳乳胶纳米粒子：直径250 nm，大约是微泡的十分之一，用类脂胶封，内放全氟碳液体，抗压、抗机械力；不及微泡的回波大；如沉淀在薄层上，回波将增加。如果用钆作为类脂的壳，可作为MRI的对比剂。这样它可作为多模式成像研究之用。

小动物用a-US（micro-US）系统也已有多处报道。其横向分辨率达到50 μm，纵向分辨率达到20 μm。探头的频率在40 ～ 50 MHz。如何进一步提高分辨率，这对探头的材料与工艺和电子线路均是考验。

4.6　X–CT

由图2可见，列出的几个成像模式中，X–CT在分子成像领域显得最为"无能"。但实际上并非"一无是处"，它是一个很好的配角，如与PET结合成PET/CT，与SPECT结合成SPECT/CT。作为功能信息的解剖定位，非CT莫属。

另一方面，micro-CT发展很快，其空间分辨率已达5 ～ 10 μm。借此获得的小动物三维微解剖信息，可用来确定体内感兴趣的那些分子的积聚位置和所占范围。已有研究利用布拉格衍射光学进行放大的报道[11]，使空间分辨率达到1 μm或亚微米。此时，人们对CT在分子成像中的地位将刮目相看。

下面就X–CT为适应分子成像发展的研究动向作一介绍[11]：

（1）K-边减影。

每一元素均有一个能量依赖的K-线衰减系数转折带，带的两端前后衰减系数值可差10倍。如碘的K-边转折带发生在33.2 kev，可在该能量两边（一个能量小于33.2 kev，另一个能量大于33.2 kev）各成一幅CT像。对其他元素，这两幅像几乎相同，相减后消失，惟独反映碘的2幅像有较大差异，相减后依然明显，借此可检测到 15 μg/cm^3 的浓度量级。

（2）相衬（相位对比）成像。

X射线与物质作用实际上是用折射指数 n 描写，$n = 1 - \delta - i\beta$。式中，β 相应于衰减，δ 相应于相位。当能量为 15 Kev 时，$\delta = 10^{-6}$，$\beta = 10^{-9}$，二者差 1 000 倍。所以相位的对比度明显高于衰减的对比度。用本法可测得浓度为 250 μg/cm^3 的碘分布，较基于衰减的方法灵敏度提高 4 倍。

（3）X射线散射。

在与X射线方向成小角度与大角度的X射线散射中含有丰富的低原子序数的信息，实际上在一定程度上含有沿X射线路径上分子键的信息。人们利用有机分子的X射线强度分布与角度相关的特征，作为分子的识别标志。散射成像的困难在于缺乏有效的测量与定位散射源的手段。这应该是继续研究的方向。

（4）X射线荧光。

当一个电子被X射线光子击出原子轨道而产生二次X射线光子时，出现X射线荧光。该光子的能量是特定元素的标志。例如碘的标志能量为 28.6 keV。由此可识别和定位相应的元素，也可知道其浓度。例如，借助荧光CT可检测到浓度为 60 μg/cm^3 的碘。问题是荧光X射线的能量小于照射的X射线能量，衰减相对更大，难以从其他物理机理产生的散射线中分辨出来。有待研究解决。

分子成像正向我们走来，而且速度愈来愈快，声势愈来愈大，迫使我们对生物医学成像的研究重点转到这一轨道上来。专家预测，10年后医院的诊疗方式会起根本变化。让我们顺应形势，积极应对，迎接分子成像时代的到来。

参考文献：

［1］华中一等，译.扫描隧道显微学引论.中国轻工业出版社，1996.

［2］R. Weissleder, U. Mamood: "Molecular Imaging" Radiology

May 2001, 219(2): 316–333.

［3］ G. D. Luker and D. Piwnica-Worms: "Molecular imaging in vivo with PET and SPECT" Acad. Radiol. V.8 p.4-14.Jan.2001.

［4］ 唐孝威等.分子影像学导论.杭州：浙江大学出版社，2005.

［5］ S. R. Cherry "In vivo molecular and Genomic Imaging: New Challenges for image Physics" Physics in Medicine and Biology 49(2004) R13–R48.

［6］ Lawrence W. Dobrucki, and Albert J. Sinusas, "Molecular Cardio vascular Imaging" Nuclear Cardiology, Current Cardiology Reports. 2005, 7: 130–135.

［7］ S. R. Cherry: "The 2006 Henry N. Wagner Lecture：Of Mice and Men (and Positronc)-Advances in PET Imaging Technology" The Journal of Nuclear Medicine Nov.2006, 47(11): 1735–1745.

［8］ UMAR MAHMOOD: "Near Infrared Optical Applications in Molecular Imaging" IEEE Engineering in Medicine and Biology Magazine.2004, 23(4): 58–66.

［9］ Giannis Zacharakis, Jorge Ripoll, Ralph Weissleder etal: "Fluores-cent Protein Tomography Scanner for Small Animal Imaging" IEEE Transactions on Medical Imaging.2005, 24(7): 878–885.

［10］ Susannah H. Bloch et al: "Targeted Imaging Using Ultrasound Con-trast Agents" IEEE Engineering in Medicine and Biology Magazine. 2004, 23(5): 18–29.

［11］ Erik L. Ritman "MICRO–COMPUTED TOMOGRAPHY–CURRENT STATUS AND DEVELOPMENTS" Annu. Rev. Biomed. Eng. 2004, 6: 185–208.

[12] Freek J. Beekman, et al: "U–SPECT–I: A Novel System for Submilli meter-Resolution Tomography with Radiolabeled Molecules in Mice" J Nucl Med 2005, 46: 1194–1200.

（文章原载于《中国医疗器械杂志》2007年31卷第2期）

医用 X 射线成像历史的追溯、思考与期盼

——为纪念我国第一台 CT 诞生 30 周年而作

庄天戈

在纪念我国第一台 X 射线机诞生 60 周年，第一台 CT 机诞生 30 周年之际有必要追溯回顾一下国内外 X 射线成像的发展历程，冀能挖掘一些信息，得到一些对发展我国的医疗器械有益的启示。

自 1895 年伦琴发现 X 射线以来，医用 X 射线成像从投影成像扩展到断层成像；从几何断层成像发展到计算机断层成像；从传统的 CT 扫描发展到螺旋扫描；从吸收成像扩展到相位成像；从扇束 CT 发展到锥束 CT；从单源成像扩展到双源乃至多源成像。从"单能"扩展到"双能"乃至能谱或彩色 CT 成像；从机械扫描经历了电子扫描；如此等等，不一而足。现在的 X 射线成像系统单位时间内取得的数据愈来愈多，病人所受剂量愈来愈少。广义上讲无论哪种 X 射线成像模式均可看作一个系统，系统内的组件主要由三大模块组成：X 射线源、检测器以及运动控制模块。不同的成像方式是由各式射线源、各种检测器以及它们与成像对象间的相对位置和相对运动（扫描方式）演绎而成。系统的输入是待成像对象（人体），系统的输出是图像（数据）。我们希望成像系统是理想的，也就是其点扩展函数是 δ 函数。对医学诊断还要求数据采集高速度、低剂量和低成本。像任何事物一样，医学 X 射线成像术的发展有高潮、有低潮，有时发展快些，有时发展慢些。本文拟从一个视角扫描其发展历程，俾能以史为鉴，有所启迪。

1 医学 X 射线成像发展大事记

1.1 国际

1895年，伦琴发现X射线，三天后伦琴夫人偶然看到了手的X射线造影，开创了X射线摄影术；

1913年，Coolidge引入"热阴极"静止阳极X射线管[1]；

1921年，Bocage在一篇法国专利中描述了一种断层成像（几何断层成像Geometric Tomography）方法；1921—1922年，在Netherlands工作的Ziedes Plantes独立地开发出该方法[1]；

1930年，旋转阳极X射线管问世。其实，这个概念，早在1897年就由Thomson E教授[1]提出；

1931年，Ziedes Plantes发表了他研究几何断层成像的结果与实际应用，并讨论了多切面放射摄影（multi-section radiography）；

1932年，几何断层成像术（分层片，X射线体层摄影术）付诸应用；

1947年，同步辐射光源被发现；

1948年，X射线影像增强器问世[2]；

1955年，R. W. Stanford研制出静电放射摄影（干板摄影，Xeroradiography）；

1956年，X射线电视问世；

1971年，Grant发明模拟断层组合成像术（Analog Tomosynthesis）[3]；

1971年，Hounsfield G N（EMI公司）研制成世界上第一台头颅CT（Computed Tomography，计算机断层扫描仪），并于同年9月安装于伦敦Atkinson-Morley医院；翌1972年取得世界上第一幅CT图像；Hounsfield等发表了世界上第一篇CT论文；

1974年，Siemens研制成第二代头颅CT，Siretom 2000；

1975年，数字减影（digital subtraction angiography, DSA）问世；

1977年，第一台全身CT Somtom 1在Siemens公司问世；

1979年，G. N. Hounsfield、A. M. Cormack获1979年诺贝尔生理和医学奖；

1980年，动态空间重建器（dynamic spatial reconstructor，DSR）在Mayo Clinic建成，该机1973年就开始研制[12]；

1981年CR（computed radiography）问世（富士）；

1983年电子束CT（Electronic Beam CT，或EBCT），C 100问世（加州大学旧金山分校）；

1988年平板检测器在Xerox，PARC研制成功[4]；

1989年第一台螺旋CT（Spiral CT）由Siemens研制成功[5]；螺旋CT的新构想由日本学者Issei Mori于1983年提出。他就这一新构想在1983年12月申请了美国专利，并在1986年12月正式获得专利授权[6]；

1993年，双层螺旋CT（CT-MxTwin）在Elsint公司下线，开创了多层螺旋CT的时代；

1995年第一台DR（digital radiography）由杜邦公司在该年的RSNA上展出[7]；实际上1992年国际上已有关于DR的报道；

1996年，第一台CBCT（cone beam CT，锥形束CT）——口腔CT，New Tom 9000，由意大利QR s. r. l公司制成。对Spiral CBCT扫描的理论研究最先由王革教授于1991年开创[8]；

1997年，数字组合断层成像（digital tomosynthesis, DT）出现，在2004年的RSNA上有产品展出；

1998年，4层螺旋CT，由GE、Marconi、Siemens制成；

2001年，16排CT, GE lightspeed 16，问世；

2004年，64排螺旋CT由GE、Philips、Siemens、Toshiba等公司独立制成；

2004年，256层螺旋CT由Toshiba公司研制成功；

2005年，双源螺旋CT（dual source CT）在Siemens公司问世；

2007年，东芝320排螺旋CT acquilion one研制成功；

2007年，宝石CT能谱成像由GE公司研制成功，并在RSNA上展出，2008年获FDA批准。该机型速度快，病人所受剂量小，可实现2个能量切换。

1.2　国内

1953年，我国自行研制的第一台医用X射线机200-53在上海精密医疗器械厂投产；几乎同时，东北精密医疗仪器厂也研制成功同一类型的X射线机[9]；

1955年，国产X射线光管诞生（复旦大学、上海精密医疗器械厂）[9]；

1958年，国产手提X射线机诞生（杭州医疗器械厂）；

1983年，自主研发出碘化铯影像增强器（上海医疗器械九厂）；

1983年，我国第一台颅脑CT，XDN-1，在上海诞生并通过鉴定；

1987年，我国首台800 ma X射线电视由上海医疗器械厂和上海交通大学研制成功[9]；

1988年，我国第二代颅脑CT，JD-21，在上海研制成功；

1990年，中华I号全身CT于12月25日在上海通过鉴定；

1994年，东大阿尔派全身CT扫描仪CT C6000问世；

1998年，东大阿尔派全身CT C-2000投放市场；

1999年，友通公司开发国内第一台DR：DR-2000[7]；

2000年，东大阿尔派制成国内第一台螺旋CT：CT C-3000，并投放市场；

2009年，东软NewViz 16排螺旋CT问世；

2012年，东软NewViz 64层螺旋CT问世；

2012年，清华朗视公司研制成口腔锥束CT（CBCT），并获准生产。

2　医用X射线成像发展的三个阶段

依上述时序我们可以把国际上医用X射线成像的发展历程分成三个阶段：

第一阶段：从1895年至1971年即从伦琴发现X射线到计算机断层成像

问世以前。横跨76年。这一阶段的特点是，以投影、模拟成像为主；X射线成像系统中的检测器主要是胶片。它集图像检测（记录）与显示于一身。一身两任，难以兼顾。由于胶片的固有缺点，图像质量难以提高。虽有胶片-屏结构，也只是对减少剂量有所裨益，却是以损失分辨率和增加斑纹作为代价。X射线影像增强器的引入，为X射线系统的透视模式增强了显示亮度，并为X射线电视创造了条件，但在改进图像质量方面作为不大，倒是"静电放射摄影"（Xeroradiography）原理的引入，使物理界和放射界眼前一亮。图像质量提高很多。因此CB Allsopp教授有如下评价："自从伦琴发现X射线后，总的讲来，放射学没有取得任何进展，但Xeroradiography（静电放射摄影）无疑在放射图像的记录方法上，提出了一个新的原理。"Allsopp教授是在1957年说这番话的。即本阶段在头60年确实如此。在射线源方面，1947年发现同步辐射，但是显然没找到应用。这一阶段已有几何（经典）断层成像思想（1921—1932年）[11]，但由于胶片是唯一的记录手段，断层图像质量不高，一次曝光只能获得一个断层。此后的一个亮点是：1971年在几何断层成像基础上提出的Tomosynthesis（analog）思想（模拟型组合断层成像）。它拓展了几何（经典）断层成像，一次曝光可重建多个断层，从而达到三维成像，并减小了剂量，但仍属于模拟性质，实现时需要引入光学器件和机械传动机构，结构复杂。在当时未引起注意，也未对放射成像领域带来冲击。但这一阶段的一些成果孕育着许多新的思想，为后面的发展埋下了伏笔。

第二阶段：从1972年至1989年，即从传统CT发明到螺旋CT问世前的17年。这一阶段CT的发明，开创了放射成像的数字化时代。CT的主要优点一是精确地重建断层图像，二是不以胶片作为检测手段，借助于将X射线强度转换成电信号的检测设备（气体、固体等）再予数字化，把图像采集与图像显示分开，利用窗宽/窗位，充分展示所关心的信息。本时段又可细分为1972—1980年和1980—1989年两个时期。1972—1980年期间，CT独步放射界，傲视"群芳"。但在1980—1989年即在螺旋CT出现前的那段时间内，

X-CT进步缓慢。相反，在这一时段内，NMR-CT（MRI）问世（1977—1982年），发展迅猛，且向功能成像发展，因此有人语带双关地叹曰："No More Roentgen"[5]（X射线成像已过时了）！其实在这一阶段中，也有许多探索性的研究，特别是在多源成像方面，如Mayo Clinic于1980年研究成了动态空间重建器（Dynamic Spatial Reconstructor, DSR）[11]。其优点是能快速获取一批投影，立体成像。利用28个X射线球管，28组视频照相机，可在10 ms内获得240个平行断层（层厚1 mm），并在一次心跳期内获得舒张阶段心脏的静止图像。但由于检测器灵敏度低且造价昂贵，只造了一台，未能普及，最终不得不在15年后废弃。另一个探索是1983年问世的电子束CT（EBCT）[12]。它利用扫描电子束X射线管，无需机械运动。电子束由相当于阴极的电子枪发射，对在210度弧面上分布的阳极靶面扫描，由这些靶面依序发射X射线。扫描速度可达每秒24层，可对心脏作动态检查。缺点是源平面与检测器平面不重合，图像质量不好，X射线管功率低，信噪比差，体积大和成本高（2倍于螺旋CT），未获好评。由于上述的先天性缺点，EBCT坚持了20年，至2004年全世界生产120台后逐步淘汰（在我国装机7台，现都废弃不用）。这些探索虽然失败了，但为多源CT的研究提供了正、负二方面的经验。本段中，第一阶段发展的静电放射摄影（Xeroradiography）在1976年前仍然吸引一些研究人员的兴趣，但1980年后渐渐衰退，及至80年代末已届弥留。注意，本阶段虽出现模拟式Tomosynthesis，但由于实现困难，未得到发展。在检测器方面，富士公司发明的成像板与CR是对投射X射线成像的一个不能忽视的贡献。

第三阶段从1989年迄今。我们把1989年螺旋CT的问世，作为本阶段的起点和标志。在经过近10年的沉静之后，1989年终于迎来了X射线成像特别是CT研究的爆发：先是螺旋CT问世，随后1993年多层螺旋CT问世；1998年GE、Marconi、Siemens、Toshiba等公司推出4层螺旋CT；2001年GE、Philips、Siemens、Toshiba等公司又推出16层螺旋CT；2004年GE推出64层螺旋CT（VCT 64）。也就是说，每隔3年，CT的层数翻两番（4倍）。这个速率正好符合Moor定律（18个月翻一番）。计及2004年Toshiba的256排CT，螺旋CT层数的发展超过Moor定律的预测。速度之快，可谓惊人。另一条战线是：由于平板检测器的发展，导致1995年Digital Radiography（DR）的问世；接着1997年Digital Tomosynthesis（DT）问世；Cone-beam CT（CBCT，锥束CT）在1990年开始萌芽，1996年首台锥束口腔CT（口腔CBCT）问世，随后发展加快。让我们通过文献检索来看看CBCT的研究与发展的趋势（利用Scopus数据库，以"cone beam CT"为检索对象）：作者对1994年、1998年、2002年、2006年和2010年分别采样检索得到当年文章数目依次为：3篇、20篇、54篇、251篇和509篇，年平均增长率分别为4篇/年、8篇/年、49篇/年及64篇/年；也即按指数曲线增长。Digital Tomosynthesis也有类似情况：取1996年、2000年、2004年、2008年和2012年为采样检索年份分别得到当年文章数目为：3篇、8篇、19篇、95篇和135篇。年增长率分别为：1篇/年、3篇/年、19篇/年和10篇/年，持续发展。DT现在多用于数字乳腺机，也正在向胸片检查发展。CBCT现在多数情况下用于牙科CT与小动物CT。DR、DT、CBCT等的发展，平板检测器（FPD）功不可没。对DT而言，没有FPD的介入，DT是不可能适用于临床的。

3　思考与期盼

（1）细察三个发展阶段，第三阶段可谓硕果累累，CT，DT纷纷登台，发展惊人，且方兴未艾。而第一、第二阶段似无惊人之举。其实许多思想都在第一、第二阶段已经孕育形成，后面的发展属于"沙翁穿新袍"。这件新袍由微电子技术、IT技术和新算法组成。例如，DT是把第一阶段的Tomosynthesis结合FPD得来的；而Tomosynthesis是由第一阶段的几何断层成像思想发展过来的。FPD有直接型和间接型。直接型是由第一阶段的Xeroradiography发展来的，可以说是芯片上的Xeroradiography，只需在同一芯片上加TFT就可转变成数字信号。间接型是由第一阶段的影像增强器发展而来的。1973年X射线影像增强器发展到第三代，利用CsI材料把X射线转成可见光，把它制成芯片加上CCD或光电二极管这就发展为间接型FPD。

（2）在X射线成像发展的历程中，一代一代的科学家、工程师、医生进行了不懈的探索与研究，有的成功了有的失败了，有的一鸣惊人，例如Hounsfield和他的CT，有的昙花一现，如DSR，EBCT等；不管怎样，这些装置的发明者都是值得尊敬的。从整个成像领域讲，他们的研究提供了正面或反面的经验，可供后人借鉴参考。

（3）比较国内X射线成像的研发成果与国际的差距是明显的。单从产品问世的时间看，国际上X射线管1913年问世，我国是1955年制成，时距42年；再看X射线电视，国际上是1956年问世，国产的X射线电视系统在1987年出现，落后32年；国际上第一台头颅CT于1971年问世，1972年临床应用。我国第一台头颅CT于1983年鉴定，时差11年；国际上第一台全身CT于1977年问世。我国在1990年造出全身CT样机（中华I号），时差达13年，且未投产；真正投产销售的则是1994年东大阿尔派生产的CTC6000，落后17年。至于螺旋CT，国外于1989年首创生产，我国于2000年才由东大阿尔派生产，落后也达11年。所喜的是16排螺旋CT我们落后仅9年（2001相对2009），而64排螺旋CT落后只有8年了（2004相对2012）。差距正在缩小。如从技术角度分析，我们的产品借鉴、模仿的多，独立设计的少；跟踪的多，创新的少。落后的原因是多方面的，有整体工业基础落后、科研投入不够、人才储备不足、管理体制不善，理论研究欠缺、转化研究脱节等。这些只能作为负面教训吸取。但不能否认老一辈研究人员对国产高质量X射线成像装置的追求之梦从未泯灭。笔者近来重访30年前参加研制第一台CT尚健在的主要研发人员和查阅了所保存的部分技术文件，深为他（她）们当时不畏艰难，敢于拼搏的精神所感动。课题组硬是在"一穷二白"的基础上啃出了第一台CT，为国人留下了宝贵的财富。拙著《CT原理与算法》[12]一书就是在国产第一台CT的基础上写成的。感到欣慰的是：国内从事CT开发研究的不少工作人员从拙著中获得了CT的启蒙知识和基本算法，踏上CT研发之路，造福大众。第一台CT的研制成功有零的突破的喜悦，也有未能扩大投产的遗憾。值得总结的地方很多。好在近15年来，在国力、人才、技术、管理等方面都有大幅度改善。国内除东软外，2011年3月成立的上海联影医疗科技有限公司（简称"联影"）给我国高端医疗设备包括医用X射线成像器械的创新发展带来了希望。他们吸取了以往的教训，实行制度创新、融入先进理念，积聚雄厚资金、广纳精英人才，依靠先进技术，以振兴国内高端医疗设备的研发制造、推动中国医疗科技的创新与发展为己任，志存高远，同心同德，合力奋战，在不到两年的时间内已有多款产品问世，且质量得到临床专家的认可与好评。一代新人换旧人，长江后浪推前浪，我们有信心期盼他们共同担负起发展我国X射线成像设备的重任为化解某些国外企业在中国高端医疗成像设备市场的垄断地位而努力！

4　结语

本文是作者根据收集的资料结合自己的体会写成的，由于工作环境所限，资料收集不全，视野欠广，高度不足，分析也不够。有些观点不一定正确甚至错误；许多产品问世年份由于计算标准不同也有误差。意在抛砖引玉，希望读者不吝批评指正。本文写作过程中，原上海医疗器械研究所参加国产第一台CT研制的技术负责人殴玫华教授、楼竹秀高工等提供了许多宝贵资料与信息，在此表示衷心的感谢！

参考文献：

[1] Euclide S. X-ray Imaging Equipments [M]. Illinois: Charles C Thomas Publisher, 1985.

[2] Krestel E. Imaging systems for medical diagnostics [M]. Berlin and Munich: Siemens Aktiengesellschaft, 1990.

［3］ Grant D G. Tomosynthesis: a three-dimensional radiographic imaging technique [J]. IEEE Trans Biomed Eng, 1972, 19(1): 20–28.

［4］ Antonuk L E, Boudry J, Yorkston J, et al. Development of thin film flat panel arrays for diagnostic and radiotherapy imaging [J]. SPIE, 1992, 1651: 94–105.

［5］ Kalender W A. X-ray computed tomography [J]. Physics in Medicine and Biology, 2006, 51 R29–43.

［6］ Issei Mori. Computerized tomographic apparatus utilizing a radiation source [P]. US: 4630202, 1986.

［7］ 李铁. 医学影像设备的十年回顾 [J]. 中国医院设备采购指南, 2005上.

［8］ Wang G, Ye Y, Yu H. Approximate and exact cone-beam reconstruction with standard and non-standard spiral scanning [J]. Phys Med Biol, 2007, 52(6): R1–R13.

［9］ 唐东生. 中国现代医用设备产业发展回顾 [J]. 中国医疗器械信息, 2010, 16(1): 12–25.

［10］ Allsopp C B. Physics methods in medical diagnosis [J]. Brit J Appl Phys, Suppl, 1957, 8(S6): S40–S47.

［11］ 庄天戈. 医学放射成像与医学影像信息学 [J]. 中国生物医学工程学报, 2008, 27（2）: 169–173, 181.

［12］ 庄天戈. CT原理与算法 [M]. 上海: 上海交通大学出版社, 1992.

（本文原载于《中国医疗器械杂志》2013年37卷第6期）

从放射摄影到放射影像组学

——纪念伦琴发现 X 射线 120 周年

庄天戈

回顾了自1895年伦琴发现 X射线以来，120年间X射线成像的发展轨迹，并概述了在"人类基因组计划"完成后出现的分子影像，与之平行发展的"放射基因组学"，以及随后演变出来的"放射影像组学"的特点与它们之间的关系。文章指出："分子影像"和"放射基因组学"都企图把传统的医学影像模式与微观的分子细胞的作用相结合，充分发挥传统的医学影像无创检测模式的优势，为早期检测和个性化医学服务；并指出它们的区别在于前者强调在体，后者强调离体。文章同时指出"放射影像组学"是"放射基因组学"的重要组成部分，旨在辅助"放射基因组学"的发展。它是近年医学影像研究的一个热点。

0　引言

自从1895年11月8日伦琴发现X射线并开创医学影像学迄今已走过了120个年头。在这120年中医学影像技术发展经受了种种挑战，也获得了诸多新的发展和机遇。毋庸讳言，医学影像技术一直是人体信息获取和疾病诊断的重要手段。进入21世纪后，随着人类基因组计划项目的完成，对人体的结构、功能从微观的分子/细胞层次到宏观的组织器官层次，有了更全面与深入的了解；分子诊断、分子影像在促进诊疗水平，延长人们的预期寿命、提高生命质量作出了贡献的同时，也给传统的医学影像技术带来了冲击与挑战。1990年开始实施《人类基因组计划》（HGP），随后出现各种芯片包括基因芯片，为高通量研究基因表达及肿瘤分类、治疗评估等方面提供了强大的工具，出现了基因组学（Genomics）、蛋白质组学（Proteomics）等一系列组学（-omics）与传统医学影像平行发展。2000年，第一张基因组测序图的完成，预示了后基因组时代的到来，出现了"分子影像（Molecular Imaging）"[1]。可以认为，这是HGP成果与传统医学影像学的第一次结合。2003年出现的"放射基因组学（Radiogenomics）"与随后演变成的"放射影像组学（Radiomics）"，可以认为这是基因组学与传统影像学的又一次结合。本文的目的在于梳理这些关系，特别是介绍放射影像组学的概念与实施步骤以及带来的启示。

1 放射摄影与传统医学影像[2]

放射摄影通常指的是X射线摄影。1895年伦琴给出了第一幅X射线图像。它开创了以图像形式无创探测人体内部组织脏器的先河。在医学影像发展的初始阶段（1895—1972年），只有X射线放射摄影（或径称放射摄影）这一原始模式。由于影像重叠，影像的空间分辨力与密度分辨力均不够理想，这一阶段中涌现了影像增强、X线电视以及经典断层成像等技术。但总的讲来，进展不大，只有静电放射摄影可算是一个亮点。1972年X-CT这一计算机断层成像模式的发明，从理论上解决了X射线影像的空间分辨力与密度分辨力欠佳的问题。1972—1980年，这一时期X-CT无限风光，独步放射界。1980—1989年期间，CT发展缓慢，相反，MRI、PET、SPECT等相继问世，特别是MRI，由于其有力地提高了软组织的成像分辨力，颇得放射界青睐，并有挤兑CT之势。那时流传一种说法：把NMR戏称为No More Roentgen，意思是X射线风光不再。需要指出的是，无论X-CT或MRI，由于在早期只偏向于揭示组织包括肿瘤的解剖（形态）结构，不易做到或基本上做不到对肿瘤的早期诊断。实际上，当肿瘤在形态上可以辨别时，已属中晚期了。1973年，正电子发射CT-PET的问世，1976年单光子发射CT-

SPECT的出现，为功能成像破冰。嗣后功能磁共振fMRI的出现，以及超声成像、光学成像的发展，使医学成像模式得到极大的补充，其所提供的人体信息更全面更丰富，为提高肿瘤早期诊断的灵敏度和特异性带来了曙光。1989年后螺旋CT问世，随后，多元螺旋CT、PET-CT，PET-MRI等开创了多模融合的新模式。2000年后，后基因组时代开始，为医学影像带来新的挑战与机遇。

2 分子影像与传统诊断影像 [1]

尽管医学成像模式在上世纪已有较大发展，但如何利用传统医学成像模式，完成疾病的早期诊断和药物筛选，在上世纪，仍属难题。直到2001年后，出现了"分子影像"，那些传统成像模式才在形形色色分子探针的帮助下，在分子影像领域发挥作用。什么是分子影像？综合哈佛医学院麻省总医院放射系分子成像研究中心Weissleder R [3] 和华盛顿大学（St. Louis, Mo.）Lucker以及Piwnica Worms [4] 的观点，本文所指的分子影像定义为：利用体外成像检测器在细胞与分子层次上对活体动物及人体的生物学过程进行定征与测量。这里强调的是无创、活体。分子影像有助于肿瘤的早期诊断，因为肿瘤是由于细胞基因变化包括正常基因的过表达、欠表达或基因突变所致。这些变异将影响细胞内的某些分子（多为蛋白分子），影响细胞膜或癌细胞的环境。分子的变化引起靶组织内生物特性或化学特性的改变。如用相应的分子探针在体内感知这些改变，将之转变为光学信号、放射信号或磁敏信号等，再经过体内化学放大或生物放大等环节将放大后的信号作用到体外的成像检测器予以成像，则所有这些生物、化学的变化在肿瘤细胞出现恶化之初即可探知，不必等形成一定形态体积后再显示出来。分子影像的关键在分子探针，分子影像的挑战也在于分子探针。粗浅地讲，分子影像是分子探针加传统的医学成像模式的组合。设计分子探针第一步是确定活体分子靶，它对感兴趣的生理及病理情况来讲具有特异性，且必须能大量表达。

对分子探针的要求：① 探针应该对靶生物分子具有高度特异性与亲和力，以便识别和确认活体靶分子，而对非靶分子则有较小的亲和力；② 它还应有合理的药物动力学特性，如合适的半衰期，并能从血液或非特异性组织中快速清除，以便降低背景噪声（也是难点），获得清晰的图像；③ 此外，还应有合适的载体以运送这些探针克服生物屏障（如血管、细胞膜和间质等）进入目标区等等。分子探针直接作用到所选的分子上。它可以是受体配体、酶的底物、放射性药物等。顺便说明一下，常常用造影剂来放大或增强信号，所以有时把造影剂也归于分子探针一类。不同的成像模式如 PET、MRI、超声等有各自适用的造影剂。

分子影像的最后一个环节"体外检测器"，原则上可用现有的传统诊断影像系统，但有新的挑战。Cherry S R 强调，分子影像促使医学成像的重点从现在医院中普遍使用的非特异的诊断成像模式转到针对特定基因与蛋白质的成像方法上来[5]。实际上，分子影像的提出使一些成像模式的地位发生改变，例如以前，由于要配置加速器，PET的应用和发展相对迟缓。分子影像问世后，PET高灵敏度的优点得到发挥，成为分子影像的首选。它与其他模式如 CT、MRI 的结合产生了 PET/CT 和 PET/MRI，有效地提高了 PET 图像的定位精度与空间分辨率。另外，由于鼠类与人类的基因有相似性，鼠类模型为人类疾病的起源、诊断、治疗提供了重要的线索，因此，小动物成像一时成为分子影像的代名词。医院中临床CT、MRI、PET、SPECT、PET—CT等都有相应的用于小动物的系统。由于小动物在物理尺寸与生理条件（例如鼠类心跳大约120次/min）上的特点，对成像系统的空间分辨力和成像速度提出了更高的要求和挑战。相对于传统的活检，分子影像的优点是：① 无创检测：在活体情况下反映肿瘤分子的真实状态；② 动态采集：活检结果属于某一时刻的静态数据，而分子影像可获得治疗过程中药物作用的动态数据；③ 全面反映，不只限于某一局部组织。这里讲的分子影像，其探针与靶组织都在体内，称为"体内分子影像"[4]。下面提到的内容也属分子影像，但探针与靶组织都在体外，姑且称为"体外式分子影像"。

3 DNA 芯片、基因组学与放射基因组学

上面定义的分子影像属于活体并无创。近年来，另一类将基因检测与传统医学影像相结合的研究正在兴起。它就是放射基因组学（Radiogenomics）。要理解这一新的发展方向，先简要介绍DNA芯片技术和基因组学。

1）DNA芯片与基因组学（Genomics）[6—8, 19]

基因组学可以简单地定义为研究基因组的科学[6]。具体地说，是指对所有基因进行作图，核苷酸序列分析、基因定位、分析基因结构与功能的关系以及研究基因间相互作用的一门科学[19]，内容非常广泛。本文涉及的基因组学实际上是研究利用DNA芯片高通量获取基因组的表达数据，高效地分析、计算、整理这些数据，并直观地以二维图像表示出来，从而形成基因表达谱的方法。众所周知，每种肿瘤类型的表征，涉及成千上万个基因。借助于DNA基因芯片技术，可同步、定量地测量从正常状态到严重病态的样品中包含的海量基因的mRNA表达水平，获得所关心样本的基因表达谱。其所以要研究基因表达谱，从肿瘤学角度讲，主要有两个目的：① 基础研究的需要：它有助于了解疾病特别是癌的发病、发展的分子学机制以及了解抗癌治疗的敏感性的分子机理，从而针对特定的致病分子的变化进行治疗方案设计；② 临床应用的需要：利用全面的肿瘤基因表达谱，开发更精确的肿瘤分类系统，以便从临床看来那些形态相似的肿瘤群体中识别新的截然不同的分子亚群，还有助于评估药物的生理反应和治疗效果等。

（1）DNA芯片的基本原理

DNA芯片于1991年发明，其简单原理如图1所示（见封3）。首先进行芯片置备：将成千上万的已知序列的寡核苷酸分子（针对某RNA的单链互

补DNA：cDNA或其他DNA序列片段）以矩阵形式固定在玻璃、尼龙等固相载体上，这就是前面所说的探针，或称为分子探针。注意：不同于先前的探针作用在体内，现在作用在体外。其次进行样品制备：以合适的方式，例如活检（注意是有创），提取待测样品（靶组织），例如癌细胞或组织中的RNA，将其反转录（RT）并予标记。常用荧光标记，也可用生物素标记。最后将标记的待测样品（靶标）的各种核酸片段与芯片上的探针进行杂交（见图1）。所谓杂交是将一定互补序列的不同来源的单链核酸分子通过碱基配对原则结合而形成双链的过程。探针与样品完全正常配对时所产生的荧光信号强度相对于碱基探针错配时的信号强度差别要大很多（数倍至数十倍）。另外，荧光信号的强度还与样品中靶分子（如mRNA）的含量呈线性关系。杂交反应后的芯片上各个反应点的荧光强弱，它们的位置，经过芯片扫描仪例如激光共聚焦荧光检测仪扫描和分析处理后，即可获得待测样品中mRNA的表达水平。

有一种双色DNA芯片，用来检测两种不同的生物样品中基因表达水平的差异，如图2所示（见封3）。图2中实验组（Test）与参照组（Reference）的样品mRNA同时作为靶组织，先反转录（RT）为cDNA，并用不同的荧光染料例如Cy3和Cy5进行标记，等量混合，再与芯片中的探针进行杂交（Hybridize）得到红色（实验组的mRNA数量占优）、绿色（实验组的mRNA数量相对较少）混杂的点阵图[9]。

例如要研究酵母细胞在有氧参照组与无氧实验组环境中生长时表达水平的差异。此时先分别提取各自的mRNA，经过反转录（RT），得到相应的cDNA，再用不同颜色的荧光分子（绿色的Cy3和红色的Cy5）进行标记，如以绿色标记参照组，红色标记实验组。这两种不同颜色的cDNA等量混合在一起，与DNA芯片进行杂交（一个晚上）。染了色的cDNA会同探针上PCR产物的单链结合在一起，这个单链代表了某个基因。未能同任何样点结合的cDNA被清理掉（可有效地减小噪声），再在两组不同波长的荧光下检测，获得相应样品的杂交信号，稍加处理即可获得它们的表达强度（用数据或颜色表达)。

(2) 基因表达谱

基因表达谱是大量基因表达数据的可视化。为便于可视化，作一些规定：如果两种mRNA的比值 (Cy5/Cy3) 相同 (转录水平或表达水平相同)，这种基因点的颜色被标为黑色 (也有用黄色表示的)；如果基因在实验条件下受到诱导，即实验 (转录) 组mRNA的数量更多，Cy5/Cy3大于1，相应点将会标为红色，转录的mRNA越多，颜色越红；如果基因在实验条件下受到抑制，转录的mRNA较少，这些点被标记为绿色，mRNA越少，颜色越绿。图3 (见封3) 是一个例子。它是从微阵列 (microarray) 上截取的一个二维物理点阵。有时，为了研究基因表达随时间的变化，在不同时间读取一幅数据。把基因的二维阵列用一维表示 (例如沿y轴)，另一维 (x轴) 表示时间，即行代表一个基因，列代表一个时间点或一个时段，就得到图4 (见封3) 的基因-时间表达谱；如把x轴改为表示疾病种类，即列代表疾病类别，行仍代表基因或一组基因，就得到基因疾病表达谱，如图5所示 (见封3)。图5的表达谱看起来杂乱无章，很难看出规律。为克服这一缺点，自然想到的是将它们归类 (聚类)，把数据相近者归为一组。为此，先选择两基因间 (或样本间) 的"距离"或"相似度"作为度量指标，例如采用欧氏距离：

$$d_E(x, y) = \sqrt{\sum_{i=1}^{N} (x_i - y_i)^2} \tag{1}$$

或曼哈顿距离：

$$d_M(x, y) = \sum_{i=1}^{N} |x_i - y_i| \tag{2}$$

式 (1) 与式 (2) 中x, y代表两个基因，x_i, y_i分别是这两个基因在观察条件i (例如样本i) 情况下得到的数据；N表示样本总数。常用Pearson相关系数来表达两者的相似性。Pearson相关系数$S(x, y)$的求法如下式所示 [6, 10]：

$$S(x, y) = \sum_{i=1}^{N} \frac{\sum_{i=1}^{N} (x_i - \bar{x})(y_i - \bar{y})}{\sqrt{\sum_{i=1}^{N} (x_i - \bar{x})^2 \sum_{i=1}^{N} (y_i - \bar{y})^2}} \qquad (3)$$

式中，x, y, x_i, y_i 的意义同前；N 表示观察次数；$\bar{x}, \bar{y}$ 分别代表两个基因 N 次观察的均值。

聚类方法中常用的是层次聚类法（hierarchical clustering），也有用其他方法如 K-means 法等。层次聚类法的大致过程如下：① 先按相似系数［例如公式（3）］的计算公式，算出所有两两基因间的相似系数，构成一相似系数矩阵；② 审视这一矩阵，从中找到系数最大者。其对应的两个基因例如 LG，显然，L、G 属于所有基因中最相似的两个基因；③ 把它们归于初始的第一类［LG］，连接 LG，得到一个节点，作为一个新的元素代替原来的 L、G；④ 算出 L、G 的平均表达模式，作为新元素的表达谱，参与下续的比较和归类；最后得出树状图，详见参考文献［7］。由于相似基因比邻排列，相似颜色成片连接，表达图谱不会杂乱无章。根据表达谱的相似性对基因进行聚类后，再根据对基因聚类后得到的表达谱的相似性，在另一维（例如样本）上进行聚类得到最后的系统树图，如图 4 和图 5（b）所示。图 5（a）是未经聚类的表达谱。这类表达方式是 Eisen 提出的，称 Eisen 图，有人称之为热图，因为它同红外线检测仪测得的人体热图相仿。

癌症是由于基因不稳定引起的，直接地与细胞的生长、增殖、分化、成活与凋亡有关基因相关联；间接地与参与细胞信号通路的基因联系。虽然单个基因的变异是一个重要因素，但业界认为大部分癌症是由于其相关基因（多个基因）的表达发生变化所致。利用 DNA 芯片从不同病人得到全局基因谱，并与正常组织比较，由此得出的全局基因表达图案可以用来分析病理学上相似肿瘤固有的分子异质性；也可用来诊断或找出该癌组织的特定分子亚型、相关预后，以及对个体病人及其肿瘤进行最优化治疗。这一方向的开创性工作当属 Perou C M。1999 年，Perou[11] 率先研究了乳腺上皮细胞和乳腺癌特有的基因表达模式，阐述利用cDNA微阵列和聚类算法，确定人类乳腺上皮细胞（取自培养皿和原发乳腺肿瘤）的基因表达图案。由体外乳腺上皮细胞确定的共表达基因的聚类，与乳腺肿瘤不同样本间的基因表达有相吻合的图案。利用免疫组织化学，由聚类中一个特定基因对蛋白抗体进行编码，可以确定所述基因表达图案的肿瘤样品内细胞的类型。那些在细胞培养皿中和在乳腺肿瘤样品中具有相干表达图案的基因，其聚类与样品中生物学变化的若干特征有关。他们发现有两种聚类其图案分别与细胞的增殖速率的变化以及与干扰素调节的信号转导通路的激活有关。Perou的方法也可确定由乳腺肿瘤中的基质干细胞和淋巴细胞表达的基因聚类。这一方法说明，可以用癌的基因表达图案的变化来对实体肿瘤进行分类与分析。

图6为人类上皮细胞不同干扰条件下的基因表达谱（见封3），其中每一列表示对在体外生长的HMEC（人类乳腺上皮细胞），施加不同干扰进行不同的实验类别：例如施加转化生长因子TGF-β1 24 h；撤去表皮生长因子EGF 2 d；先撤去EGF 2 d再加90 min；加干扰素 IFN-α 24 h；加Ⅱ型干扰素IFN-γ1 d等。行表示不同的基因。图中表示的是相对于标准条件下生长的控制样品的基因表达的比值。

2）放射基因组学（Radiogenomics）

基因表达谱有一系列优点，但其致命缺点是：准备组织样本时要借助外科手术，如活检等。这些手段是有创伤性的，并有危险性，也可能引起并发症。对所有患癌症的病人做这种创伤性手术是不现实的。同时，穿刺只能采集到组织在冻结时刻个别点的样品，时间上空间上均有局限性。与此相反，医学影像属无创伤手段，能提供大面积的解剖和形态信息，只是人们还不理解它隐藏着丰富的重要的分子学细节，于是开创了"放射基因组学"（Radiogenomics）。它的定义是"建立基因表达谱数据同放射影像学特征间的关联"。Radiogenomics 这一名词首见于2003年ESTRO（欧洲治疗放射学与肿瘤学学会）提出的"Towards genetic prediction of radiation response: ESTRO's GENEPI project"的文章中[12]。当时该 Project 的目的只是研究放疗效果与基因的关系，或正确地说是"定量研究基因因素对正常组织与肿瘤组织的临床放疗敏感度的影响"。嗣后，2007年～2009年，以色列学者 Segal E[13]，UCSD 的 Kuo M D[14] 和 Rutman A M[15] 等发表了一系列文章，强调这是一种新兴技术，把研究范围进一步扩大，它将基因表达谱与医学影像的特征结合起来。这样，不需要用有创的活检手术，而是通过无创的常规临床诊断影像，即可了解基因表达谱。具体实施可用图7（见封3）说明。

Segal E[13] 等提出三步策略来建立影像特征与基因表达谱之间的"关联图"。他们以"3期对比增强 CT 扫描"获得的影像特征与28个人肝细胞瘤（HCC）的基因表达为例来说明其三步策略：第一步，定义出现在一个或多个HCC中的若干个（例如138个）各不相同的影像特征，并予量化。根据它们在数据中出现的频度、重要性以及和其他特征的不相关程度，并经两个放射师的一致同意，从中挑出信息量最大的几个特征。例如，提取出32个满足上述要求的特征，从中再选择28个最有信息含量的特征，包括"内动脉"（指许多肿瘤在扫描动脉期显示的不透辐射的信号通路）、"内动脉级别（内动脉相对数目，分6级）""低密度晕""造影前纹理异质性（打分）""肿瘤最大横截面面积""肿瘤与肝组织衰减系数最大差异（打分）""肿瘤与肝组织衰减系数最小差异（打分）"等。第二步，调整模块网络算法，系统地寻找由基因芯片测得的6 732个基因的表达水平与影像特征的组合之间的关联性。该算法找出那些基因团组，它们在多个样本中有相干的表达变化。这种基因团组称为"模块"。该算法还可确定那些能阐明某个基因模块的表达水平的影像特征的组合。第三步，通过在一组独立的肿瘤组中测试其预测能力，以验证关联图的统计学意义。这里，特征定义和特征选择以及基因模块的选取是研究的关键。

影像特征与基因表达的关联图表明：可用少量的影像特征重建大部分的基因表达方案。

图8（见封3）表示影像特征与全局基因表达的关联图。图8（a）为关联图的概貌。每一列代表一个原发性肿瘤样本，共28个样本；每一行代表一个基因模块，共有116个基因模块，按表达水平的变化，代表6 732个基因。每个肿瘤样本均含有若干个影像特征。据此可解出影像特征与基因表达的关联性，如树状图所示。图8（b）说明能重建的转录表达的百分数与影像特征数目的关系。提示少量影像特征的组合可重建大部分基因表达图案。

"放射基因组学"（Radiogenomics）的实现见图7。该图说明在个性化医学中有创的基因表达特征与无创的影像特征间的映射步骤。图中下面一半框图，属于与Genomics有关的部分。从有创的活检组织取得样品，通过基因芯片获得基因表达数据，再经聚类分类，检测有关基因，找到病态情况或预后条件下的基因组签名，作为个性化医学的诊断治疗之用。图中上面一半框图属于无创的影像学部分，图像来自临床诊断影像。取得肿瘤检查的影像数据后先对影像进行分割，提取感兴趣区与有关特征，包括统计学特征、纹理特征、形态等，选择信息量最大的若干特征，得到与疾病相关的影像特征。最后，建立影像特征与基因特征之间的映射。

4　放射影像组学（Radiomics）

"Radiomics"这一名词是荷兰学者Lambin P于2012年首先提出来的[16]。他说实体癌在空间与时间上都是异质的。这使得基于有创活检的分子学检测方法受到限制，但恰给医学影像学以极大的机遇。后者擅长于无创地检测肿瘤内的异质性。然后，他给出Radiomics的定义为："高通量地从放射影像中提取大量的影像特征"。关键词是"高通量"和"大量影像特征"。他认为这是一种前景看好的技术。同年，Kumar V[17] 把Radiomics定义补充为："高通量地从CT、PET、MRI中提取并分析大量高级的定量影像特征"。增加了"分析""定量"等关键词，并把影像手段加以拓展。此后，关注Radiomics的研究人员逐年增加并已在2014年RSNA上引起重视。2015年，Mitra S[18] 把该定义进一步扩展为："高通量、自动地从放射影像如CT、PET、MRI的图像中分析大量定量的影像数据，提取它们的特征"。强调"自动"。

稍加注意即可发现，Radiomics的研究内容实际上就是图7 Radiogenomics原理图的上面一半框图。也就是说，Radiomics的研究内容，隶属于Radiogenomics。其所以另立门户，关键是引起IT界的重视，使研究加速。

5 结论与启示

本文着重阐明了"放射基因组学"和"放射影像组学"。前者把基因组学的研究成果与传统的医学影像结合起来，既发挥基因组学可用于早期诊断疾病的优势，又避免有创等的缺点。后者着重于研究如何高通量、自动、快速地从大量的医学影像中提取特征。初步得出如下的结论与启示：

（1）Radiogenomics/Radiomics是新兴研究领域，前景可期；是医学影像学的又一次发展机遇。现有研究表明，肿瘤的影像学特征及其组合与基因表达模块之间有确定的对应关系；

（2）研究表明。少量影像学特征组合也能重建基因模块；

（3）影像学特征设计、大通量快速/自动提取并选择有用特征是研究关键；

（4）同时，多模影像及其特征组合有用武之地，也为Omnitomograph的发展提供了应用支撑。

由于这是一个发展中的研究方向，需要有关科研人员协同研究。本文只是抛砖引玉，旨在引起业界的关注。

参考文献：

［1］庄天戈.走近分子成像[J].中国医疗器械杂志，2007，31（2）：79-85.

［2］庄天戈.医用X-线成像历史的追溯，思考与期盼[J].中国医疗器械杂志，2013，37（6）：391-394.

［3］ Weissleder R, Mahmood U. Molecular imaging[J]. Radiology, 2001, 219(2): 316-333.

［4］ Lucker G D, Piwnica Worms D. Molecular imaging in vivo with PET and SPECT[J]. Acad Radiol, 2001, 8: 4-14.

［5］ Cherry S R. In vivo molecular and genomic imaging: new challenges for image physics[J]. Phys Med Biol, 2004, 49(3): R13-48.

［6］ Goehlmann H, Talloen W. Gene expression studies using Affymetrix Microarrays[M].北京：科学出版社，2012.

［7］ Campbell A M, Heyer L J Discovering genomics, proteomics, and bioinformatics[J]. Act Bioquim Clin L, 2009, 43(1): 159-160.

［8］ Bertucci F, Houlgatte R, Nguyen C, et al. Gene expression profiling of cancer by use of DNA arrays: how far from the clinic[J]. Lancet Oncol 2001, 2(11): 674-682.

［9］ Karakach T K, Flight R M, Douglas S E, et al. An introduction to DNA microarrays for gene expression analysis[J]. Chemometri Intellig Lab Syst 2010, 104(1): 28-52.

［10］ Eisen M B, Spellman P T, Brown P O, et al. Cluster analysis and display of genomwide expression patterns[J]. PNAS, 1998, 95(25): 14863-14868.

［11］ Perou C M. Distinctive gene expression patterns in human mammary epithelial cells and breast cancers[J]. Proc Natl Acad Sci, USA 1999, 96: 9212-9217.

［12］ Baumann M, Hölscher T, Begg A C. Towards genetic prediction of radiation responses: ESTRO's GENEPI project[J]. Radiother Oncol, 2003, 69(2): 121-125.

［13］ Segal E, Sirlin C B, Ooi C, et al. Decoding global gene expression programs in liver cancer by noninvasive imaging [J]. Nat Biotech, 2007, 25(6): 675–680.

[14] Kuo M D, Gollub J, Sirlin C B, et al. Radiogenomics analysis to identify imaging phenotypes associated with drug response gene expression programs in hepatocellular carcinoma[J]. JVIR, 2007, 18(7): 821–831.

[15] Rutman A M, Kuo M D. Radiogenomics: Creating a link between molecular diagnostics and diagnostic imaging[J]. Europ J Radiol, 2009, 70: 232–241.

[16] Lambin P, Rios-Velazquez E, Leijenaar R, et al. Radiomics Extracting more information from medical images using advanced feature analysis[J]. Europ J Canc, 2012, 48: 441–446.

[17] Kumar V, Gu Y, Basu S, et al. Radiomics: the process and the challenges [J]. Magn Reson Imag, 2012, 30: 1234–1248.

[18] Mitra S, Uma Shankar B. Integrating radio imaging with gene expressions toward a personalized management of cancer[J]. IEEE Trans Human-Machine Sys, 2014, 44(5): 664–677.

[19] 宋方洲. 生物化学与分子生物学[M] .北京：科学出版社，2014.（收稿日期：2011–11–06）

（本文原载于《生物医学工程学进展》2015年36卷第4期）

科学服务人类 "小孔" 孕育伟大

——纪念华莱士·库尔特（Wallace Henry Coulter）诞生 100 周年

庄天戈

2013年是华莱士·库尔特（Wallace H, Coulter）诞生100周年。华莱士·库尔特是血液学领域自动化检测、分析仪器的奠基人。他以增进人民健康、提高大众生命质量为己任，以他的工程知识，进行持续的发明、创造，服务医学，造福人民。他既是工程师、发明家，又是"转化研究"的先行者；他既是实业家、企业家，又是医工结合的实践者；他既脚踏实地，又具远见卓识。他发明了著名的库尔特原理，创建了库尔特公司，成立了库

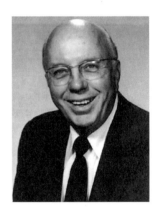

图1 华莱士·库尔特
1913.2.17—1998.8.7

尔特基金会。他把他的才能、智慧、财富与生命，全部贡献给人类的医学卫生事业。本文追溯华莱士·库尔特的人生轨迹，概述他的伟大成就，以及他对世界卫生事业和生物医学工程作出的巨大贡献。

0　引言

今年是著名发明家华莱士·库尔特（Wallace H. Coulter）诞生100周年，也是其影响深远的发明专利（US 2656508):《悬浮液中颗粒（包括血细胞）计数方法》（库尔特原理）授权60周年。

华莱士·库尔特出生于1913年。在其85年的生涯中，他被授予85项发

明专利。其中影响最大的当推引领血液检测事业发展的"库尔特原理"。华莱士·库尔特随后的一系列发现与发明既记录了他对库尔特原理不断深化、拓展的历程，也体现了他对血细胞分析和血液学检验实践的持续贡献和对社会的巨大影响。迄今，全球有关库尔特原理的参考书籍已有不下7 000余种！华莱士·库尔特是世界上研制出全自动、全定量、快速、准确、可靠地从血液中提取重要信息并直接转化为临床仪器的第一人。他成功地创立并经营了库尔特电子公司，作为成果转化的基地。该公司（现名贝克曼库尔特公司）已是全球500强企业之一。作为一个没有医学学位、连大学文凭都没有的普通工程师，他对血液学的检验规范，对20世纪下半叶的患者评估过程产生的影响无法估量。2004年，华莱士·库尔特入选美国发明家名人堂，表彰其推动医学发展、实现重大技术进步的卓越功绩。他不尚空谈，求真务实；敏于发明，勇于创新；注重转化，富有远见。他集工程师、发明家、企业家和愿景家于一身。他是生物医学工程的先行者，也是转化研究的实践者，是医工结合的典范；他在晚年（1998年），创立了库尔特基金会，将企业所得收益资助有关学校、专业学会、年青学者，以新的方式造福卫生和生物医学工程事业。

今天我们纪念华莱士·库尔特诞生100周年，总结他对人类医学事业的贡献，探寻他成功的轨迹，以激励后人对生物医学工程事业的热爱，并学习他对社会的无私奉献精神。

1　早年库尔特和远东之旅

华莱士·库尔特于1913年2月17日生于美国阿肯色州小石城（Little Rock）。其家乡北邻密苏里州的富尔屯（Fulton），东接田纳西州的孟菲斯（Memphis）。华莱士·库尔特自幼喜爱工程技术，特别是电子技术。在家乡附近的中学毕业后，他先在富尔屯的威斯明斯特学院（Westminster College）上了一年大学，后为了学习电子学科，转学到佐治亚理工学院（Georgia Institute of Technology）。不巧，碰上1929—1933年全球经济大萧条，他在那里只念了二个学年而被迫辍学。华莱士·库尔特感言，在佐治亚理工的二年学习，为他打下了坚实的工程基础。

华莱士·库尔特对电子工程技术的热爱还体现在随后的各色工作中，例如：他曾在孟菲斯的WN-DR电台当过临时播音员兼设备维修员，同时还进行移动通信的早期试验。他曾在纽约的新闻无线电台（Press Wireless Radio station）工作过；1935年，华莱士·库尔特加盟通用电气（GE）公司的X射线部，担任医疗设备的销售和售后服务工程师。他先在芝加哥地区工作，以后随着GE业务的扩展，觅到一个GE外派远东地区工作的机会。他在菲律宾、马尼拉、香港、澳门、广东以及上海生活和工作了二年多。值得一提的是，二次大战初期（约1940年）作为GE公司X射线机工程师，华莱士·库尔特在上海待了半年光景。在此期间，他对中国的历史、文化与艺术产生了浓厚的兴趣。之后华莱士·库尔特转到新加坡。1941年下半年新加坡处在日军威胁之下，他想离开狮城，无奈船票紧张，没有走成。同年12月，日军开始轰炸新加坡，华莱士·库尔特不得已搭了一只小货船连夜逃往印度。在印度待了几个星期后，他深知直接经欧洲回美国已无可能，于是取道非洲和南美，辗转差不多12个月才于1942年圣诞前回到芝加哥。

远东数年的工作生涯，横贯四大洲的艰难旅程，对一个从美洲小镇走出来的华莱士·库尔特来说是一次革命性的经历，对其以后的事业发展有极其深远的影响。

2　从"库尔特原理"到"库尔特计数器"（Coulter Counter）

二战结束后，华莱士·库尔特曾为几家电子公司工作，包括芝加哥的Raytheon和Mittleman公司。同时，他在家里的汽车库里搭了一个实验室，利用业余时间做些光学与电子学方面的项目或试验新的构想。其中一项是海军研究部（Office of Naval Research）的项目，要求他将涂于战舰上的油漆色料的浓度（颗粒尺寸和颗粒数目）标准化，以加强油漆对船壳的附着力并使不同批次的油漆颜色保持一致。华莱士·库尔特尝试用一枚烧热的针在香烟盒子的包装玻璃纸上烫一个小孔，在该带孔玻璃纸二侧（远离小孔）放二个电极，接上直流电源，让悬浮在样品中的油漆颗粒连同电流一起通过小孔，借此对颗粒计数，收到初步效果。

也许是天意，1947年的一个夜晚，寒风刺骨，他忘了更换油漆样品盒上的盖子，致使液体油漆样品冻结，无法流动，实验告停。由于天气太冷，他不愿意回去换一个样品，寻思："什么东西的黏度与油漆相仿，既有悬浮颗粒，且又唾手可得？"他想到了用自己的血液代替油漆。华莱士·库尔特发现当血细胞通过小孔时，瞬时增加了电路阻抗，发出脉冲。测出脉冲的个数和脉冲高度，可给出颗粒数目和颗粒大小的信息。这就是利用电阻抗对悬浮在液体中的颗粒进行计数和估算其尺寸的原理："库尔特原理"（"Coulter Principle"）。原理的细节详见文献［4］，创意概貌见附录。

这一利用小孔对悬浮颗粒计数的原理既简单又巧妙。但与方法的巧妙易行相反，当华莱士·库尔特为他的这一发明申请专利时，却历尽艰辛。好几位律师都认为"不能给一个小孔授予专利"，拒不接受申请。华莱士·库尔特坚持不懈，经过不断的努力，直到1948年，他找到一位名叫爱尔温·谢尔弗曼（Irving Silverman）的专利律师，后者确信这一新方法有相当大的应用潜力，1949年8月其专利申请得到同意。然而专利审查员仍拿不定主意给"小孔"授权专利。该专利审查员建议在申请书中补充库尔特原理的其他应用实例，这样就有可能以"在限定的电流路径内检测颗粒的原理"获得专利。终于，这个影响深远、适用范围更广的新库尔特原理专利在1953年10月20日获准公布（US Patent2656508）。"库尔特原理"不光在医学检验领域获得了巨大的成功，也在对材料有颗粒度要求的如食品、制药、化工、油漆等领域有着广泛的应用。NASA同样也用库尔特原理来检测其火箭燃料的纯度。

华莱士·库尔特在为GE公司工作期间，常去医院服务。他深深感到检验室工作人员在显微镜下手动计数血细胞既耗时、费力又容易出错。于是，他把库尔特原理率先应用于开发血细胞自动计数的分析仪器上。该仪器就是后来熟知的库尔特计数器（Coulter Counter）。它使每个样本的被计细胞数较显微镜下人工计数时增加约100倍；速率超过每秒6 000个细胞；统计计数误差减小差不多10倍，计数（细胞）和分析的时间由30 min降到15 s！达到了自动、快速、准确的目的。

为了改进计数精度，必须精确测量流过小孔的细胞悬浮液的体积。华莱士·库尔特与他的胞弟约瑟夫·库尔特（Joseph Coulter）发明了一种基于水银压力计的精确的体积测量方法（US Patent 2869078）。该测量系统，配上一个对准小孔的显微镜所组成的样品台，竟统治了血液检验界达30年之久。上述样品台加上接口电路、脉冲计数器等构成第一台库尔特计数器样机，并于1953年送至NIH（美国国家卫生研究院）评估。先由NIH马特恩（Mattern）博士领导的"过敏和传染病研究所"进行试验，结果非常满意，后又将仪器转到NCI（美国癌症研究所）继续试验，并分别于1956和1957年发表报告肯定了库尔特方法对血细胞计数的精确性与方便性。库尔特技术的重要性立即得到确认。

第一款商业化的库尔特计数器属A-型，1956年面市，专为临床诊断急需的白血球计数设计。首批300台产品均销往研究所。A-型库尔特计数器在电子技术上有些瑕疵，其信号幅度不够稳定，因此颗粒尺寸的测量欠准确。华莱士·库尔特克服了A-型计数器的所有不足，设计了性能更好的B-型库尔特计数器，然后又发展为C-型库尔特计数器。该款计数器可分辨1 μm的颗粒，专作工业应用，有大量电子管，总功率消耗达20 kW，只生产了几台，代表了库尔特计数器的先进水平。至此，库尔特计数器的业务已获成功，1958年华莱士·库尔特与其弟约瑟夫·库尔特创建了库尔特电子公司（Coulter Electronics），制造销售他们生产的库尔特计数器。1959年为了在欧洲保护他们的知识产权，在德国与法国成立了分公司。1961年，公司从芝加哥迁到迈阿密Florida，开始了新的征程。1959年集成电路的发展，促成了S型库尔特计数器于1968年问世。每个S型计数器有1 200个半导体器件，据统计，当年所有S型计数器消耗的集成电路占同年全世界IC总产值的

5%，S型计数器的成功在血液学界引起轰动，也看出库尔特电子公司的发展势头。业界评论S型计数器是血液学领域最成功的仪器。1980年前后，库尔特的一些专利到期，许多公司竞相仿造库尔特计数器产品，迫使华莱士·库尔特不断推陈出新，始终雄踞技术高峰。需要补充的是：1960年华莱士·库尔特被授予具有很高荣誉的约翰斯考特科学成就奖（John Scott Award for Scientific Achievement）。该奖于1816年为"天才的男女人士"设立，专门授予对人类有革命性贡献的发明者。历史上获此荣誉的科学家包括爱迪生、居里、马可尼等。在"库尔特原理"和"库尔特计数器"问世不久，华莱士·库尔特就获此殊荣，足见库尔特原理的魅力，也看出评奖者的远见！

3　华莱士·库尔特对细胞分选器和流式细胞仪的贡献

流式细胞仪是用于对高速直线流动的细胞或生物微粒进行快速定量测定、分析和分选的装置。其特点是检测速度快、测量参数多、采集信息量大、分析全面、方法灵活，还能分选出特定细胞群进行深入研究。流式细胞仪自20世纪60年代末诞生以来已有半个多世纪，它为生命科学领域作出了巨大贡献。A-型库尔特计数器可以说是世界上第一台流式细胞仪（雏形）。马克富怀勒（Mack Fulwyler）的细胞分选器是当代流式细胞术的一个实现。华莱士·库尔特虽然没有直接参与细胞分选器的发明，但其基于阻抗的细胞计数技术（库尔特原理），是富怀勒发明的基础。1965年11月12日富怀勒在Science上发表文章："根据细胞体积用电子学方法分离生物细胞的装置"，公布了细胞分选器的关键技术：① 利用超声振动把细胞悬浮液碎成均匀的小滴（72 000滴/s）；② 利用库尔特孔径逐个测量细胞体积，从而得到高度与细胞体积成正比的电脉冲；③ 同时，该细胞随着悬浮液滴从喷嘴里以一定流速喷出，经过一充电装置，充电电压受相应细胞的库尔特电脉冲（反映细胞体积）调制；于是，细胞就被充上与其体积相应的电荷；④ 接着，液滴（含细胞）就进入像示波器一样的偏转场，带电细胞受力偏转后分离到相应的收集容器中。该细胞分选器有效地从老鼠和人血的混合液中分离它们各自的红血球，也能从大量的老鼠淋巴细胞的混合体中把它们成功地分离出来。

细胞的"电透明度"（或称"射频透明度"Radio-frequency Opacity）测量是华莱士·库尔特的另一个里程碑式的贡献。在富怀勒公布根据细胞体积分离生物细胞的装置的差不多时间，华莱士·库尔特（1966年）提出了"细胞电透明度"的概念。由于原先的库尔特细胞计数技术其激励电流源是直流，只能测量细胞的形态尺寸，而不能分辨体积相同而性质不同的细胞。他提出利用射频电源，即在其经典的库尔特计数装置中，以一个射频电流源或两个不同频率的电流源（可包括直流源）的组合代替单一直流电流源作为激励电源。他说："细胞在射频下测得的'尺寸'与在低频或直流下测得的'尺寸'是不同的。其差别反映了细胞的'电透明度'"。他提出了许多巧妙的实现方案，并能根据电透明度、介电常数、电阻系数，信号的相位差等对细胞进行分类。他的设计同时有效地降低了测量噪声。华莱士·库尔特就此发明在1966年5月申请了专利，并于1970年3月获得授权（US 3502974）。他相信利用"多路复用"（multiplexing）技术可以获得比细胞性质更详细的信息。

精益求精是大发明家的特色，华莱士·库尔特随后对细胞的"电透明度"测量仪在技术上作了许多改进，解决了多个射频电源间的干扰问题，以及由于温度漂移和悬浮液压力变化而导致的射频源频率的失谐问题，形成了"测量颗粒电阻和电抗的颗粒分析仪"的专利（US 4791355）。1986年10月申请，1988年12月获得授权。"电透明度技术"是库尔特电子公司在血液学仪器众多技术中的一个核心技术，且一直延续到现在。它使华莱士·库尔特的全自动、多参数血流学仪器的理念的实现推进了一大步。近年发展的"阻抗流式细胞仪"[11, 12]实际上是库尔特电透明度概念的延伸与拓展。

4 华莱士·库尔特基金会（Wallace H. Coulter Foundation）

经过长期患病后，华莱士·库尔特于1998年8月7日逝世。他一生的最大心愿是促进医疗保健事业，使它能惠及每个平民百姓。为此，他在逝世前（1998年）设立了库尔特基金会。他把遗产赠给基金会，资助医学研究和工程应用。基金会的第一笔巨款约1.5亿美元于2000—2006年间资助与华莱士·库尔特生前有密切关系的学院、大学以及专业协会。它们是：

- 佛罗里达国际大学FIU（库尔特公司的许多员工毕业于该校），资助该校迅速成立生物医学工程系；

- 佐治亚理工大学（华莱士·库尔特母校），成立了Georgia Tech/Emory Coulter生物医学工程系；

- 斯密斯学院（女校），建立国际奖学金计划，资助发展中国家合格女学生上该学院；

- 威斯特明斯特学院（华莱士·库尔特母校，培养了他的好学精神），资助成立库尔特科学中心；

- 克拉克生大学（以优异的颗粒技术研究著称，华莱士·库尔特曾是该校董事会成员），资助其加强胶粒研究和康复工程；

- 纽约城市大学（表达911后对纽约的帮助），资助该校生物医学工程系的实验室建设；

- 迈阿密大学（华莱士·库尔特经常访问的大学），资助血小板研究室，流式细胞仪研究等；

- 迪拉德大学和扎维尔大学（受飓风Katrina袭击，两校损失严重）。

基金会资助的专业学会有：美国血液学会（ASH），美国临床化学协会（AACC），生物医学工程学会（BMES），美国医学与生物工程学会（AIMBE）等。

在2005年后，库尔特基金会发起了转化研究计划。包括两大内容：① 库尔特转化伙伴计划；② 库尔特转化研究奖。迄今有16所大学纳入了库尔特转化伙伴计划，包括：Standford University, Columbia University, Johns Hopkins University, Georgia Tech/Emory University, University of Michigan, University of Washington

Seattle, University of Virginia, University of Wisconsin, University of Missouri, University of Louisville, Boston University, Case Western Reserve University, Drexel University, Duke University, University of Southern California, University of Pittsburgh。有124人次获得库尔特转化研究奖。国外的华人学者有多人获得库尔特转化研究奖。

5 结语

华莱士·库尔特的成就、贡献、精神和人品显然不是一篇短文所能概括的。历史上只有少数的发明家能像他那样对人类健康产生如此重大的影响。他充满好奇的性格以及洞察未来的能力使他在40余年内延续其发明的动力，历久不衰。人们统计，血液学领域沿用至今的基本仪器有95%以上是由他直接发明或由他的那些发明所衍生的。人们称他为现代血液学领域最优秀的技术型创新者，显然不为过。实际上，他在取得每一项发明时，早已嗅到别人还未觉察到的潜在的机会。他的远见是与他把新思想转化为产品的超强能力结合在一起的。穷其一生，华莱士·库尔特只在1957年的Proceedings of National Electronuic Conference上发表过唯一的一篇学术论文。他的智慧、他的贡献全部体现在其85个专利中，融合在遍及世界的血液学检测仪器中。按照现代国人的看法，他的许多专利完全可以改写为学术论文，但他却几乎完全转化为产品。他常常以最基本的电路原理实现他的巧妙的技术构想。他的公司一切为用户着想，为用户提供工作所需要的一切服务，包括试剂、仪器保养、用户教育、操作人员培训、即时电话服务以及用户实地随访等。因此竞争对手常自叹勿如。华莱士·库尔特逝世前，1997年10月其公司与加州的Beckman公司合并而成为Beckman-Coulter公司。现在Beckman-Coulter公司已是进入500强的世界上最大的颗粒仪器公司之一。像所有成功的人士那样，华莱士·库尔特以身作则，奋斗在科研生产第一线。他终生未婚，视员工为家人，帮他们解决实际问题。他有很强的凝聚力，因此他的研发团队永远保持优秀；他不甘落后，永为人先。华莱士·库尔特创造了由他代表的医学仪器的新时代，改变了医学诊断的走向。他追求的目标：定量而简单、自动而准确、价廉而物美，可以说已得到完美实现。华莱士·库尔特始终把普通人的疾苦记在心头，他渴望用他的工程才能尽可能改善普通老百姓的生活质量。正是这种为民造福的宏愿、敏于发明的智慧、与时俱进的精神、刻苦踏实的作风、富有远见的才能，造就了一位伟大的发明家、科学家、工程师兼企业家！正是：科学服务人类，小孔孕育伟大！

6　附录

专利的创意（Coulter原理）由图2的通用装置说明。

悬浮液样品20盛在左右2个由绝缘材料做成的容器21与22中，二容器中间有一条很细的狭隘通道23相连，这一通道细到只能检测一个颗粒。如果通道是用来检测红血球的，该通路的直径应小于千分之一英寸。同时，这一通道愈短愈好。带颗粒的悬浮液以一定水头高度在给定时间内从一个容器流向另一个容器。容器21内有一电极24，容器22内有一电极25。电流就通过该狭隘通道，从一个容器的电极流到另一个容器的电极。当有颗粒出现在狭隘通道时，电流就发生变化。

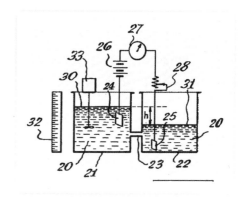

图2　库尔特原理示意图

图3是库尔特计数器的实样草图。

玻璃管62相当于图2容器21，60相当于图2中的22，悬浮液61贯穿于两个容器中，玻璃管壁上的小孔65相

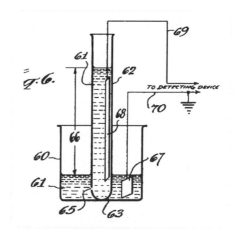

图3　库尔特计数器示意图

当于图2中的狭隘通道23。68，67是一对电极，与小孔65及悬浮液组成一个电流通路。当颗粒出现在小孔处时电流通道内的阻抗发生变化，在检测线路（69，70）上出现一电脉冲信号。

参考文献：

［1］ Simson E. Wallace. Coulter's life and his impact on the world [J]. IntJ Laboratory Hematology, 2013, 35, 230–236.

［2］ Robinson J. Paul. Wallace H. Coulter. Decades of invention and discovery[J]. Cytometry, 2013, Part A, 83A：424–438.

［3］ Coulter W H. High speed automatic blood cell counter and cell size analyzer[J]. Proc. Natl Electron Conf, 1957, 12: 1034–1042.

［4］ Coulter W H. Means for counting particles suspended in a fluid[P]. US Patent 2 656 508, filed August 27, 1949 and issued Oct.20, 1953.

［5］ Coulter W H, Coulter J R J. Fluid metering apparatus[P]. US Patent 2 869 078, filed May 9, 1956 and issued Jan.13, 1959.

［6］ Mattern Carl F T, Brackett F S, Olson B J. Determination of number and size of particles by electrical gating：Blood cells [J]. J Appl Physiol, 1957, 10: 56–70.

［7］ Fulwyler, M J. Electronic separation of biological cells[J]. Science, 1965, 150: 910–911.

［8］ Coulter W H, Hogg W R. Signal modulated apparatus for generating and detecting resistive and reactive changes in a modulated current path for particle classification and analysis ［P］. US Patent 3502954, 1970.

［9］ Coulter W H, Rodriguez C M. Particle analyzer for measuring the resistance and reactance in a particle [P]. US Patent 4791355, 1988.

[10] Robinson J. Paul. Mack Fulwyler in his own words [J]. Cytometry, 2005, Part A 67A : 61–67.

[11] Ana Valero, Thomas Braschler, Philippe Renaud. A unified approach to dielectric single cell analysis : impedance and dielectrophoretic force spectroscopy [J]. Lap Chip, 2010, 10: 2216–2225.

[12] Hongjun Song, Yi Wang, Jenna M. Rosano et al. A microfluidic impedance flow cytometer for identification of differentiation state of dtem cells [J]. Lab Chip, 2013, 13: 2300–2310.

[13] http://www.whcf.org/about/the-coulter-foundation [EB/OL].

[14] http://www.beckmancoulter.com.cn/about_5.asp [EB/OL].

（本文原载于《生物医学工程学进展》2013年34卷第3期，署名："生物医学工程进展编辑部"，庄天戈执笔）

第六章

他人眼中的庄老师

<<

我们的父亲

庄 槿 桑 鸿

　　父亲七十岁生日还历历在目，一晃即将迎来爸爸九十岁的生日。这二十年，对爸爸说来极不寻常。他在2016年连续经历了两次脑梗，身体状况大不如前，但他每天坚持走路，即便是下小雪、小雨，他依然每天围着小区池塘兜圈，俨然成为小区里的一道风景线，自然也成为居民们的话题。爸爸的这种自律和钉钉子精神时刻影响、激励着我们。

　　爸爸乐于助人，常用"不以善小而不为"勉励自己，并付诸行动。记得1979年以前，爸爸一个人在西安工作，我们与妈妈住在上海交通大学的徐汇集体宿舍。一般，爸爸每年回一次上海。我们的学习、生活平时全由妈妈照顾，妈妈工作一忙，我们也就放任自流。爸爸每次回上海，总是先忙着为西安的同事代购上海的商品，甚至还帮同事带了大米回西安去。但他从无怨言……

　　有一件事我们隔了许久才知道。当时我们住在离交通大学半小时行程的天钥新村。一次在天钥新村附近，一位盲人的手杖坏了，无法行走，爸爸亲自陪该盲人兄弟走了一公里左右，把他送到目的地后再返回。

　　与对他人的关心与帮助相比，爸爸对我们的教育和关怀显然不够。总的说来，我们与爸爸聚少离多。1979年他调回上海后，马上被公派去了美国，我们与爸爸又一次作了两年的离别。爸爸按时回国后，他更是忙于工作，无暇顾及我们。无形中，培养了我们独立思考及解决问题的能力。

在我们的记忆深处，爸妈对生活态度是"够用即可"，对专业探索则是"孜孜不倦"。有一次，爸爸在教学过程中，对某个细节讲起来总觉得别扭，妈妈就让他把思考过程说一遍，在叙述过程中，爸爸发现了症结之所在，茅塞顿开。这就是所谓的夫唱妇随吧！

听妈妈说爸爸在工作中总是事必躬亲，不随便把同学当劳动力使。为了把瑞金医院赠予上海交通大学的淘汰设备尽快运到交大，以便让同学增加直观认知，他独自利用星期天休息时间预先去医院做好拆卸前的准备工作，使次日设备的装运速度明显加快。为了找寻合适的场所放置该设备，爸爸还亲自在徐汇、闵行校区看了不下七八个场所。功夫不负有心人，最后在上海交通大学闵行校区校办工厂找到了一个仓库，把那台设备安顿了下来。

爸爸总是把工作放在首位，对我们的学习与他自己的"私事"常放在次要位置。

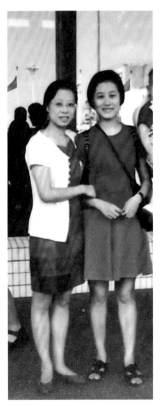

左起：庄槿，桑鸿。

记得在申办2005年国际会议的关键时刻，爸爸在家里洗澡时不小心在浴缸边摔了一跤，肋骨受伤、胸部疼痛难忍，妈妈用一根绑带帮他处理后，爸爸照常到学校上班，处理申办事宜。直到他与几位教授从美国申办回来，才从医院获悉他的2根肋骨骨裂了。他是带伤申办啊！

上述事例是爸爸对我们无言的教育，它强烈地感染着我们。使我们懂得了什么是对工作的责任心和使命感，告诉我们怎样以这种钉钉子精神把工作做到极致。

如今我们也有了自己的事业与家庭，猛然发现我们的基因中深深地刻着父亲的印记，包括对工作的投入、对知识的渴望和对新鲜事物的好奇心。对他的了解也有了进一步加深，也让我们释怀。人生是一个一个选择累积起来的结果，爸爸正迈入迟暮之年，我们唯愿他在接下来的日子里每天都活成最好、最开心的自己。这是女儿们最真诚的愿望。

女儿：庄槿、桑鸿

庄天戈教授和我的一些往事

朱章玉

  2024年1月中旬，我校生物医学工程学院从清华大学调来的新院长廖洪恩教授原计划于16日上午专门拜访庄天戈教授（后因教育部一位副部长来校检查工作，廖院长要参加接待故中途返回学校）；1月30日，徐学敏副校长和赵俊教授登门看望了庄老师，希望他写些上海交通大学生物医学工程创建、建设与发展方面的东西，庄老师说："我在两年前陆续写了一些材料，包括我个人的，已给学院了。"2月26日，生命科学技术学院党委副书记王鑫（也是庄教授曾指导的硕士研究生）给我来电，告知今年11月是庄天戈教授90大寿，生医工由赵俊老师具体负责征集回忆文章、照片等，计划为庄老师出一本文集，想邀请我写一篇。我欣然答应，便回忆、撰写了此文。

  在历史转折关头，我校抓住改革开放契机，毅然紧跟浙江大学，早在1978年就和上海第一医学院共同创建了生物医学工程专业，我们积极争取国家医药管理总局的大力支持，很快建立了新的医用电子和超声医学基础实验室，并利用范绪箕校长专门拨给的40万美元世界银行贷款，购置了当时国内没有的、世界先进的医用图像处理装置。与此同时，庄天戈老师79年调来我校后即被学校选为骨干教师派往美国圣路易斯华盛顿大学访学。他学习先进的生物医学工程，非常刻苦认真，两年后准时学成回国，来到我校新建的生物医学工程教研室，便立即投入教学和科研工作，将他在美国所学习到的先进理念和科技，利用学校已购置的先进医用图像处理装置，和其他师生一起很快就在中国开辟了生物医学工程领域的一个新方向。多年来他不仅培养了一批优秀学生，还取得了国内外公认的多项科研成果。他主编的多本教材被评为优秀教材，他所开设的课程获上海市教学成果奖和国家级精品课程（这也是全国生物医学工程学科中第一门精品课程），为此他获得了"上海市育才奖"。2010年后，一次他专门陪我到联影公司上海基地参观，毕业于上海交通大学的公司负责人张强亲自陪同我们参观一天，在同我们座谈时，与庄老师一起探讨了许多关键技术问题，给我留下深刻的印象。为了表彰庄天戈教授长期在教学和科研方面的突出贡献，2009年12月26日，在我校庆祝生物医学工程专业成立30周年大会上，专门给他颁发了"生物医学工程终身成就奖"。

我和庄教授真正有较多交往应始于20世纪90年代初，是在我们生物技术研究所完成国家"七五"科技重点攻关任务后，学校和翁校长让我接任生物科学与技术系主任工作，不久又接到钱学森先生给我的亲笔来信，学校领导更加关注生命科学发展之时，庄老师在国家和上海市生物医学工程学会已参与了很多活动。而在这些领域，我早年在参与生物医学工程专业创建时交过不少朋友，如天津大学王明时教授、上海市生物医学工程学会陈明进秘书长等。我和王明时曾一起多次跑国家医药管理总局，天津大学最终和清华大学一样也算国内第一批被批准设立生医工专业的四校之一，庆幸的是，仅浙江大学和上海交大两校获得了150万元实验室建设费。王明时一直在天津大学生医工学科，他也是中国生物医学工程学会最早的创始人之一（我早在20世纪80年代就按学校意旨转搞生物技术了）。庄老师和王明时、陈明进等一直有很密切的交往，因而我和庄老师在校内也逐步加强了联系。后来应西安交通大学蒋大宗先生邀请，我专门去西安交大进行了一次访问交流。庄老师早年在交通大学（上海）就读本科，毕业后即随校迁往西安，并在西安交大任教20余年，他对那里的人和物非常熟悉，也很有感情。我是第一次到西安交大，参观了校园、实验室，特别是钱学森图书馆，似乎既陌生又亲切（西安交大比上海交大徐汇校区大多了，但学校的格局又很相似，连不少行道树都差不多）。在几天访问交流中，我深感庄老师和蒋大宗先生等一批专业同行关系非常密切。西安交大有许多精神非常值得我们学习和传承，但由于地域差异，上海交大生医工和生命学科的发展当时确实领先一步，虽然西安交大也有不少人投入新学科的发展，像蒋大宗先生这样的著名学者就带领不少中青年骨干从事生医工的研究，但由于分散在多个系、专业，没有集中形成力量，甚至有点互不相让。这次我和庄老师赴西交大交流学习，更促使我们下决心，要努力把新学科加快搞上去。而对西交大兄弟同行而言，也使他们看到了差距而决心奋发追赶（蒋先生当时就说，看来西安交大比上海交大在生命科学发展方面至少迟了十年）。后来庄老师在和徐学敏副校长一起努力争取和筹备了IEEE国际生物医学工程年会首次在中国举办，当时蒋大宗先生曾亲临上海指导大会筹备工作并带领西安交大有关师生到上海参加了这次大会，我也由庄老师安排有幸和蒋先生及全国前来的有关老朋友再次欢聚，倍感亲切。

1996年下半年校党委已着手研究在学校建立二级学院工作，我们生物科学与技术系经过几年努力正逐步打开局面，但仍很弱小。在获知学校意图后，我即和罗九甫等同志商量，若学校将数理化生合并一起成立理学院，很难有我们的地位，为此我们得另谋出路。当我们看到一份1996年4月5日由中国科学院周光召院长出席、上海交通大学翁史烈校长和中科院上海分院汤章城院长签订的校、院合作协议书后，便想到是否能争取由学校和中科院上海分院联合成立一个生命学院？这个想法得到王宗光书记的大力支持，她亲自和我们一起商量如何实现方案。在王书记直接指导下，我们确定了"外联内合"的原则：学校内部要整合力量（建成学院至少要有三个系）、外部则联合中科院上海分院。1996年11月14日高教研究所董育常对我说：王书记希望你们主动与精密仪器系830生物医学工程教研室沟通，争取他们也一起进生命学院。听后我们即与庄天戈教授和王一抗老师等人联系、商谈。830教研室经过酝酿后，大家总的意向是希望进新成立的生命学院。1997年2月3日我和罗九甫又根据王宗光书记的意见，主动找高电压陈亚珠院士，希望她带团队一起进入待建的生命学院，并请她当生物医学工程学科带头人，专设"生物医学仪器研究所"。陈院士表示支持。我们从她的专业需求情况出发，同意她在生医工和高电压两个专业方向上招收博士生。就这样，在王宗光书记亲自主导下，在庄天戈教授和陈亚珠院士的支持配合下，我们完成了校内的整合。与此同时，我们又在王书记、翁校长的帮助下，争取了中科院上海分院汤章城院长和上海植生所许政恺所长的支持，特别取得了背后起重要作用的沈善炯院士的认可，最终经过半年多的努力，1997年2月19日"上海交通大学、中科院上海分院联合建立的生命科学技术学院"正式成立了，从此，上海交通大学生命学科走上了发展的快车道，这也是上海交通大学当时在全校建立的第一个二级学院。生命学院建立后，庄天戈教授作为生物医学工程方面的代表进入学院行政领导班子，经学校批准，他成为负责学院科研工作的副院长。我们从此在一个学院行政领导集体中愉快地度过了多年。

1997年5月23日，庄天戈教授和我们邀请世界生物医学工程创始人、美国著名华裔学者冯元桢先生再次访问我校，并由翁史烈校长给他颁发了上海交通大学名誉教授证书。当天学校党委书记何友声也参加了颁证仪式并听取了学术报告（实际上，早在1978年邓旭初书记率团访美时就专门参观了冯先生的加州大学圣地亚哥分校实验室，不久，冯先生来校访问，范绪箕校长曾接待他并给他授予名誉教授证书，因为他们和钱学森先生都很熟，加上上海交通大学最早搞生物医学工程相关工作的就是和何友声院士同在工程力学系的江可宗教授，也许受冯先生的影响，江先生很早就进行生物力学血液流变学的研究）。

为了学科交叉、融合，加速新学科在学校的发展，生命学院领导班子接受胡钧、贺林等人的建议，受华裔诺贝尔物理学奖得主朱棣文在斯坦福大学创建Bio-X研究中心的影响和启迪，希望我校也能筹建相应机构，我们的想法得到了学校王宗光书记、谢绳武校长的大力支持，他们和学院同志一起研究，制订了实施计划，并派徐宇虹教授主动到斯坦福大学邀请朱棣文博士来校访问、座谈。正是得到了朱棣文博士的具体指导，学校在认真筹备后终于在2000年4月5日正式成立了"上海交通大学Bio-X研究中心"，国家自然科学基金委员会副主任朱作言院士和沈善炯院士等专门出席了成立大会，王宗光书记为了表示学校的支持，还应邀担任了首任研究中心主任。

在此基础上，为争取朱棣文博士更大的支持，2000年8月23—24日再次邀请他来校访问。庄天戈教授不顾年岁已大，仍和贺林、邓子新、胡钧、周秀芬、徐宇虹等20余位中青年学者一起向朱棣文博士积极介绍和交流了各自的学术研究和教学工作，得到了朱棣文博士的认可和好评，并经中科院上海技物所王育竹院士（朱棣文博士好友）帮助做工作后，朱棣文博士最终表态接受我校名誉教授的聘请，并愉快地接受担任我校Bio-X研究中心的名誉主任，这是一个很大的突破。

2000年底，我因年龄到期，得到学校领导批准按时离开学院领导岗位，至此，我和庄天戈教授除了参加学院的一些集体活动外，很少再见面，但我俩几十年的往事仍历历在目。我校生物医学工程学科正是在历届校领导大力支持下，在陈亚珠院士、庄天戈教授、朱贻盛教授等老一辈传承下，在陆续引进的徐学敏、梁培基等一批批中青年骨干带领下，团结广大师生不懈努力，不断创造了新的辉煌。

几十年来庄天戈教授给我的印象就是：他是一位严于律己、淡泊名利、勤奋努力、不断追求真理的人；是一位心胸坦荡、品德高尚的人；是一位重尊严、守良知的人；

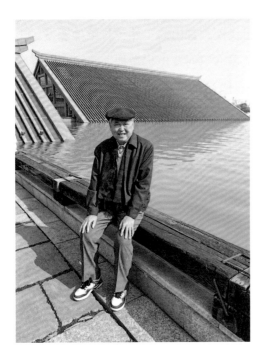

朱章玉

是一位勤业精专、造诣很深的人；是一位尊师重教、杏坛追梦的人；是一位努力深谙并理解"钱学森之问"的人；是交通大学培养并献身教育的人；是体现交通大学朴实无华、埋头实干传统的人；他是上海交大人，也是西安交大人，更是交大人。他是我学习的榜样，我心中的"良师益友"。

祝我校生物医学工程学科昌盛，祝庄天戈教授健康长寿！

（朱章玉是上海交通大学教授，生命科学技术学院原常务副院长）

扶锄望　处处青痕

——记我国 PACS 事业的先行者庄天戈教授

曹厚德

20世纪80年代后期，信息化的浪潮猛烈地冲击着医学领域，使有识之士的思维方式随之发生着潜移默化的改变。此时，一双深邃、睿智的眼睛紧紧地盯住一个在国内尚鲜有人知的课题——图像存档和传输系统（picture archiving and communication system, PACS）。时至1999年，在中华医学会放射学分会的全国学术会议上，笔者受命主持有影像学界、放射工程界及企业界三方人士参加的PACS论坛，得出的结论为：影像科技的发展离不开PACS……

一、见微知著创新业

作为上海交通大学生物医学工程系的领军人物，庄天戈教授跟踪研究PACS始于20世纪80年代后期，发端于SPIE的一则征文通告（由于当时我国较少直接参加SPIE会议，因此征文通告成为重要的信息窗口）。从1986年起，该会每年都有PACS的征文。那时国内对PACS这一名词尚十分陌生。追溯发现，1982年起，SPIE就有PACS的专门会议，迄1985年已召开三次。令庄教授惊愕不已的是，1982年第一次PACS会议的论文集上有两篇文章出自他熟悉的J. R. Cox, D. Snyder和J. Blaine等教授之手。他们是庄教授1980年在华盛顿大学生物医学计算机实验室进修时的几位大牌教授。回想起当时他们带领一些研究生整天忙忙碌碌，竟是在研究将来会改变医院管理与运行模式的PACS。庄教授一边暗暗诅咒当时自己的无知，对发生在眼皮底下的事，竟浑然不知，一边又预感到机遇与挑战的来临，决心奋起直追。在遍览文献后，于1990年10月在南京召开的"中国电子学会生物医学电子学与中国生物医学工程学会"学术会议上，庄教授以PACS为主题进行介绍，并在1991年第2期的《CT理论与应用研究》上发表题为《图像存档及通讯系统与远程放射学》的文章。事实上，1989年以前，加拿大著名学者Richard Gordon曾和上海交通大学联系，拟与华西医科大学等合作研究"远程放射学"，但此事因1989年的"六四事件"而搁浅。虽然与机缘擦肩而过，但PACS与远程放射学的研究已成为庄教授团队瞄准的方向。1993年9月，庄教授去美国宾州大学访问，特别关注该校在PACS方面的研究，并专门访问了宾州大学医学中心的Sridhar B Seshadri教授，耳濡目染了DICOM标准草案征求意见的过程，带回有关资料，组织研究生开始对与PACS有关的标准ACR-NEMA1.0、ACR-NEMA2.0和DICOM3.0进行消化吸收与研究，那时离美国启动PACS研究已将近十年。十年，这是我国落后先进国家技术的统计平均时间！换言之，在我国启动PACS，此其时矣！

二、孜孜以求初见效

机会眷顾有准备的人。1995年，上海市静安区中心医院（为笔者终身工作的单位，以下简称"医院"）面临升级改造，决定开发包括PACS在内的"综合信息管理系统"。当时国内还没有已集成的多模块PACS，更没有这类具有自主知识产权的PACS。1996年，国际著名PACS专家、美国加州大学洛杉矶分校（UCLA）的华裔科学家黄焕庆（H. K. Huang）教授访问交通大学，给予很大的鼓励。在两年中，医院经与IBM、HP、DEC等18家中外厂商进行了多次洽谈后，权衡利弊，最终选择上海交通大学为合作伙伴。这是医院对上海交通大学在医学成像领域的长期积累和对PACS多年跟踪研究工作的肯定，毋庸讳言，医院与上海交通大学都属于国内PACS领域里第一批吃螃蟹者。由于笔者曾参与项目评估、论证等工作，所以积累的相关知识成为笔者早期介入我国PACS事业（担任上海第二医科大学附属瑞金医院PACS项目的顾问）的基础，得益匪浅。上海市静安区中心医院是由原上海同济医院、原第一劳工医院两家市级医院合并成的一所二甲医院，当时装备的成像设备有：常规CT、DSA（均无DICOM接口）、X射线摄影、B超和内镜，月数据量约为60 GB。庄教授先后组织十多位教师对院情和需求进行详细调查后投入工作。课题开始时，再次得到黄焕庆教授的具体指导，少走了不少弯路。同年，上海中国科学院技术物理所张建国教授回国，也给予诸多帮助。由于IT技术的飞速发展，从1997年项目启动到2002年验收鉴定，5年中实际上已开发完成了两代PACS及几个版本软件的开发。其过程大致经历三个阶段。第一阶段：开发PACS的各个模块和相应软件，包括彩超、内镜、CT、DSA、X射线摄影等各种采集工作站及相应软件，以及数据库、存储器的相关软件和图像显示工作站的软件等。由于当时医院处于发展中，所有设备均无DICOM 3.0数字接口。图像采集（包括CT、B超、内镜图像）均通过视频接口，经由图像板获取；X射线片则经扫描仪数字化，再将这些静态图像文件编码成与DICOM 3.0相兼容的文件格式，工作量实际上较有标准DICOM通信接口的系统要大得多。同时医院也是边实践边熟悉，需求不断改变，因此程序免不了多次返工。至2000年7月，已完成上述各成像模式的图像采集、传输、调用、报告撰写等功能，并在B超室、内镜室稳定使用，获得好评。第二阶段：放射科信息管理系统（RIS）的更新和开发。完善了收费、预约、报告以及RIS/HIS/PACS的整合，并完成对存储器的升级。2001年9月，RIS/PACS系统软件通过上海计算机软件技术开发中心与上海市计算机软件评测重点实验室的技术测试。第三阶段：医院引进CR和螺旋CT，可提供DICOM 3.0格式的图像，因此，相应软件必须再进行升级、更新，将诊断工作站、显示工作站的功能扩展，增强。随后又根据需要，研究成功了图像数据安全系统。至此，PACS已从一纸合同变为铁定的现实。

三、 春江水色绿如蓝

严峻的考验在于：第一阶段任务完成后，对医院的PACS来说实际上仅完成了"第一代"。由于医院设备的更新，总的任务还未完成，时间却已过去近三年。此时大部分研究生行将毕业，何去何从？面临抉择。三个问题始终盘桓在庄教授的心头：① 几位业务骨干在项目实践过程中已培养成为PACS技术行家，如果毕业后改行他就，这是一个极大的损失，于国家不利；②"行百里者半九十"，项目将功亏一篑，必然造成重大损失，于医院不利；③ 以后上海交通大学的PACS实施将到此止步，前功尽弃，对学科建设是莫大的损失，于学校不利。

面临严峻的抉择，庄教授征求两位骨干研究生的意见，是否可考虑自筹资金成立公司，继续把任务完成，使"三个损失"变成"三大受益"。博士生胡海波与硕士生陈昇都表示同意。难能可贵的是，当时陈昇已与某国际知名公司签订就职合同，他毅然退掉了合同，贷款投资。这年正逢上海交通大学号召学生自主创业，客观形势有利。在内外环境的触动下，寓意"青出于蓝而胜于蓝"的青蓝公司在2000年上半年诞生。现在回顾，这可能是一次冒险的举措，因为据后来统计，学生创业成功率仅5%左右。公司以30万元人民币的注册资金开张，在最困难的时候，连工资都发不出。历经种种困难，终于完成了PACS的第二、第三个阶段任务，不但超额完成合同，同时青蓝也得以生存。

上海交通大学则沿着PACS这一方向继续进行了许多研究，培养了第一位PACS方向的博士生和一批硕士生，在基于内容的图像检索、医学图像的无损数字水印等研究方面培养了几位博士生，取得了重要成果。2004年，"JHQ医学影像存取与传输系统"获上海市科技进步三等奖。虽然奖励级别不高，但对于我国具有自主知识产权的PACS诞生而言，却留下浓墨重彩的一笔！

四、 苍鬓丹心结硕果

初识庄教授于20世纪90年代，那时我俩均为上海生物医学工程学会理

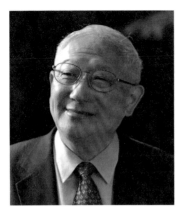

曹厚德

事，常聆听庄教授在会上的发言，虽娓娓道来却颇具真知灼见；虽谦恭平和却令人信服。交往日久，更识其诸多优秀品德。2010年，鉴于庄教授在生物医学工程领域中的骄人业绩，在上海交通大学生物医学工程专业成立30周年庆典上，庄教授荣获"生物医学工程终身成就奖"。面对我国方兴未艾的PACS事业及以此为基础的区域信息化的蓬勃开展，庄教授就像一个辛勤耕耘的老农，扶锄而望，青痕满目。

（曹厚德是中华医学会影像技术学会原副主任委员，上海市静安区中心医院放射科顾问；1993年起享受国务院专家津贴。本文原载于《厚德载物》杂志2010年第9期）

《中国医疗器械杂志》引领者——庄天戈教授

杨秀琼

庄天戈教授是中国生物医学工程学科中德高望重的资深学者，从事生物医学工程学科教育数十年，桃李满天下。庄天戈教授知识渊博，精益求精，谦虚敬业，务实理性，教育与科研硕果累累。中国第一份与生物医学工程学科相关的学术期刊《中国医疗器械杂志》，长期以来，得到庄天戈教授与许多同仁的关心、支持与帮助。庄天戈教授是任期最长的编委会副主任，为这本期刊的高质量发展与学术水平的提高，提出了许多建设性的意见，帮助期刊取得长足的进步。庄教授对杂志的支持是全方位的，无论是有关杂志的重大决策，如办刊方向、学术内容、发展方向、重大选题还是论文的撰写、组稿、审稿都积极参与，给予许多精神支持与业务指导，积极推进并帮助落实了期刊从传统纸质投审稿转变为在网站上投审稿。

庄天戈教授在不同历史阶段与时期均能提出适时的选题内容，如1995年为纪念伦琴发现X射线一百周年，在庄教授与曹厚德教授提议下，《中国医疗器械杂志》编辑部与上海交通大学合作一起召开"伦琴射线发现命名100周年暨学术报告会"，国内有关从事X射线诊断设备研制的科研单位、生产制造单位、大学与医院的工程技术人员、专家、教授及权威人士作了相关的报告。内容精彩纷呈，涉及X射线的方方面面，包括X-CT、DSA、PACS、X刀、伽马刀、乳腺X射线诊断设备以及图像质量控制与标准等，与会者围绕放射成像展开了积极讨论，彰显了我国在X射线领域的成就。庄教授为此专门撰写了《医用X射线技术发展综述——为纪念伦琴发现X射线一百周年而作（一）（二）》，对X射线发现过程、诺贝尔奖获得者的后续科研成果、X射线性质、传统X射线成像原理及其存在的缺点、数字放射摄影的崛起、CT投影图像重建算法原理和主流设备技术进行了阐述。该文刊登在《中国医疗器械杂志》1995年第5期与第6期上。

又如，2013年是我国自行研制开发的第一台CT机诞生30周年与我国第一台医用X射线诊断机诞生60周年，《中国医疗器械杂志》组织参与CT开发与攻关的工程技术人员分别撰写论文出版专题，以此弘扬我国科研开发与医学教育相结合的创新模式。其中，庄天戈教授撰写了《医用X射线成像历史的追溯、思考与期盼——为纪念我国第一台CT诞生30周年而作》；静安区中心医院的放射学专家曹厚德教授撰写了《甲子回眸催奋进》；我国第一台颅脑CT研制单位上海医疗器械研究所副所长罗昌渠高级工程师撰写了《国产第一台颅脑CT诞生纪实》，弘扬老一辈科技人员艰苦创业、团结奋斗、无私奉献的精神，希冀广大读者在追溯回顾国内外X射线医疗设备的发展历程中汲取养料，拓展思路，为医疗器械创新研究与开发作更大的贡献。

庄天戈教授亲自撰写的多篇高质量、高水平论文发表在《中国医疗器械杂志》上，如1999年第1期刊出《世纪之交谈成像》，2002年第2期在学科前瞻栏目刊出《我国PACS十年发展回顾及展望》，2006第1期刊出《通用中央处理器——医学图像处理系统的首选元件》，2007年第2期在学科前瞻栏目刊出《走近分子成像》。为了及时传播国外最新技术与进展，庄天戈教授与赵俊教授在2008年第3期学科前瞻栏目翻译刊出《X线CT研究与发展之展望》。

庄天戈教授指导学生或与其他单位合作撰写的文章，在《中国医疗器械杂志》上发表的论文达数十篇，均为内容丰富多样的先进实用技术，涉及的专业领域宽广。

庄天戈教授是后辈敬重师长的典范，特别是对蒋大宗先生的情感之深是无人可及的。只要蒋先生在上海，不管时间多长，庄天戈教授始终陪伴左右，精心策划安排。在蒋大宗先生90华诞之际，在庄天戈教授的建议下，《中国医疗器械杂志》组织"蒋大宗先生九十寿辰暨从教六十五周年纪念"专题报道。在蒋大宗先生逝世时，在庄天戈教授的提议下，《中国医疗器械杂志》组织了"深切悼念本刊原主任编委、顾问蒋大宗教授"专题报道，庄天戈教授提供了大量信息与资料，激励我们以蒋先生为榜样，学习蒋先生开拓创新、无私奉献的崇高精神。在蒋大宗教授逝世一周年纪念日，在庄天戈教授的提议下，由上海市生物医学工程学会与《中国医疗器械杂志》编辑部联合在上海交通大学Med-X研究院召开了"蒋大宗教授逝世一周年追思会"。会议期间，庄天戈教授介绍了蒋大宗教授的生平、科研成果等。

除此之外，庄天戈教授关心《中国医疗器械杂志》编辑部的方方面面，经常到编辑部了解工作情况，及时给予指导。当编辑部人员不足时，庄教授将一位博士生推荐给编辑部。在科技体制改革大潮中，《中国医疗器械杂志》主办单位上海医疗器械研究所，要求编辑部自负盈亏，编辑部除了要负担杂志的出版费用外，还要承担编辑部全体人员的所有费用。编辑部压力很大。庄天戈教授知道后，他经常询问编辑部的经济情况，并表示如有困难，他将给予支持，大大激发了编辑人员的精气神。庄天戈教授在为我国生物医学工程学科的发展努力作贡献的同时，呕心沥血，为《中国医疗器械杂志》的发展献计献策，是《中国医疗器械杂志》的引领者，是一位值得敬重的编委会副主任、导师。

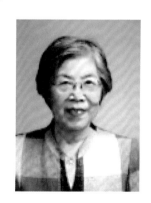

杨秀琼

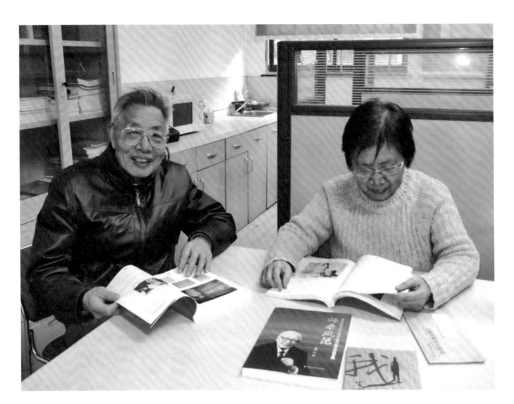

左起：庄天戈、杨秀琼

（杨秀琼是高级工程师，《中国医疗器械杂志》名誉主编）

敬贺庄天戈先生九秩荣寿

王　革

庄公华夏领机先，析体当年第一篇。

上海交大教俊秀，中原影像映新天。

模型智慧乍呈现，屏幕文章常调研。

心寄云涯波浪远，宗师福寿更延绵。

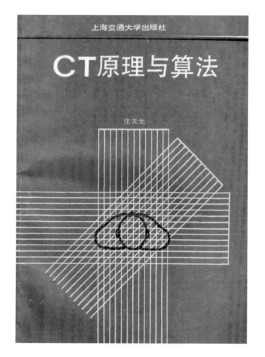

庄天戈著《CT原理与算法》

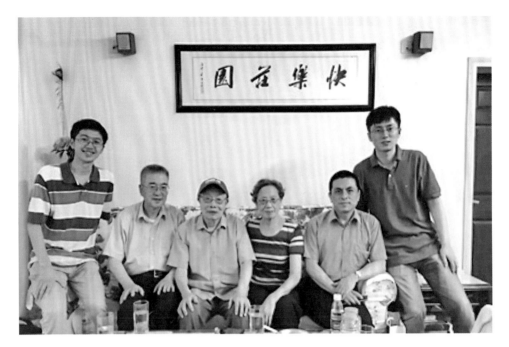

左起：陈毅、王革、庄天戈、桑老师、赵俊、吕杨

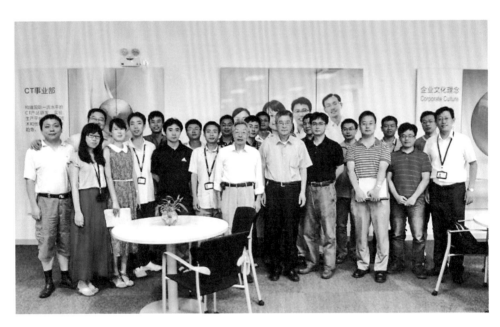

庄天戈陪同参观联影。前排：右五，王革；右六，庄天戈

[王革是美国伦斯勒理工学院（RPI）冠名教授，生物医学成像中心主任]

我认识的庄天戈先生

严壮志

庄天戈先生是我最尊敬的一位老师和前辈。在长达三十多年的交往中，一直给予我最真诚的帮助和支持。正值庄先生的九十寿辰，与大家分享以下几件往事。

最初见到庄先生是在 1986 年 6 月初，我陪同导师京都大学桑原道义教授访问上海交通大学，庄先生的亲切和温文尔雅当时就给我留下了深刻的印象。以至于我后来回国时，都会拜访庄先生，在上海停留时遇到麻烦，也会毫不犹豫地找庄先生帮

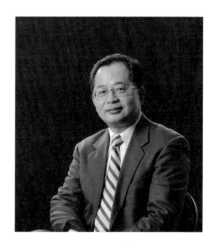

严壮志

忙。记得 1992 年我在上海用国外信用卡取现金时遇到困难，当时的上海支付宝、微信支付尚未流行，没有现金寸步难行。正当我一筹莫展时，庄先生出面，通过他女儿所供职的中国银行才解决了我的燃眉之急。

自从 1993 年我到上海科学技术大学任教以后，与庄先生就有了更多更深入的交往，进一步感受到庄先生的深厚的学养、敏锐的洞察力和率直的性格。承蒙庄先生的信任和厚爱，我参加了庄先生指导的大多数博士研究生毕业论文答辩及评阅。在指导毕业论文答辩中，庄先生对待学生总是充满耐心和关爱，无论学生遇到什么问题，他总能耐心地解答，给予最真诚的帮助；

同时，对待学术中的谬误都会直截了当地指出，不隐藏、不避讳。他的言传身教，不但教会了学生如何做学问，还教会了如何做人。

2006年12月，上海市生物医学工程学会医学电子专业委员会面临换届改选。庄先生出于对信息时代和学科交叉发展的独到见解和敏锐洞察力，提出了改造原有的医学电子专业委员会以创建生物医学信息专业委员会，推荐由我担任主任，姚志洪和赵俊为副主任的新一届专委会，获得了学会同仁的广泛赞同和支持。庄先生在地处徐家汇的上海交通大学教学一楼238会议室召开的生物医学信息专业委员会成立大会上做了题为"IT与医学成像"的学术报告，给我们专委会活动建立了标志性起点。

2009年12月中旬，庄先生欣然受邀，专程赴上海大学给本科生上生物医学工程进展课。庄先生在课堂上围绕组合断层成像和倒置式体积CT等前沿课题，深入浅出地讲解技术原理与发展。他的讲座，展示出他渊博的学识，让听课学生和我感受到了知识的启迪和学习的乐趣。我一直珍藏着庄先生讲课的影像资料，在我日后的教学研究中还不时地温习和借鉴。已经毕业多年的学生们，之后提起庄先生往昔的讲课，还津津乐道。

在庄先生的九十寿辰之际，祝庄先生鹤瘦松青，精神与秋月争明！

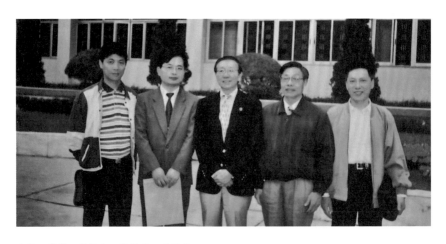

左起：章鲁、严壮志、黄焕庆、庄天戈

（严壮志是上海大学教授，生物医学工程研究所所长）

一次难得的聚会

姜 明

2014年3月中旬，德国学者Frank Natterer教授来北大访问。本人邀请庄天戈先生自沪来京，同时也邀请北京信息工程大学的邱佩璋先生一起参加Natterer教授在北大的学术讲座。

Natterer教授是德国CT方面的早期领路人，庄天戈先生和邱佩璋先生同为我国在CT方面的早期领路人，他们均培养了一批CT方面的优秀人才，现在已是CT理论和应用方面以及在其他成像理论和技术方面的中坚力量。

这次聚会是三位领路人的一次难得的相聚，三位老先生会后一起合影留念。谨以本文纪念这次难得的聚会。

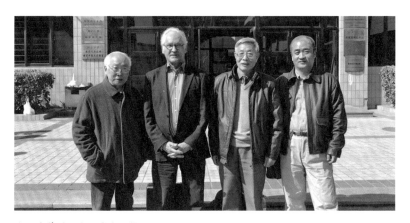

右一为姜明，右二为庄天戈

（姜明是北京大学数学科学学院教授）

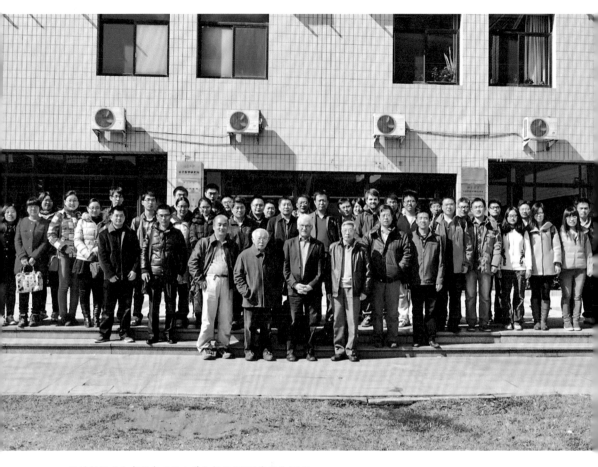

邱钧教授（北京信息工程大学）摄于 2014 年 3 月 14 日。

感谢与祝福

赵滨生

庄天戈教授的90岁寿辰要到了。老人家健康高寿，是我们大家的福气。我们都得到过他的帮助。庄老师是一位儒雅的学者，一身正气。这个世界因为有了像庄老师这样的人而更加美好。祝庄老师生日快乐，安康如意！借此机会，我和Larry再次衷心地感谢庄老师在过去二十多年里对我们实验室的支持和帮助！

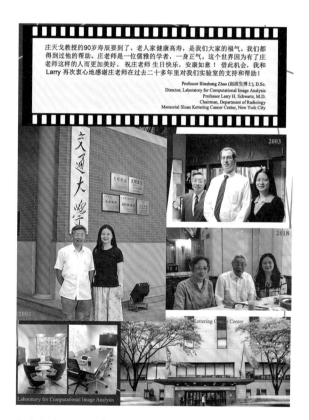

赵滨生对庄教授的感谢与祝福

（赵滨生是纽约纪念斯隆凯特琳癌症中心教授，计算图像分析实验室主任）

时光荏苒，恩师情长

马春排

庄天戈老师是我大学（西安交通大学）时期的老师。我毕业后留校任教，又与庄老师在电子学教研室共事了近四年。1978年我有幸加入了蒋大宗老师创办的西安交通大学生物医学工程团队，也许是缘分，庄老师1979年9月调到上海交通大学，在成立不到半年的上海交通大学生物医学工程团队工作，我们再次成为同行。更为巧合的是，我们专业开设了一门研究生选修课"计算机在医学中的应用"，指派我来任教，这是一门开放性的课程，内容包含计算机在医学中应用的热门技术和前瞻性内容。恰逢2000年庄老师编写的《计算机在生物医学中的应用》第二版出版，我如获至宝，如饥似渴地拜读佳作。其中，有些内容还算清楚，有些我仅是一知半解，还有一些是我之前未曾接触过的。在阅读和学习中，我深刻领略了老师渊博的知识和见地，我将这本书指定为研究生课程的第一参考书，并叫我自己的研究生到图书馆里借阅，那个时候医学成像技术（除了超声成像），在西安交通大学生物医学工程专业还相对比较薄弱，庄老师的这本书，对我开展研究生教学和科研工作的拓展帮助很大，促使我利用西安交通大学这个平台，系统地学习了《数字信号处理》和《医学图像处理》，很惭愧没有深入下去，也没有在这个领域做出很好的成绩。

1972年4月，怀揣着自己的梦想和美好的憧憬，我踏进了西安交通大学的校门。初次见到庄天戈老师是在宿舍，他和几位老师前来看望我们。对他的记忆至今犹新。当时的他三十多岁，风华正茂，戴着一副眼镜，说着一口流利的上海普通话，给人一种温文尔雅、富有学识的印象。他询问我们来到学校是否适应，生活上是否有困难，以及我们来自何处、叫什么名字，等等，与我们进行了长时间的交流。回想起那时的情景，能够受到老师如此殷切的关怀，我们感到非常幸福。

在校学习期间，我们经常到实验室做实验，教研室也在那里。当时，庄老师的妻子和孩子都在上海，而他独自一人住在实验室同一层楼的一个单元房间里，因此，我们见面的机会比较多，路过他的"家"门口时，也会时不时地和老师聊上几句，记得他的房间很小，也很简陋。有时候，庄老师的妻子会带着他们的女儿来学校探亲。还记得我们班的同学和他的女儿一起玩耍的情景。大家一起回忆这些时，都感觉到庄老师是那么平易近人、和善可亲，没有一点架子。

在三年半的大学时光里，庄老师一直陪伴着我们。和他一起参加延安拉练更是一段难以忘怀的经历。我们每天背着行李，步行70到90里的路程，沿途的饭菜非常简陋，根本无法谈及营养，只能勉强填饱肚子。晚上，就寝在沿途学校的大教室里，搭上简陋的床铺，床板坚硬得令人难以入眠，有时甚至只能铺上一堆草当作床铺。夜晚，跳蚤的叮咬让人浑身发痒，满身是包。夏天，天气酷热，汗水不断，湿透了衣服，却又无法洗澡，只能用湿毛巾擦拭身体。由于长时间行走，几乎所有人的脚上都磨起了泡。这样的拉练生活非常艰苦，充满了辛劳和疲惫。然而，那个时代的我们还是充满了激情和朝气，一路唱着歌，说着同学们自己编的快板，"过了一山有一村，柳暗花明又一村……""要问我们苦不苦……""要问我们累不累……"。庄老师在如此艰苦的环境下，从未抱怨，一路和我们有说有笑，还会幽默地讲一些笑话，逗得我们开怀大笑。到了南泥湾，庄老师也和我们一起唱起了《南泥湾》，和我们共同走完了整个拉练行程。至今回想起这段经历，我们还感到难以置信，对庄老师的佩服和敬仰之情油然而生。

在校期间，庄老师带领我们到多家厂矿企业实习和完成毕业设计。作为仪表专业的学生，实习的内容都与数字仪表和示波器等仪器仪表密切相关。作为实习的带队老师，庄老师必须对特定产品的原理、电路、调试、故障排除等方面清晰明确、了如指掌，即便老师的基础知识扎实，业务精湛，也要花费大量精力去备课，庄老师总是兢兢业业，用通俗易懂的语言和方式授课，除此以外还要管理学生们实习期间的那些琐事，既费心又费力。那时，我有幸跟随庄老师到苏州电讯仪器厂实习。在那里，庄老师每天给我们上课，讲解数字电压表的原理和具体电路，讲得很精彩。那个年代技术很落后，还没有集成电路、脉冲发生器、单稳、双稳、触发等等。那个"0"和"1"的逻辑关系，都是利用三极管的截止和导通特性，靠电压控制的，学起来还挺复杂，老师每天晚上都要备课，有时候甚至工作到深夜。模拟电路实现数字逻辑，有很多不容易理解的地方，老师总是耐心地反复讲解，有几个电路讲了好几遍，直到我们都学明白了为止。老师还带我们做实验，记得操作"Q"表，用来选择振荡器里的电阻、电容、电感参数，那个"Q"表的光点很难捕捉到。我能马上捕捉到，庄老师为此表扬了我，我心里还挺得意的。这次实习，我收获挺大，透彻地掌握了晶体管基础知识，对以后数字集成电路的应用及模拟无疑是非常必要的。在苏州实习期间，还有一些有趣的小故事令人记忆犹新。尤其是我们组织与工厂员工的乒乓球比赛，邀请庄老师参加，大家惊讶地发现庄老师深藏不露，球技竟然也相当不错！

到苏州实习，对同学们来说也是绝佳的游玩机会。因此，周末到来时，大家会去无锡或上海逛逛，返回宿舍一般会比较晚，也感觉有些疲惫。而我们住的地方到实习工厂需要乘坐公交车，因此每周一早上大家匆忙出门，有时会忘记带书包和工具。有一次，到了厂里集合时，庄老师发现一个同学没有带书包和工具。他问道："你书包带了吗？"同学回答说："没有。"又问："电工工具带了吗？"同学不好意思地回答："也没有。"老师又开玩笑地问："碗、筷子带了吗？"同学下意识地回答："带了。"此番对话引得老师和同学们都捧腹大笑。这个小插曲让大家都长了记性，记住了以后要随身带齐书包和工具，而老师的智慧和幽默也在我们的记忆中留下了深深的烙印。往后，每当同学聚会，大家都会回忆谈起这个有趣的故事，引发一阵欢笑。

可惜的是，那个年代没有条件拍下足够多的照片作为留念，有同学提供了庄老师带部分同学到北京无线电厂毕业设计，在天安门广场拍的照片，极为珍贵。

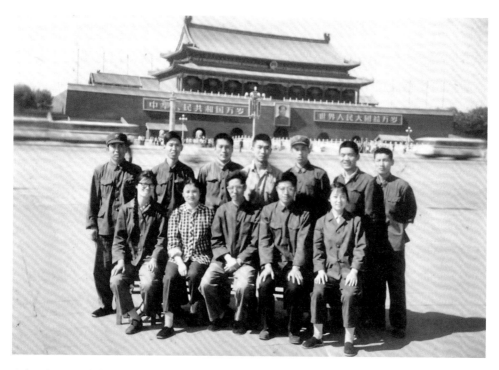

北京天安门留影（前排右二是庄天戈）

还有一件事情记忆深刻，从这件小事也能感受到庄老师对事业的兴趣和追求，已经是刻在骨子里的一种习惯和需求。有一次，我们到实验室做实验，路过庄老师的住处，看到了一台他自己组装的圆形屏幕的电视机。在那个年代，电视机是很少见的奢侈品，同学们都十分感兴趣，纷纷到老师的房间去参观。同学们羡慕地称赞道："老师，您太厉害了！"老师谦虚地告诉我们："这台电视机是在街上买的示波管，是军工处理品，很便宜的，你们现在好好学习，以后肯定也会有的。"这简单的一句话却深深地鼓舞了我们，有同学回忆说，他回到自己家里，还真买了一堆元器件，看着电路图，拿起电烙铁，想把一台坏了的黑白电视机修好，最后他体会到看图纸、讲原理与真实操作不是一码事。老师教导我们努力学习，未来我们拥有一切可能！

在那个运动不断的年代，我们班的同学们大部分还是以学业为重，运动期间，没有出去贴过一张大字报，至今同学们都引以为豪，因为我们遇到了几位像庄天戈老师一样优秀的老师，他们有才学、有能力、有追求，常常鼓励我们努力学习，掌握真本事。同时，我们班上也有几位基础扎实、成绩优异的同学，也经常鼓励大家要好好学习，珍惜机会，提高自己的业务能力。借此我也要感谢古新生老师、倪光正老师、蔡祖端老师、叶金官老师、黄祝南老师、张庆南老师、李根凤老师、陆德慧老师以及教物理的陈老师等等。在校期间，我们有幸聆听到这一批老交通大学老师们精彩的授课。更重要的是他们真诚的教诲，以及他们具有的诲人不倦、一丝不苟、以德立身的品行和人格魅力，成为我们享用终身的宝贵财富。我们班同学秉承庄老师等一代老教师们的教诲，努力奋进，毕业后也在各个领域取得了骄人的成绩。

岁月如梭，转眼间我也年过七旬，见证了时代变革中的许多人和事。在这漫长的时光里，有许多让我难以忘却的回忆和受益终身的经历。我们这一代人曾经不幸经历了文革十年的动荡，失去了接受优质教育的最佳时机。然而，我幸运地踏入了全国知名高校——西安交通大学。更为幸运的是，在大学时代，我结识了许多杰出的教师，其中庄天戈老师是我最敬重，记忆最深刻，也是对我帮助最大的老师之一。他也像挚友一般，真诚地对待我和我的同学们。多年来，我们一直保持着联系，记得那时徐汇校园内有个不大的招待所，住在这里可以方便地拜访庄老师，每次老师都非常开心地接待我，每次见面总有说不完的话。记得一次和联影的两个学生去他的办公室拜访，聊了一个上午。中午他请我们到教工食堂吃饭。吃完饭后，又挽留我去他的办公室再聊聊，我们又聊了很久，真佩服庄老师的记性，西安交通大学的那些人和事记得那么清楚，我猜想应该是那个特殊时代和老师的青春和命运紧密相连，在他心中留下了不可磨灭印记吧。

写这篇稿子之前，我在我的大学同学"仪表21班"微信群里，征集素材，很多同学都很感慨，除了回忆，更多的是感动和感恩。我们这些特殊时代的大学生们也许已被社会及众人所遗忘，但庄天戈老师却能记得班上几乎所有同学的名字，每次拜访他，他都会询问每个人的情况，我和庄老师微信聊天，他也多次问起同学们的情况，应大家的请求，老师还发了一些自己以及家人们的照片，这种源于内心的真诚打动了我和所有同学们，在微信群里，同学们赞美庄老师的人品和人格魅力，称他是心中永恒的导师和榜样，即使岁月变迁，那段记忆依然鲜活。在此，我代表"仪表21班"全体同学，向庄老师鞠躬致敬！祝庄老师健康，长寿！

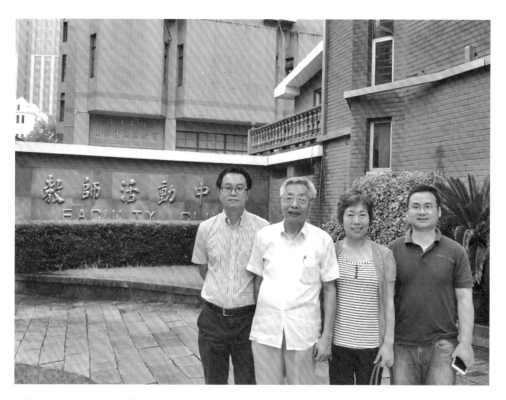

左起：向军、庄天戈、马春排、骆志坚

（马春排是西安交通大学教授，原生物医学工程系系主任）

庄先生与我

徐微苑

庄天戈先生是上海交通大学生物医学工程学院教授，博士生导师。

我是庄先生的第一个硕士研究生，更确切地说，我是他的第一个成功完成硕士论文的学生。记得庄先生曾经收过一个比我高一届的硕士研究生，可惜那位师姐因为出国而退学，未完成硕士论文。

我的学弟学妹们建了一个名为"快乐庄园"的微信群，是庄先生和他的弟子们愉快交流的场所。我注意到学弟学妹都称他为庄老师。然而，我在上海交通大学读书时，生物医用图像处理实验室的师生们都称他为庄先生，我一直习惯以这样的方式称呼他。想当年，庄先生从美国访学回来时，正值壮年，精力充沛，为中国新兴的生物医学工程领域注入了活力。他为我们这些学生选择的论文专题都是当时国际同行业内最领先的课题之一，比方说，我的论文课题是"三维重建"，彼时这方面的研究才刚刚开始。四十多年后，三维重建技术已经发展成熟，在医学、艺术、制造业等领域都得到了广泛应用。每当我拿出硕士论文，看着一个个手写的文字和一张张贴上去的图像照片，总会让我回想起在庄先生的指导下一步一步地完成这个课题的情景，感慨万分。

值得一提的是，我也差点没完成硕士论文。上海交通大学硕士学制为两年半，我是1986年9月开始着手撰写硕士论文的。1988年，有传言称，拿了学士学位的毕业生需要为国家服务两年后才能出国，而拿了硕士博士学位的毕业生则需为国家服务五年之后才能出国。由于这个原因，许多学生纷纷辍学，我也在通过论文答辩和辍学之间选择了后者。那时正值"繁花"时代的前夕，我们这些大学生都渴望出国深造，为此努力不懈。半年多后，传言还只是传言。我在父母的劝说下找到庄先生，询问是否可以复学、通过论文答辩。实际上，我辍学时，我的论文已基本完成，离通过论文答辩只有一步之遥。当我选择放弃时，庄先生虽然很失望，但他没有阻拦我，尊重了我的选择。而当我再次找他时，他二话没说，极力帮助我，带我去见当时的上海交通大学研究生院负责人俞长高老师，为我争取到了复学通过论文答辩的机会，1989年春我如愿取得了硕士学位。1990年我来到法国继续深造，当我在法国注册学校时，上海交通大学的硕士文凭得到了法国教育系统的认可，使我得以直接注册巴黎七大的生物数学博士学位课程。

我的这段经历，充分体现了庄先生作为一名导师，不仅在科研方面引导学生，在学生的成长过程中也不吝给予各方面的关心。他认可年轻人在不成熟时做出的不总是理智的决定，但他会在学生选择改正的时候给予宝贵的支持，帮助我们成长。他是我感恩不尽的良师。

在学术科研上庄先生也总是热衷于最前沿的课题。1991年，他开始对分形学（fractal）产生兴趣，向我询问一本这方面的经典著作Benoît Mandelbrot 的 *The Fractal Geometry of Nature*。当时不能像现在一样在网上购书，我在巴黎跑了好几家书店，最终在一个专卖英语科技书的书店里找到了这本书，买了一本，并托人带到上海给庄先生送去。庄先生收到这本书时，非常感慨，他说："这么贵的书你不应该为我破费，我只是想问你的实验室有没有，有的话可以给我复印几章寄过来。"确实，这本书对当时只有微薄奖学金的我来说不算便宜，但对我来说，没有比能为恩师买一本他渴望的书更有意义了。过了一阵，庄先生写信告诉我，他把我给他买的书，赠送给了上海交通大学的包兆龙图书馆，他说这样可以让更多的上海交通大学的老师和学生分享这本书。他还把捐赠证明寄给了我，使我深深体会到了庄先生的慷慨无私和用心周全。

我来法国已有30多年，一直与庄先生保持联系，尽管最初没有互联网，更没有微信，但我每次回上海探望父母，都会与我先生一起去看望庄先生和他的夫人桑老师。而他们来法国做科研交流时，也会光临我家。有了微信之后，交流更加方便。每当巴黎发生令人不安的大事件时，如恐怖分子袭击、黄马夹游行等等，庄先生一旦在媒体上获知后，都会通过微信询问我家是否平安。我们全家都非常感动。

我拿到博士学位后没有继续从事科研，而是选择了投身企业发展。庄先生一直远远地关注着。2019年底，我在欧洲最大的孵化器Station F接待了当时的上海交通大学校长林忠钦院士一行。庄先生看到报道后，通过微信向我表示祝贺。以下是我珍藏的谈话记录：

庄先生："微苑，很高兴看到您接待上海交通大学校长林忠钦的报道和照片。衷心祝贺您的成就。代问Jacques好。愿您再铸辉煌。庄天戈。"

微苑："谢谢庄先生的关注，我会继续努力，不负师望！晚餐时，我与林校长交流时谈到了您是我硕士论文的导师。林校长说您为交通大学、为学术奉献很大，最近才退休。"

庄先生："林校长与我还比较熟。您是上海交通大学的荣耀！我则已是老朽了。"

微苑："庄先生，您太谦虚了。您培养了我们这么多学生，德高望重。"

庄先生："都是学生们素质好，勤奋努力。您的闯劲与韧劲使我印象深刻。现在的创业成就正是这种精神的发挥！"

我会永远保存这段珍贵的聊天记录，铭记恩师的教诲和鼓励，不负师望！

2024年是上海交通大学生物医学工程学院成立45周年，庄先生也将迎来90寿辰（按江浙沪一带习惯提前一年祝寿）。虽然年事已高，他依然积极参与生医工院史的编写，令弟子们真心佩服他老人家热爱生活，意志坚韧，为社会作出持久的贡献的态度与精神。

庄先生永远是我们的榜样，而榜样的力量是无穷的！

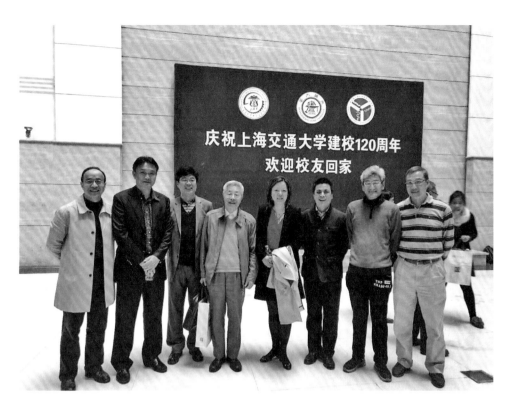

2016年校庆留影（左4：庄天戈；右4：徐微苑）

（徐微苑，法国优利高管，天使投资人，原中法创新加速器联合创始人）

师 父

赵 俊

序

中国有句古话"一日为师，终身为父"。庄天戈教授是我众多师父（母）中对我影响最深、最久，提携最多的一位。庄老师是一代宗师，给我的印象是"严""慈""开""明"。

严

我是跟随庄老师最久的学生。我于1982年成为上海交通大学精密仪器系生物医学工程专业的本科生，庄老师是我的毕业设计导师。1991年我从浙江大学硕士毕业返回上海交通大学生物医学工程专业，在庄老师指导下工作，2002年又成为庄老师的在职博士生。在他的栽培和见证下我从学生成长为教授。

与庄老师的相遇、相识，最后成为亦师亦友的密切关系真是一种缘分，双方任何时点的一次变动，都可能擦肩而过或再也没有大块交集的机会。

我记忆中与庄老师初次相识的事，富有喜剧性。我读本科时，在庄老师的"信号与系统"课上，我们宿舍8人中的3人有4人次被叫到讲台前接受批评，我是其中一人。这充分体现了他的严。当时，我很紧张，恨不得钻到地洞里去，觉得完了，以后在庄老师那里难以咸鱼翻身了。没想到，这门课的期末考我和3人中的另一个同学都考进了全班前三，反差强烈，估计抵消了之前的负面印象。

有很长一段时期，庄老师的严厉在学生群体中是远近闻名的。前些年，一位毕业很多年的比我年长一些的同学告诉我，他工作好多年后，在同一列火车上看到庄老师，不敢上前与庄老师打招呼、攀谈，原因是本科时庄老师上的一门课，考试得了不及格，而庄老师记性又好。殊不知，庄老师还有慈爱的一面。

慈

1987年，我有幸选择到庄老师指导的本科毕业设计课题（与CT算法相关），并获得了直升浙大硕士研究生的资格。我做毕业设计的设施是用世界银行贷款购置的世界最先进的VAX 11小型机和IIS图像处理系统，有多个终端。我毕业设计进展较为顺利，就是翻看实验室里陈列的各种关于VAX 11及IIS的技术手册，并在终端空闲时，试用各种命令、功能，结果有一次设置了登录口令，又取消不掉口令，而且忘了设置了什么口令，弄得大家都登录不了，浪费了大半天时间，所有机房内的老师和同学都认为我肯定要被庄老师狠狠地批一顿。结果第二天，计算机高级管理员很容易地取消了设置的口令，庄老师了解了事情原委后，一句责怪的话也没有，这充分体现了他的**慈**。

在我毕业设计进展过半时，庄老师又给予了我很高的评价和很大的鼓励，提出我能不能改为留在上海交通大学直升硕士研究生。我完成毕业设计论文写作时，庄老师不吝夸奖，说我的毕业设计抵得上半个硕士论文，极大地鼓舞了我。在我即将本科毕业离校时（当时我和庄老师都不知道，我将来想不想或有没有机会再回上海，再回上海交通大学），庄老师特意跑到第四宿舍（现上海交通大学徐汇校区）四楼我的寝室来为我送行，我不在寝室，他一直找到第四宿舍二楼活动室，衣衫不整的我正在打台球，庄老师专门给我一封推荐信，嘱咐到了浙大若有需要，可以找一下他西安交通大学的同事。当时，我很感动，脑海中冒出一句改编的诗句"桃花潭水深千尺，不及导师送我情"。边上的同学也很羡慕，都说"你导师对你真好！"

这些事在我心里埋下了种子，成为我之后重返上海交通大学校园的重要原因。

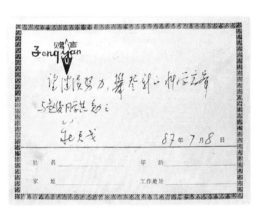

庄天戈在作者的毕业纪念册中的留言

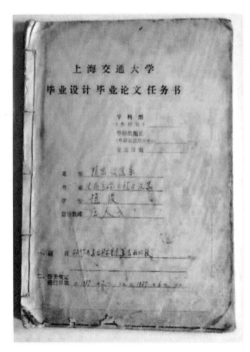 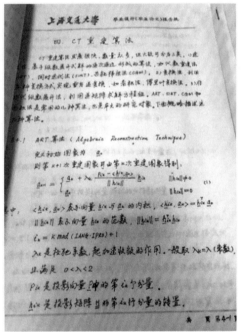

保存至今的毕业设计论文。左：复印本保存在作者处；右：原稿保存在庄天戈处

在浙江大学，由于一些原因，我最终转导师至吕维雪教授（中国生物医学工程学科创始人之一，时任浙江大学副校长，在浙大创建国内最早的生物医学工程专业，全国生物医学工程专业教指委首任主任）处，本科毕业设计论文起到了不少作用。我硕士论文继续做与CT相关的算法研究，自己选题，实际只做了6个月，得到了评阅老师和答辩专家的高度评价，吕先生挽留我继续读他的博士。我深知这些也归因于在上海交通大学庄老师的指导下做毕业设计时打下的坚实基础。

2009年，庄老师虽然早已不给学生上课了，但依旧想着学生教学的事。他设想把上海交通大学闵行校区校医院的DR升级，使之具有模拟CT扫描成像功能，可以用于本科生实验教学。我的博士生奚岩参与了实验设计和图像重建。虽然，模体成像的效果一般，但模体的成像图就如同本科毕业设计论文之于我，深深地印入了奚岩的脑海，给了他极大的信心，为他后续在上海同步辐射光源的X光相位成像应用的博士论文和毕业后创业（一影医疗，将CBCT技术带入到外科数字手术领域）奠定了实践与心理基础。

DR-CT断层图像预览 ↝

yan xi <xiyansjtu@gmail.com>
to Tiange, jun ▾

庄老师您好：

今天我完成了模型的CT扫描过程，并已粗略重建出扫描模型的断层图像，见附件。
扫描参数为180个角度和1200个探测器通道。目前我还没有进行旋转轴校正等工作。
从重建出的断层图中我们可以看到有较多的噪声，我想这与我对重建后数据取的窗位和窗宽有关，我会继续改进的。

xiyan

…

[Message clipped] <u>View entire message</u>

One attachment · Scanned by Gmail ⓘ

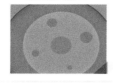

奚岩向庄天戈汇报DR-CT的邮件

之后，庄老师又联系了瑞金医院的核医学科的老主任朱承谟医生，把一台退役的PET设备捐给了上海交通大学生物医学工程学院，让本科生、研究生都可以看到打开外壳的PET内部的基本构造，让教学更具象、更深入人心。

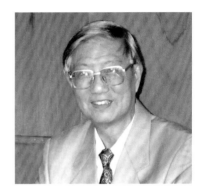

朱承谟

开

饮水思源，在庄老师的感召下，1991年初我又回到了上海交通大学生物医学工程专业，成为一名教师。虽然还有其他不错的去处，但我都放弃了。入职之初，庄老师为我的各种手续问题、宿舍问题奔忙（这期间我得到了后来成为上市公司联影医疗老总张强的帮助），让我深为感动。后续，庄老师又在教学、科研、国内交流、国际交流、职业生涯规划与发展等方面不断给予我指导和帮助。2002年开始我又在庄老师及后续美国的王革教授（CT领域国际著名学者，IEEE Fellow，RPI讲席教授，IEEE TMI主编）的联合指导下，攻读了在职博士学位，博士论文也是与CT算法相关的研究。

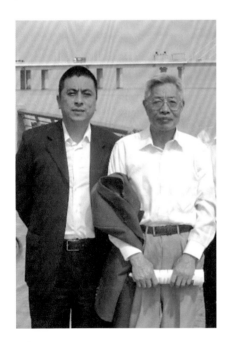

左起：赵俊、庄天戈

庄老师的开放包容，不仅吸引了我跟着他学习工作，也吸引了各种背景、各种来源的学生加入，还吸引了国内外合作者，建立了很好的合作网络。庄老师为主承办了多个国内、国际会议。最负盛名的是2005年在上海举行的IEEE EMBC国际年会，这是该年会首次在中

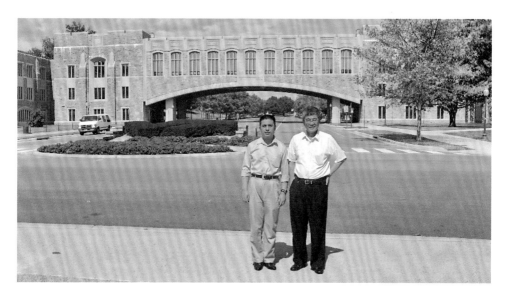

左起：赵俊、王革

国举办。庄老师全心投入了五年，我曾跟着他接待IEEE EMBC印裔秘书长，考察新锦江宾馆等设施。2009年，在上海交通大学生物医学工程学科30周年庆典大会上，当年参与会议筹备的清华大学高上凯教授深情地说，如果没有庄老师的努力，IEEE EMBC国际年会在中国举办要晚好几年。

由于庄老师的缘故，我还受到了几位师父的指教。

庄老师非常尊重他的师父蒋大宗先生（中国生物医学工程学科创始人之一，创建西安交大生物医学工程专业），与蒋先生交往密切，深受蒋先生的影响。2010年，在沈阳的一个医学成像论坛上，我作了一个关于我们团队X光和CT的研究报告，年近90的蒋先生很认真地听了我的报告，我讲完后下来刚好坐到他边上，他给予了肯定，问了我一些很关键的问题，提了一些建议。同时，他也指出了我报告中关于X光某个概念的表达有不严密之处。让我切身感受到，蒋先生是一位平易近人的老师，一直关注最新的科研动态。蒋先生年轻时曾参加中国远征军抗日，接触过美军X光设备，打下了坚实的实践基础。而庄老师身上，也有类似的特点，这应该就是传承。

我在上海交通大学做毕业设计时，吕维雪先生就派他的博士生汪元美来

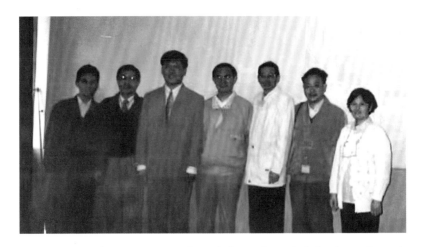

1996年，庄天戈参加吕维雪教授的博士生戴伟辉的博士论文答辩，左二、左三、左四、右一分别为庄天戈、戴伟辉、吕维雪、郑筱祥（曾任浙江大学生物医学工程与仪器科学学院首任院长、全国生物医学工程专业教指委主任）

庄老师实验室上机。后来，庄老师和吕先生又有多次碰面交流的机会。我记忆深刻的一次交流，是在1990年代初，在上海召开全国教指委会议时。庄老师和吕先生同是教指委成员，我作为上海交通大学年轻老师参加了会务接待，有一个场合，是我与两位师父三人的交谈，让我受益匪浅。

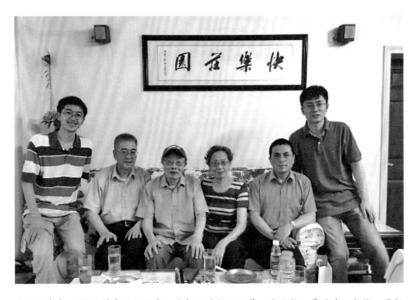

庄天戈家中，CT工作者三世同堂，左起：陈毅、王革、庄天戈、桑国珍、赵俊、吕杨

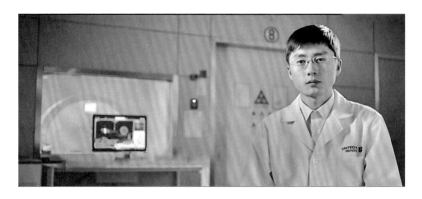

吕杨设计了世界上最先进的PET/CT中的核心算法

2010年代中，王革教授自美国来访，特地去庄老师家拜访，同去的还有我、庄老师和王老师都熟悉的我的已毕业的博士吕杨（我和王老师联合培养的博士）和陈毅，后面又加入了我的毕业博士生奚岩（也是王老师的博士后）。王老师突然说，"我发现庄老师和我们几个都有一个共同点，数学都很好"。我表示很认同。其实除了数学好之外，还有低调、务实、重承诺等共同点。一方面是因为物以类聚、人以群分效应（王老师说过一件事，吕杨到美国黑堡第一天，没倒时差，就去实验室工作，如同王老师初到美国时的情形），另一方面也是师徒传承的潜移默化效应。

明

庄老师聪**明**睿智，具有常人不及的先见之**明**。

有人说"吃，让我们活着；书，让我们更好地活着"，在我眼里，书在庄老师生活中的地位要远高于绝大多数老师的。他不仅酷爱读书查资料，还热衷于译书、写书。他是图书馆的常客，去他办公室或家里，多数时间他在伏案看书、看资料或写东西。用现在深度学习、ChatGPT的术语来说，庄老师已用包含大量群体和个体先验知识的大数据集进行了深度训练，并在测试集上取得了很好的效果。回想我从小学起，也喜欢拿着父亲的借书证去当地最大的图书馆借书看，与同学交换图书看，向他人索借图书报刊看，当我发现庄老师嗜好读书时，我觉得当初选他做导师，师徒有如此的相似点，是何等幸运。

改革开放前的很长一段时间，英语在大学专业老师中的地位及使用频率都不高。而庄老师却在这样的氛围中，坚持提升自己的英语水平。1980年，刚调回上海交通大学工作的庄老师，40多岁时通过了学校举办的出国选拔考试，开始了两年的美国Washington University in St. Louis Mo.访问学者历程。这当中，他的英语功底起了重要作用。

或许是嗜书、英语好的原因，或许是天生敏锐（庄老师打乒乓球很厉害、骑自行车如行云流水），庄老师能很早发现国际研究热点，很准确地预测发展趋势，他是国内最早开始研究或教学CT算法、PACS系统、数字虚拟人应用、计算机辅助手术、神经网络等的学者之一。因为过于超前，以致一些学生要若干年后才能意识到庄老师的先见之**明**。

1990年代初我进上海交通大学工作时，获学士学位、硕士学位的学生都能留大学当老师，且升教授也没限制，到2000年代才慢慢有了限制，非博士学位不可。庄老师似乎早就预知将来的趋势，苦口婆心地多次劝我读他的在职博士。如同青少年有个叛逆期，不愿听长辈的话，我也拖拖拉拉，加之当时正处上海的繁花时代（今年年初热播电视剧《繁花》的故事发生年代），我很晚才读完博士，自然损失了好多机会。如果早听庄老师的建议，我应该会成长得更顺利、更壮硕。所以，我之后经常告诫学生要把目光放远，不要只看到现今的情形。

尾

学术传承树就像数学上的一个**分形**图案，局部与整体具有相似性。枝叶吸收着根系的养分，徒子徒孙享受着前人栽树、后人乘凉的便利。**分形**（fractal）通常被定义为一个粗糙或零碎的几何形状，它可以分成数个部分，且每一部分（至少近似地）是整体缩小后的形状，即具有自相似的性质。下图左图展示的陈毅本科阶段（2009年）的一个编程作业，原程序是有配乐、有绽放过程的分形祥云、分形雪花、分形西兰花形状的烟花；下图右图展示我的在读博士生邓子恒（2024年）以陈毅作品为先验知识，用AI软件生成的绚丽烟花。谨以此祝贺庄老师90寿辰。

看着这绚丽的烟花，我又联想到电视剧《繁花》，主人公阿宝背后站了一位"爷叔"（上海话），而"爷叔"翻译成普通话就是"师父"。愿庄老师、蒋先生、吕先生、王老师等师父们从事或开创的事业能得以传承，并不断发展壮大，如繁花盛开。愿新一代快速成长，早日成为各自领域里的师父，共同创造更美好的明天。

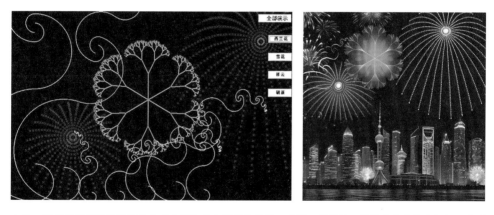

左图：陈毅本科期间的编程作品"分形"动态烟花的截屏；右图：邓子恒以陈毅作品为先验知识，用AI软件生成的绚丽烟花

（赵俊是上海交通大学长聘教授，生物医学工程学院原副院长）

我的恩师庄天戈老师

张　虹

　　回顾我在上海交通大学求学的经历，我最感激的是庄老师对我的关怀和教育。我在上海交通大学的成长和离开上海交通大学后的学术生涯，都离不开恩师的培养。我毕业后选择了教师这个职业，很大程度上是受了庄老师的影响。作为一名学生，我当时对庄老师在学术界的成就不是很了解，只知道庄老师上的课有趣，每次找庄老师问问题都可以得到宝贵的知识和启发，所以特别敬佩庄老师。现在想起来，才意识到如果当时没有遇到庄老师，我可能不会到美国麻省理工学院（MIT）读研，或毕业后去普渡大学教学。

　　我是上海交通大学82级精密仪器系、生物医学工程专业的学生。那时候大学没有选课之说，我们同一个班的学生上的是一样的课程。记得我大三的时候，上海交通大学开始试行学分制。我当时并不太懂学分是怎么一回事，庄老师耐心地给我解释，建议我到计算机系选修计算机编程，因为庄老师认为这是工程领域将来的发展方向。庄老师还指导我学做毕业论文，帮助我发表了我的第一篇学术论文。在庄老师的指导下，我用四年时间提前完成了五年制的学业，顺利赴美继续我的学业。

　　我在上海交通大学受的教育为我以后的学习和工作打下了深厚的基础。我到了MIT后的第一个学期就选修了Alan Oppenheim的Digital Signal Processing研究生课。80年代正是数字信号分析的高潮，DSP芯片刚开始上市，Oppenheim的课堂里除了MIT的研究生外还有很多工业界来听课的工程师，课程内容包括了最领先的研究课题。多亏我在上海交通大学学过庄老师给本科生上的数字信号处理课，才把Oppenheim的课学了下来。

我离开交通大学后，和庄老师一直保持着联系。一开始通信，后来我有了孩子经常回上海，就有机会经常和庄老师和桑师母在上海见见面。庄老师对我的事业一直很关心，并给予很多帮助，2005年帮助我拿到了中国国家自然科学基金委员会的海外杰出学者奖，有幸与庄老师合作，探索触觉反馈技术在针灸训练上的应用。2008年，庄老师又提名我成为上海交通大学生命科学技术学院的客座研究员，让我有机会继续为母校做贡献。那个时候我已经不经常用中文写作，很多申请材料直接把英文版发给庄老师，以为评审委员会看英文也可以。多年后和桑师母讲起此事时，才知道庄老师收到我的材料后，每天晚上翻译到深夜。庄老师本来视力就不太好，结果用眼过度伤了眼睛。这件事我一想起来就感到内疚。

庄老师是我的恩师，从他身上我学到了做人和做学问的严谨。我一生的成就都要归功于我的恩师。我永远无法偿还恩师对我的教诲和培育。我只能以恩师为榜样，用对学生的奉献来回报恩师。其实对庄老师感恩不尽的何止我一人，庄老师桃李满天下，他培养的学生个个都敬仰恩师。我们有庄老师这样的良师益友，真是太幸运了。

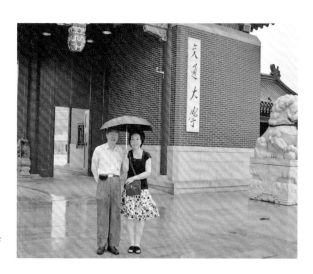

2007年张虹和庄天戈在上海交通大学校门口合影

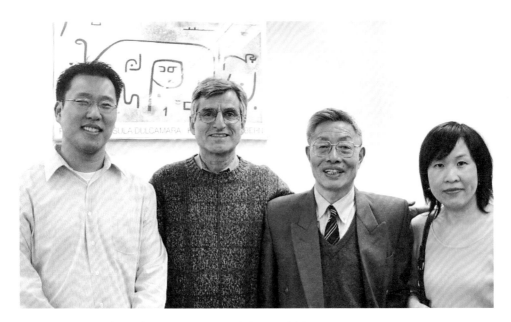

2008年庄天戈访问普渡大学，左二为A.C.Kak（著名CT学者）

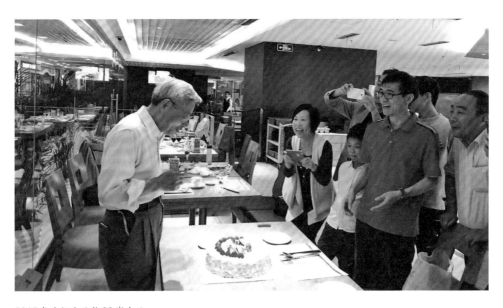

2015年庆祝庄天戈80岁生日

（张虹是美国普渡大学教授，现任美国谷歌公司研发科学家）

致敬庄先生：一位学业和人生导师

屠纪东

　　我是上海交通大学1983级生物医学工程专业本科生。在我大三的时候，我遇到了生物医学工程学术界的一位巨人——庄先生。他的线性电路课程的难度十分令人敬畏，当时，我在期末考试中仅得了60分，勉强及格，我们两个班只有四个人勉强通过了考试。庄先生对学生高门槛的严格标准给我留下了刻骨铭心的印象。

　　尽管我在课程考试中遇到了挫折，但我知道庄先生正是我需要的那种导师，他在教学和研究中不妥协的诚信声誉早已传开，我要跟着他学习，选他做我毕业设计的导师。幸运的是，他接收了我这个勉强通过他课程考试的学生。

　　从我的大学时期开始，庄先生不仅成了我的毕业设计导师，还成了我生活中备受尊敬的人物。他对自己的工作和学生，乐于奉献。尽管20世纪80年代学术界经费有限，但他积极地支持资助我这个本科生与研究生一起参加国内学术会议，开展学术交流，让我初次体验到了科研工作的乐趣。

　　庄先生不仅是影像领域备受尊敬的专家，还拥有一个永远充满好奇的头脑。即使在他80多岁时，当得知我从事计算机芯片领域工作时，交谈中，他依然热衷于探讨现代半导体技术及其对深度学习、医学等领域的影响。我回忆起在大学时代，他当时的远见仍然令人惊叹。我记得他在讲座中强调"反向传播"的重要性——这个概念现在已成为像LLM和ChatGPT这样的尖端技术的基础。

随着他的90岁生日临近，我意识到：有庄先生作为我的导师，是我大学时光和职业生涯的巨大荣幸。他的影响不仅塑造了我的学术追求，还影响了我对生活本身的看法。生日快乐！庄先生，一代宗师、人生引路人！

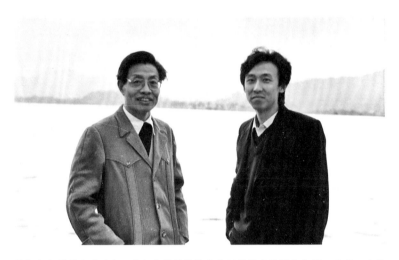

屠纪东本科毕业后不久，参加杭州图像学术会议期间在西湖边合影。左起：庄天戈、屠纪东

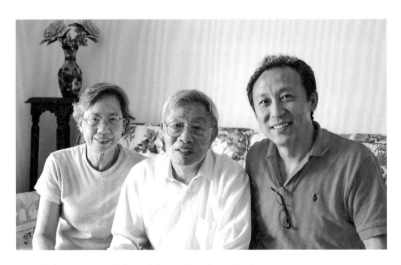

2016年看望庄天戈。左起：桑老师、庄天戈、屠纪东

（屠纪东是AMD/Intel Senior Fellow计算机首席架构师）

我的导师庄先生

孙 伟

我是1987年入学上海交通大学的，是入驻上海交通大学闵行校区的第一届学生。由于离当时校本部（徐汇校区）有不少距离，所以在大一和大二的时候和精密仪器系（含生物医学工程专业）里的老师接触也比较少，与庄先生也只有零星的几次见面。

一直到大三搬回徐家汇校区后，我才和本专业的老师有了比较多的交流。大三的两个学期，庄先生教生物医学工程专业和检测专业的"信号与线性系统"，我记得课程用的教材还是影印的版本。庄先生那时总是穿着灰色或藏青色的中山装，戴着厚厚的眼镜，完全是想象中知识渊博的老教授形象。这门课基本上是大多数同学的梦魇，一来课程本身就难，再则庄先生是本科四年的专业课里最严格的老师，就算是两个班级的大班课，你也很难逃课或者漏交作业。

生物医学工程的研究方向很多，大四上的时候，作为国内现代医疗影像学科开拓者的庄先生，教我们"CT原理"的课程，也是从这时开始，我接触到了医疗影像、图像处理、图像重建以及CT、磁共振、PACS等知识，非常着迷。大四下的时候，我很荣幸确定免试直升到庄先生门下进行硕士阶段的学习，因此，本科毕业设计也跟着庄先生做课题。当时我的毕业设计课题是"多种有限角图像重建算法的比较"，在这半年的毕业设计过程中，益发体会到庄先生治学的严谨，在科研过程中绝不允许有任何马虎。同年，全国生物医学电子学、生物医学测量、生物医学信息与控制三学会的联合学术年会在上海交通大学举行，庄先生是主要的组织者。

进入硕士阶段，我这一届共有三个同学在庄先生门下。当时给我立的硕士论文课题是"利用人工神经网络进行图像重建"，30年后的现在，从人工智能的火爆程度，可见庄先生的学术理念是多么地领先和有预见性。另外两个同学的课题是"利用分形和小波理论进行图像处理"和"图像的3-D重建"，也是当时最前沿的。

作为庄先生的学生，无论是学习、科研还是做人，我都受益匪浅。

庄先生很喜欢泡图书馆，经常能在图书馆看到他在查阅资料。做事情，庄先生也是雷厉风行的风格，但对我们还是很和蔼的，那时特别喜欢和庄先生一起讨论问题。平时聊天的时候，庄先生喜欢把裤腿提起来，不知不觉地，我也有了这个习惯。

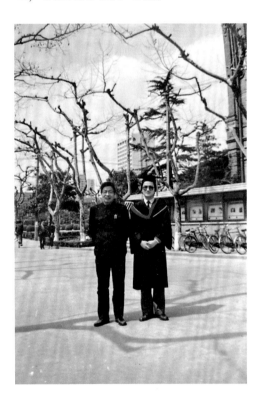

左起：庄天戈、孙伟

硕士阶段的最后半年，庄先生在美国做访问学者，还经常寄一些资料回来，让我们了解国外医疗影像的最新发展。这些资料对我完成硕士论文有很大的帮助。

本来我是计划继续跟着庄先生读博士的，当时大多数的老师也是这么认为的。后来因为家里出了些状况，我决定放弃读博。1994年2月，庄先生从美国回来，很吃惊地发现我没有继续学业，就向我了解情况，和我说，如果是因为经济原因的话，他愿意资助我完成博士阶段的学业。我闻言心中很感动，只是很遗憾当时决定已下，不想再改变。

毕业后，和学校的联系就比较少，再见面已经是庄先生70岁的生日会，庄先生头发白了，但站在讲台前，仍然神采奕奕，娓娓道来，身体和精神状态都很好，我也像回到学生时代，认真地聆听老师的教诲。

时光荏苒，即将迎来了庄先生的90岁大寿，在此，我衷心祝愿庄先生生日快乐、健康长寿！

（孙伟是IBM高级项目经理）

师恩难忘　薪火相传

——祝贺庄天戈先生迎九秩华诞

陈来高

　　值庄天戈先生高寿九旬，谨向这位令人敬仰的恩师献上最诚挚的祝福！

　　1988年9月，我怀着憧憬之心，进入上海交通大学生物医学工程及仪器专业求学。1992年初，有幸跟随庄先生做本科毕业设计，并于当年9月成为其门下硕士研究生，直至1995年硕士毕业。三年有余，我得以在庄先生悉心指导下，从事医学成像领域的研究。1998年，我赴美国普渡大学深造，2002年获得医学物理博士学位，此后加入辉瑞制药公司，一直从事生物医学成像在制药研发中的应用研究。

　　在跟随庄先生学习和科研的岁月里，最令我难忘的是他在学术研究上的高瞻远瞩。庄先生给学生选择的课题，往往是当时该领域最前沿的热点。此处，列举两例。第一例，我做硕士论文时，正值医学图像三维渲染技术兴起，当时的主流方法是先分割图像，再作表面渲染。而庄先生洞见先机，预判体渲染方法的巨大潜力，遂让我着手研究。时至今日，体渲染技术早已成为主流三维渲染手段，我当年学习的知识为此后的研究奠定了坚实基础。第二例，是CT成像锥束重建算法。20世纪90年代初，这一领域的研究者寥寥无几，庄先生却已洞察其前景，指导门生开展相关研究。果不其然，只过几年，锥束重建便成为CT成像的研究热点。我在美国做的博士论文就是研究锥束重建在多层螺旋CT中的应用。当今，医院CT设备几乎都采用锥束成像。此外，庄先生给学生选择的课题，还有医学图像存储管理系统、神经网络在图像分割处理中的应用等，皆为当今科技发展之趋势，庄先生的高瞻远瞩令人惊叹！

庄先生不仅在科研上成就卓著，在教学和著述方面同样享有盛誉。他所著《计算机在生物医学中的应用》《CT原理与算法》等经典之作，见证了他扎实严谨的治学态度。作为庄先生的学生，我曾仔细阅读《CT原理与算法》一书，尽管当时以为已通晓，但直至到美国读博时，才真正领会其中的精髓。在我眼中，这本书无疑是CT重建理论领域，包括国外教材在内，最为杰出的力作之一。

庄先生之所以能永远走在时代前沿，拥有过人的洞见力，归功于他勤奋刻苦、精益求精的科研精神。90年代初，要查阅国外期刊仍需亲赴图书馆翻阅纸质版。当时馆员们总是开玩笑说，图书馆借出的医学成像领域的书籍和期刊，十之八九都在庄先生手中，因为他几乎每天都在那里潜心钻研，甚至周末节假日也毫不放松。我也清晰地记得，庄先生经常在实验室工作到很晚才回家。正是这种精神，让他屡能洞见学科前沿，引领风气所向。

回想从师岁月，庄先生勤恳治学、严谨笃实的作风给我留下了终生难忘的印象。他对每篇论文、每本著作都一丝不苟地勘误订正，对准确性要求极为严格。还记得《CT原理与算法》一书问世后，由于出版社排版问题，书中存在一些小错误。在官方勘误表未出之前，庄先生就一页页翻阅，仔细圈勾、钢笔订正每一处失误，然后发给学生们。直到今日，我仍珍藏着那本庄先生亲笔订正的《CT原理与算法》一书。

除了自己的著作之外，庄先生对学生写作也同样严格认真。不管是论文，还是报告，他都会一字不漏地仔细审阅，提出中肯的修改意见，对具体的措辞造句也常加以斧正。庄先生对学术著作的一丝不苟，体现了他严谨治学的态度，也是我们学生应该终身效法的好品质。

除了在学业和科研上的悉心指导外，庄先生也非常关心学生的事业发展

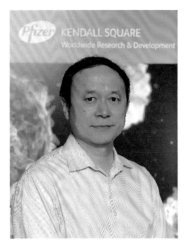

陈来高

和生活。在我临近硕士毕业时，他给予我宝贵的就业指导。我的第一份工作正是在庄先生的倾力推荐下获得的。对此，我深怀无限感激之情。

当年能成为庄先生的学生，我感到非常幸运。正是庄先生将我领进了医学影像这扇大门，踏上了通往今后事业的道路。庄先生渊博的学识，对科研发展的高瞻远瞩，以及勤勉严谨的治学态度，都是我应当终身学习和效法的。师恩浩荡，永难忘怀。

祝福恩师庄天戈先生福寿安康，吉祥如意！我们定将时刻铭记您的谆谆教诲，在医学影像这一领域薪火相传，努力创造出更多的卓越成果！

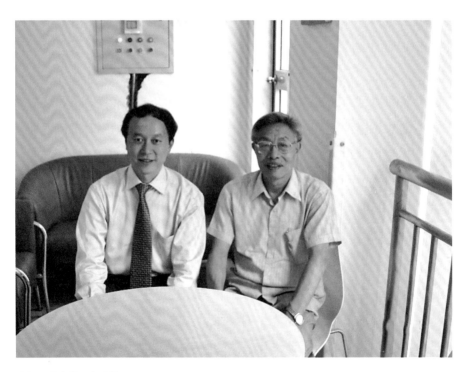

左起：陈来高、庄天戈

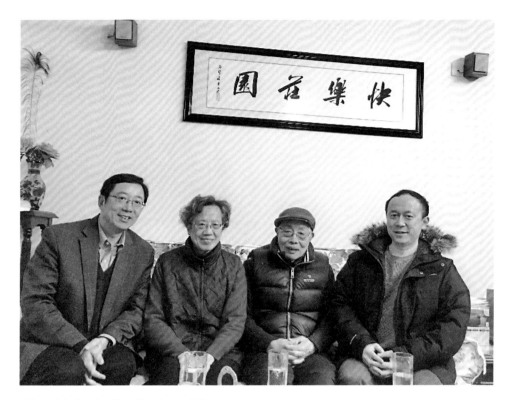

右起：陈来高、庄天戈、桑国珍、张志勇

（陈来高是辉瑞制药研发总监）

我所敬重的庄老师

严加勇

在求学生涯中能遇到由衷敬重的老师是非常值得庆幸的事，回顾自己的求学之路，我非常幸运地遇到庄老师，并在他的指导下完成博士论文。庄老师在关爱学生、严谨治学、把握学科前沿等方面都给我留下了深刻的印象，也使我受益匪浅。

1998年我从西安交通大学生物医学工程系本科毕业，然后考取了上海交通大学生物医学工程系的硕博连读研究生。刚开始，一直觉得庄老师有点严肃，而我自身又比较胆小，因此不太敢和庄老师多交流。后来的一件事情让我对庄老师有了新的认识：实际上他是非常关爱自己的学生的。那时，我们是先入学，再选导师，因为医学图像处理和信号处理方向比较热门，所以，选这两个研究方向的学生比较多，而其他研究方向如医学超声的人较少，我也选择了医学图像处理方向的庄老师团队。考虑到各方面的因素，庄老师建议我先跟随医学超声方向的寿文德老师进行医学超声方面的研究，然后再到他这边进行医学图像处理方面的研究。他跟我说，不要看图像处理方向热，实际上医学超声也有很多值得研究的方向，而且很有发展前景。我听从了庄老师的建议，去了超声实验室的寿文德老师那边。幸运的是，去了不久，寿老师和庄老师与无锡海鹰开始了高强度聚焦超声肿瘤治疗仪的研究，即HIFU的合作研制。我几乎全程参与了该项目的研发，包括治疗超声探头的设计、控制系统和图像引导系统的开发。从中，我不仅学到了很多东西，积累了经验，还发表了学术论文，更重要的是很有成就感，因为我们研发的设备，现在还在上海市第六人民医院超声科使用，而且效果也很不错。研究生第一学年结束时，学院进行研究生奖学金评选，开始给我的是"董氏东方企业奖学金"，但是，后来学院评审结果升级成了"国家优秀研究生奖学金"。我觉得非常奇怪，后来班主任江以萍老师告诉我，一方面是我有文章，别人没有；另一方面，庄老师给我的评价是"不计较个人得失，任劳任怨"。通过这件事，我深切感受到庄老师是非常关爱学生的，只不过表面不表现出来而已。后来的就业，庄老师也一直给我以关心和支持。

庄老师对待教学的认真态度对我触动也很大。在读本科时，我发现不少专业课程教师都是一些知名的教授，但是，真正上课的却是他们的研究生或其他年轻教师，这难免让人有点失望。在我读研究生时，庄老师是学院的副院长，也是业内非常知名的教授，但是，他不仅讲授多门本科和研究生课程，如医学成像原理、神经网络等，而且他都自己亲自上课。当然，课程也讲得通俗易懂，给我们这些学生留下了深刻的印象。

庄老师对学科前沿的把握也非常令我敬佩。我当年读研究生时，庄老师团队的研究方向如PACS系统、手术导航技术、多源CT成像、医学图像检索技术、三维医学成像技术、医学图像分割技术、医学图像配准技术等，现在回过头来看，这些研究方向和研究内容、方法在当时都紧跟学科国际研究前沿。正因为如此，很多庄老师指导的学生都干得非常出色，有了自己的一片天地。

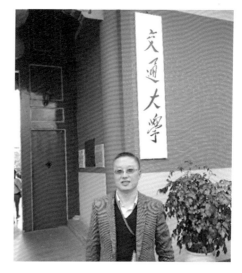

严加勇

同样身为一名大学老师，我一直以庄老师为榜样，希望能够将他关爱学生、严谨治学的精神传承下去，做一名好老师！

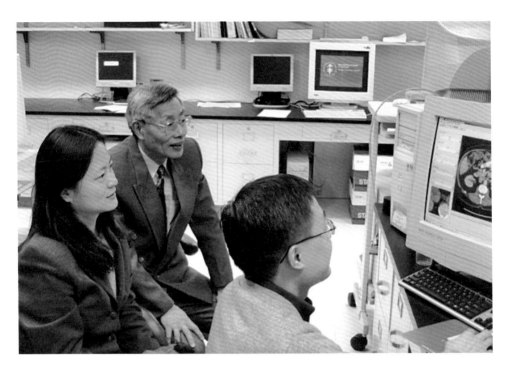

右一为严加勇，右二为庄天戈

（严加勇是上海健康医学院副研究员，生物医学工程专业主任）

庄老师两三事

秦翊麟

庄老师是我生物医学工程本科和硕士研究生的导师。

一开始上庄老师的课时，就感受到他对待治学的创新精神。不用说他撰写的《CT原理与算法》早已成为本专业的经典课本之一，在还是世纪之交之时，他就为工科硕士研究生开设了"人工神经网络"这门课，这在当时的交通大学其他院系里也是很少的，里面的BP原理介绍推导非常详细实用。现在人工智能在各行各业落地开花，而能够在几十年前就引导学生入门是多么的难得。

在有幸成为庄老师的硕士研究生后，更进一步感受到他对学生的关怀，从选课开题到论文投稿以及毕业后去向的问题，虽然他很忙，但是他从没有忽略任何一个学生。有时找你讨论时，你方意识到原来还需要这样，不禁感慨这些庄老师都已经考虑到了。

除了科研和教学，庄老师更是把握住了我们生物医学学科建设的方向，从最开始的精密仪器系即八系到一个交叉学科的诞生，又到现在成为一个学院，庄老师学科建设方向的指导可以说是贯穿始终。比如在本科时，当时的计算机非常热门，然而我们系的同学就可以上钱晓平老师的专业课，他的计算机课程和计算机系的课程内容不相上下，而据说他的加入是和庄老师有很大关系。还有其他曾经是或现在仍然在我们生物医学工程耕耘的老师们，现在看来都是和庄老师那一辈教师深刻理解交叉学科而引进培养人才有关。正

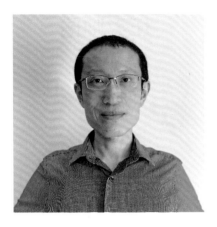

秦翊麟

是通过人才的积累，才慢慢实现了生医的发展壮大。

一次毕业后去徐汇校区老教学楼拜访庄老师，虽然到了退休的年龄，但他还是在一间非常小的办公室里工作，房间里像往常一样摆满了各种书籍和杂志，他还在认真地回复邮件。正是因为有像庄老师这样的导师，为科研事业和学科建设鞠躬尽瘁，才有我们今天的生物医学工程，而这种精神更是激励我们生医学子们奋力拼搏的动力。

在庄老师耄耋之年，送上真诚的祝福！

（秦翊麟是贝宝支付数据科学家）

念念师恩

赵 静

庄先生，不仅是我的恩师，更是我人生旅途中的引路人。作为上海交通大学生物医学工程专业1998级的本科生，我有幸在2002年直升硕士研究生，并有幸成为庄先生的门生。师如慈父，教诲如山。他的智慧与人格魅力，犹如灯塔，照亮我前行的道路，让我受益终生。

每当我回望过去，那些与庄先生共度的宝贵时光，就如同一幅幅珍贵的画卷，徐徐展开，散发着温暖而坚定的力量。借此机会，我向恩师表达最深切的敬意和感激。

师　者

庄先生对待学生，始终坚守着一份执着。在一次探讨"师生相处之道"时，庄先生提到："我始终觉得，作为一名老师，应多为学生、学校着想，千方百计为学生创造条件，加快她/他们成长，尤其不要'误人子弟'，有意无意地不负责任，影响学生成才。其实，正如俗话所说，赠人玫瑰，手留余香。在帮助他人的同时，自己也得到帮助。共勉！"庄先生在数十年的教学生涯中，始终如一地践行着这一信条，成为了我们这些后辈敬仰的楷模。

庄先生亲自撰写并教授的《计算机在生物医学中的应用》和《CT原理与算法》，为我们许多人开启了医学成像领域的大门，被我们视为不可或缺的知识源泉。这些课程中，复杂的定理和公式推导是常态，但庄先生总能以其清晰的板书和深入浅出的讲解，将这些抽象的概念变得栩栩如生。他重视培养学生的思维方式，对于每一个推导步骤背后逻辑的讲解，都是经过无数次的思考和提炼，力求以最易于理解的方式传达给学生，这让我们受益良多。庄先生批阅作业，细致入微，对学生所长所短了如指掌。他虽然严厉，但恰到好处，只要学生肯努力，总能获得他的认可。

岁月流转，庄先生始终保持着对教学的热忱，与时俱进，不断更新和完善课程的设计。他的讲授总能保持前沿性和新鲜感。他主讲的"人工神经网络及其应用"课程，更是让我们在人工智能的浪潮初起之时，就得以窥见这一领域的魅力和潜力。在庄先生的课堂上，我们不仅学到了知识，更学会了如何思考，如何从不同的角度审视问题。

庄先生培养了众多硕士和博士生。在帮助我们选择研究方向时，他总能兼顾前瞻性和针对性，站在学术前沿为我们揭示有潜力的领域，并根据每位学生的特点，设立个性的培养计划。对于学生的论文，他更是倾注极大的心血进行审阅和批改。无论是科研、教学还是育人，庄先生都坚持务实的态度，竭尽全力为学生创造各种发展的条件。庄先生与德国汉堡大学的Karl Heinz Höhne教授有着长期合作，我和师兄郑雷得以去那里学习。Höhne教授是一位德高望重、享有盛誉的学者，他的团队在临床、科研和工程领域都有着显著的成就和贡献。与他们的交流，无疑是一次宝贵的成长机会，我们有幸结识了很多才华横溢的同行。作为庄先生的学生，我们深感幸运，因为他不仅以自己的人格魅力为我们赢得了关注，更为我们的每一次进步提供了宝贵的支持。

2005年春，毕业在即。庄先生深信我具备深造的潜质，力荐我出国攻读博士学位。我对出国并不热衷，GRE和托福没有准备，便以此为由"婉拒"了先生的建议。然而，庄先生并未因此放弃，他主动联系了纽约Memorial Sloan-Kettering Cancer Center的赵滨生教授，为我争取工作机会，并建议我边工作边准备考试。他特别提醒我，女性最好能够连续完成学业，以免将来因婚姻、育儿和家庭责任无法继续而懊悔。因个人缘由，我最终还是放弃了这个机会，这也成为了我心中的遗憾。而后的求职之路由于缺乏实习经验和错过校招时间变得颇为艰难。那段时期，我羞于面对庄先生。

得知我准备前往北京，先生主动找我谈心。他告诉我，每个人的人生道路都是自己走出来的，要坚定。他鼓励我，说我拥有与他一样"坐得住"的特质，无论走到哪里，一定能走出自己的一片天地。他的话温暖而豁达，让我卸下了心中的重负。先生建议我去GE医疗北京研发部试试，并亲自为我撰写了一封推荐信，让我交给时任GE医疗中国区CTO的陈向力先生。得益于庄先生的声誉和推荐，我获得了第一份工作，这不仅让我踏入了医疗器械行业，也为我的职业生涯奠定了坚实的基础。这里是努力拼搏可以练就真本领的地方。庄先生总是知道哪里可以帮助我们成才。十年来，我勤勉工作，每当夜深人静，研发部只剩下我一人时，我总会回想起庄先生在教一楼四层深夜工作的身影。先生始终坚持"不误人子弟"，作为他的弟子，我也立志"不辱师门"。

庄先生，以其毕生之教，传道、授业、解惑，深刻地影响着我们每一个人。

亦 如 友 也

2015年，我决定辞去GE的工作，迈向充满挑战和未知的创业旅程。在这一关键时刻，我前往上海请教庄先生。那时，先生虽已年逾八十，仍勤于工作。我们约在徐汇校区他的办公室见面，他依旧骑着那辆陪伴他多年的自行车前来。我对未来的方向感到迷茫，四处探索却屡屡碰壁。庄先生与我分享了许多人生经验和智慧，帮助我打开思路，激发灵感，让我深受教益。他一直鼓励我，提醒我万事开头难，但绝不能轻言放弃。

庄先生特别建议我关注影像组学（Radiomics）这一新兴领域。这一概念由荷兰学者Lambin等人在2012年首次提出，涉及从医学影像中提取高通量特征，并运用统计分析与数据挖掘技术，辅助疾病诊断、分类和预测。

庄先生为我详细解读了一篇具有里程碑意义的论文 *Radiomics: Extracting more information from medical images using advanced feature analysis*，让我对这个前沿领域有了初步了解。第二天清晨，我又如约收到了他认真整理的六篇相关论文，先生用心良苦。尽管我未能沿着影像组学的道路继续前进，但这一领域近十年来的迅猛发展，证明了庄先生超前的洞察力。这一切都归功于他勤勉不辍、精益求精的治学精神。那天中午，庄先生还请我共进午餐，热情地推荐各种美食，幽默地说是担心我未来可能吃不上这样的佳肴。

时光荏苒，风雨兼程。庄先生的教诲"永远在自省，从来不放弃"伴随着我不断前行。

2020年，我们选择了一个新的创业方向，针对泌尿外科前列腺增生疾病的手术机器人。我迫不及待与庄先生分享了这一消息。他以谦逊的态度倾听，听完后深情回忆起他亦师亦友的蒋大宗先生晚年与前列腺癌抗争的艰辛，这份情感的共鸣让我们的创业之旅更添了一份厚重的温情。庄先生对针对老年疾病领域的研究表示了认可，并提出了几个关键问题，包括知识产权的挑战、新手术方式在临床应用上的挑战、医疗政策的挑战等。他思维敏捷，迅速抓住问题核心，敦促我深入研究。2021年初，在我们筹备新公司时，我邀请庄先生担任学术顾问。尽管他坦言精力不如往昔，但他表示如果他的支持能对我们有所帮助，他愿意全力以赴。转眼四年过去，新公司在手术机器人领域迅速成长，庄先生始终如一地给予我无私的指导和帮助。潜移默化地，公司里也形成了一种庄先生的作风。

离开学校已近20年，庄先生一直鼓励、支持和关注我的成长。这种精神上的陪伴，虽无形却坚定，给予我无尽的力量。

"一切念念"

读庄先生的信是一种很特别的体验。先生的文笔清新如风，却蕴含着让人沉思的深意。每封信我都会反复品读，尤其是信中的"一切念念"，总让人动容不已。

是的，那些念念不忘的记忆。

2009年10月。Höhne教授及其夫人来中国，庄先生深知我对他们怀有深深的感激与思念，特意邀请我陪同他们参观东海大桥和洋山深水港。能够与这三位尊敬的长者共度时光，我倍感珍惜。临别之际，他们亲自陪我到地铁站，那份不舍至今仍历历在目。庄先生还特意请工作人员为我们四人在地铁口拍照留念，我深深感激先生为我留下这份宝贵的记忆。

2013年9月。在我入院待产之际，庄先生发来信息："您马上要做妈妈了，热烈祝贺您！"这是收到唯一的真正意义上对"为人母"的祝贺。随着时间的流逝，我才逐渐领悟到，这份简单而深刻的祝福，正是人生最真挚的本色。

2016年6月。庄先生病痛入院，我前往探望。在病房里，庄先生保持着规律的复健行走。他以一贯严谨治学的精神面对疾病，既不畏惧也不轻忽，应对治疗过程中的每一个挑战。那次，庄先生谈及了与他同时代的几位先生，他们的生活近况，以及他们那一代人所经历的波澜壮阔的人生。他们的故事，如同历史的缩影，映射出一个时代的变迁和个人的奋斗。真的希望时间可以慢一些走，让我们多听听他们的故事。

2018年4月。我前往徐汇校区拜访庄先生，心中不免担忧他的康复状况。然而，大不然。庄先生展现出的乐观精神令人钦佩，他不仅精神饱满，还保持着幽默和风趣，让我的担忧瞬间消散。积极和自律让他的身体恢复得很好。我们愉快地分享了工作进展和老友的最新消息。午饭后，庄先生变身为"资深导游"，带我深度游览了徐汇校区，详细介绍了古老建筑的历史和新式建筑的设计。每到"特色景点"，他都兴致勃勃地帮我拍照留念，让我感到惊喜又荣幸。我们一同漫步了两个多小时，而他的步伐依然稳健有力。在回程的路上，我的心情格外愉悦。一切都挺美好的。

2020年11月。我们"快乐庄园"每年在11月份会小聚一下，这也成为了我一年中难得的外出时光。宋朝昀师姐在聚会中兴致勃勃，创作了一首描绘我们温馨团聚的诗："红橙黄绿秋意浓，东西南北团聚匆。最喜庄园一家亲，欢声笑语乐融融"。在这次聚会中，我和庄先生讨论了新的发展方向。我能真切地感受到，先生那种如同看到自己孩子终于步入正轨般的欣慰。尽管需要一日往返于京沪之间，但我心中倍感温暖和幸福。

2024年1月。我因公司临床试验的事宜出差至杭州，抓住空挡便匆忙赶往上海，与王鑫相约一同拜访恩师。庄先生家中的整洁有序让人赞叹，师母告诉我们这一切都归功于庄先生，得知我们要来，他早早地打扫整理，摆好果盘等待。我们受到了热情的款待，师母耐心地为我们剥开美味的坚果，那情景让我想起了三十年前外婆悄悄塞给我桂圆干的温馨时光。两位老人依然精神矍铄，与我们分享生活的真谛，给予我们宝贵的建议，鼓励我们去追求自己认为正确的事业。临别时，庄先生赠予我蒋大宗先生的文集，这份沉甸甸的礼物让我感受到了传承的厚重。

许多珍贵的回忆瞬间，无法一一细说。正如先生所说，"相会是短暂的，但记忆无疑是长期的"。一切念念。

印　记

念念师恩，情深流长。

在庄先生九十寿辰这个充满喜悦的时刻，我衷心祝愿先生的每一天都洋溢着健康和快乐，祝愿先生开创的事业和智慧的光芒得以传承，继续照亮后来者的道路。

念念师恩，如山高水长，
您的教诲，是我心中的光。
在迷茫时，照亮我前行的路，
在挫折时，给予我力量。

念念师恩，如春风雨露，

您的关爱，滋润我心田。

在困惑时，为我解惑释疑，

在寒冷时，温暖我心灵。

念念师恩，如岁月静好，

您的身影，是我记忆中的宝。

在成长中，见证我每一次努力，

在岁月里，留下最深的印记。

（赵静是北京智愈医疗科技有限公司联合创始人，首席运营官）

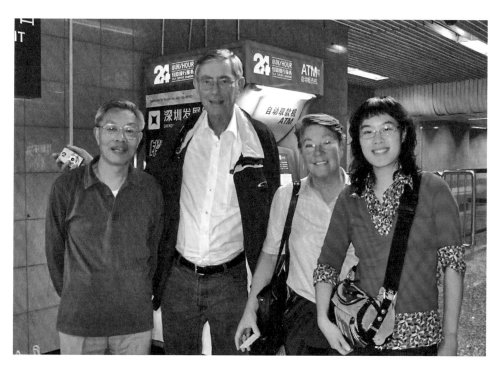

2009年和庄先生一起陪同Höhne教授及其夫人
左起：庄天戈教授、Höhne教授、Höhne教授夫人、赵静

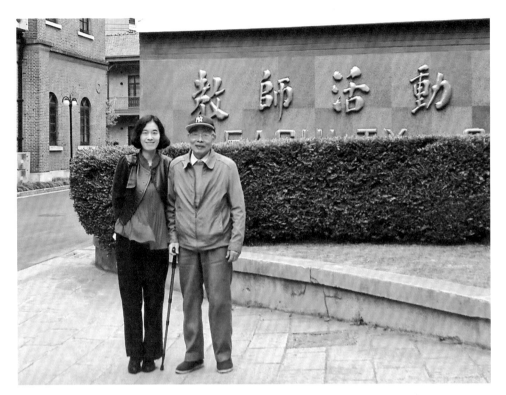

2018年　教师活动中心门口合影

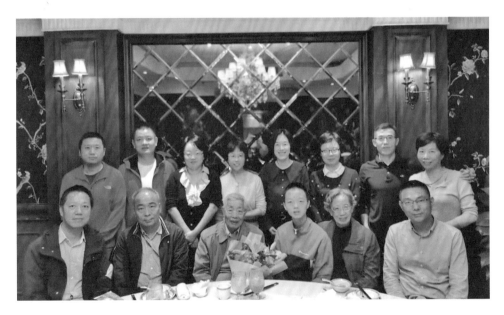

2020年　聚会

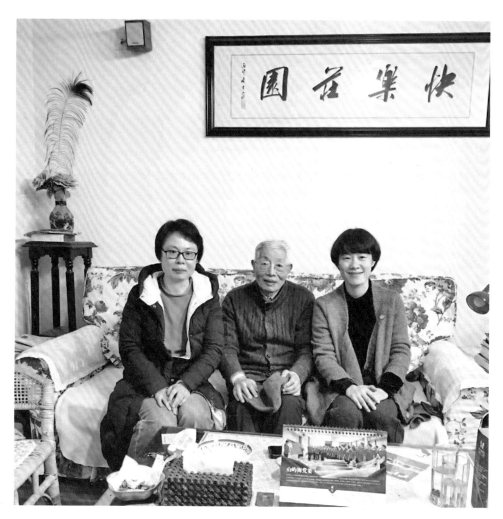

2024年看望庄先生 左起：王鑫、庄天戈、赵静

我心目中的庄先生

王 鑫

　　我于1998年走进上海交通大学就读生物医学工程专业本科。刚开始选择这个专业只觉得这个专业很牛，是国家重点学科，"生物+医学+工程"拆开看每个词都是热点，但实际上相当一段时间我并不清楚这到底是做什么的，感觉只是上了很多电子电路、计算机、自动化控制之类的课程。直到后来上了庄天戈老师的"CT原理""计算机在生物医学中的应用"等课程，才感觉渐渐初识这个专业的一角。庄先生的课条理清晰、逻辑严密，板书非常认真，讲授的专业知识深入浅出。他的这种严谨的治学精神深深地感染了我，随后报了庄先生研究生，有幸成为他的学生。关于庄先生的学术水平和治学精神，大家有目共睹，不再赘述。

　　我心目中的庄先生是地地道道的"交大人"。他毕业自交通大学，跟随交大西迁，在西安交通大学执教二十余年，后又回归上海交通大学，一生都奉献给了交通大学。他不仅学问做得好，也传承了交通大学体育精神。我们读书的时候，在徐汇教一楼四楼的一角上放了张乒乓球桌，学习工作之余会经常三五成群地打球。如果庄先生有空，他也会挥上几拍。有一年系里组织师生乒乓球赛，庄先生当时年近七十，也参加了，他身形灵活，反应迅速，一点儿都不输年轻人。我留校工作后，庄先生也退休了，但还是经常能看到他手里拎着沉甸甸的电脑包，在偌大的闵行校园里神态自若、步伐矫健地快速行走几公里。

我心目中的庄先生是感情细腻的热心人。读书时总觉得庄先生是一位严师，每每见到都心存敬畏，不敢接近。后来才慢慢感受到庄先生实际上是外冷里热、特别重感情。庄先生总是时时关心我们每一位弟子的发展情况，随时给予鼓励。我们每个人毕业答辩的照片，师兄弟姐妹们和庄先生一起欢聚的照片都被庄先生珍藏保存。每次探望庄先生，提到往事时，总会看到他饱含热泪，感念故人。曾经庄先生的一位友人委托他帮忙寻找有关唐文治老校长的古籍，他在腿脚不太便利的情况下，还是坚持亲自帮忙四处寻找，而不愿意麻烦他人。

庄先生桃李满天下，成果累累。七十寿辰时，他自述《七十述怀》，再续"凌云志"；八十寿辰时，他老骥伏枥，不改初心。在先生九十寿辰来临之际，衷心祝愿庄先生身体康健，皆得所愿！

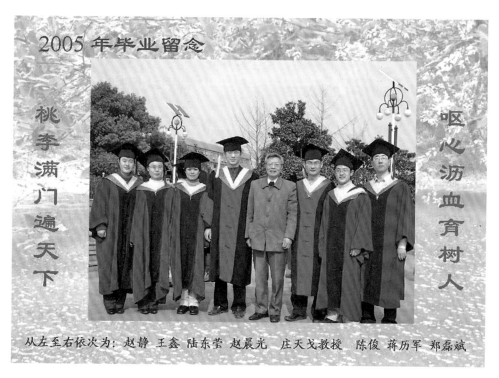

2005年毕业留念

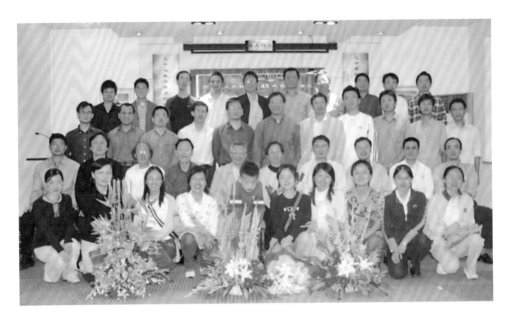

2005年10月庄天戈七十寿辰

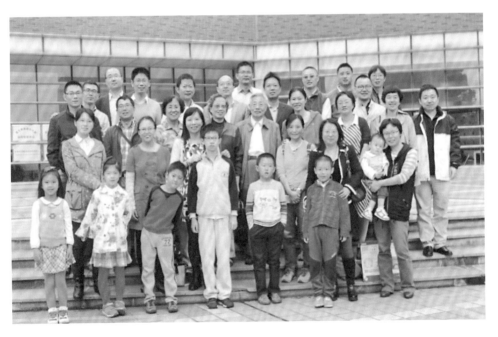

2014年11月庄天戈八十寿辰

（王鑫是上海交通大学生命科学技术学院党委副书记）

教一楼拾遗

郑 雷

我是在1990年代末的时候进入庄天戈教授的实验室的。那时候，学生们对导师的称呼大多是"老师""教授"或者"老板"。不过，许多人称庄教授为"庄先生"。

庄先生的实验室在徐汇校区教一楼的顶楼东侧。从实验室的窗户望出去，便是大操场，操场的那边是体育馆等老建筑，视野非常好。实验室的内部也井井有条地分隔成几个小房间，每个研究生都配有一张书桌和一台电脑。这是我们进行影像处理的必备工具。

从学生宿舍到实验室，有时我会沿着操场走到教一楼的东门。这个门比较大，门前有一块空地，空地上经常停放着一些自行车。一天中午，我刚走到大门口，便看见庄先生从操场另一边的小路骑着自行车过来了，快到门口时，庄先生抬起右腿，直接从车座前方的横杠上跨了过来，从左边下了车。等庄先生停好车，打了招呼后，我又回头看了眼那辆自行车。那是一辆有些年头的男式二八大杠自行车，车把和车座之间的横杠很高。相比从车座后方跨腿上下车，从横杠上跨腿的难度可要高许多。庄先生那时已有六十多岁了，如此轻松地从横杠上下车，让我小小地惊叹了一把。

相比白天大家安静地学习、研究，傍晚时分的实验室相对热闹一些。师兄师姐们在实验室里一起聊聊天，散散心。有一次，庄先生也加入了进来，话题是教一楼里的清洁问题。庄先生发现，虽然可以看到扫地阿姨拿着拖把在楼里拖地，却不见她经常收集扫出来的垃圾，或是清洗拖把。那只能说，垃圾还在地上。或者，按照图像处理的术语，扫地阿姨只是在对地上的垃圾进行均值滤波。

教一楼顶楼走廊的西侧，地方比较宽敞，那里放了一张乒乓球桌。周围几个实验室的学生经常在那里打球。有一天，系里招待了几位来访问的中国学者。在参观了实验室之后，有人提议打几局乒乓球。实验室的学生听说老师们也要打球，纷纷围了过来，气氛一下子热闹了起来。几轮之后，庄先生也下场了，对手是一位中年教授。只见两人你来我往，精彩非常。忽然，对方吊了一个左侧反手，庄先生顺手接下，对方马上又将球抽到了右侧正手，球速很快。庄先生没有回身转向右侧，而是直接顺着向左的动力，一个转身，背对球桌，右手球拍直接从左肩膀上伸了出来，将球抽了回去，并且上台得分。一见到这个动作，现场立刻响起了一片掌声。这是我见到过的为数不多的一次庄先生展示球技。

在学术研究方面，庄先生长期和德国汉堡大学的 Karl Heinz Höhne 教授保持合作。在研究生期间，我和庄先生一起在教一楼接待了 Höhne 教授

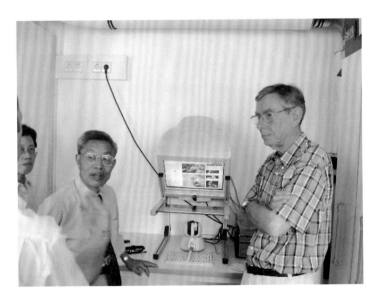

右二为庄天戈教授，右一为 Höhne 教授

的来访。研究生毕业后，我人在德国，听说庄先生要到汉堡访问，我又有幸陪同庄先生一同参观了Höhne教授的实验室。在汉堡期间，两位教授都已过了退休年龄，但仍然神采奕奕，对专业上的最新进展兴趣浓厚。

喜闻庄先生将要庆祝九十寿辰，特以此小文，敬祝庄先生平安、健康、快乐！

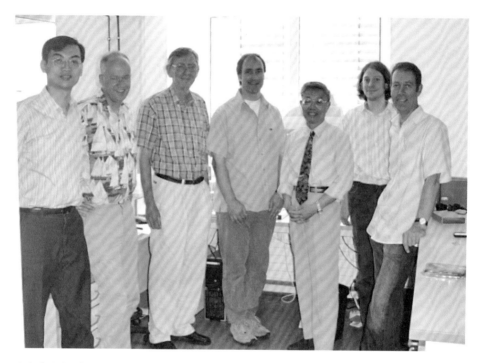

2006年郑雷（左一）、庄天戈（右三）和德国汉堡大学Karl Heinz Höhne（左三）团队的合影

（郑雷是德国海德堡大学教师）

我眼中的庄老师

徐　昊

　　我与庄老师初识于1998年秋，那时候正在准备上海交通大学的博士考试，到上海交通大学见几位博导。我记得那天见了模式识别研究所的戚飞虎教授和生物医学工程系（BME）的庄天戈教授。源于自己一点关于医学的梦想，第一志愿就报考了庄老师。后来的考试成绩还可以，1999年春节后，我就从杭州来到上海交通大学，成为庄老师的学生。

　　从1999年2月至今，转眼已过了25年，这些年我完成学业、成家立业，现在又进入职业生涯的后半场，每个阶段庄老师都给了我莫大的帮助和鼓励。在我的眼里，庄老师为人率直、低调谦逊；对科研严谨细致，务实创新，始终保持浓厚的兴趣；对学生们的学业精心指导，并始终不遗余力地支持他们事业的发展。下面我分享几个关于庄老师的小故事。

一、治学严谨务实，努力探索创新

　　刚入学时，听一位师兄说，庄老师对学术的要求极为严谨。记得入学后一年多，我读完CT技术的相关文献，写好第一篇综述文章交给庄老师修改。几天后，当拿到修改稿时，我惊呆了。大概四页的A4打印稿，已经几乎看不到原文，页边缘、行间全部被庄老师的手写字填满了，有蓝色的钢笔字，还有红色的圆珠笔字。第二天下午，庄老师把我叫到办公室，和我讨论了综述文章的架构设计、CT的核心部件、重建算法的进展，以及他对CT技术发展趋势的看法。

庄老师的分享仿佛给我打开了一个广阔的 CT 世界，球管、探测器、数据采集 DAS、重建算法等关键子系统如同 CT 世界闪烁的明星。那时的我只在文献上看到过 CT 的几张图片，从未在哪里看到过 CT 实物，而我原来读到的文献也只是散落在这个浩瀚世界里的几个碎片而已。还有一点让我非常惊讶的是，文献中读不到太多的产业界产品信息，但庄老师每天来得比我们早、走得比我们晚，几乎天天待在办公室，居然知道世界上各大 CT 企业的最新动态。某公司正在研究或即将上市的新产品，有什么技术特点，解决了哪些问题，他都一清二楚。

后来我从师兄师姐那里才了解到，庄老师除了专注于生物医学工程领域的学术研究外，对医疗设备、医学信息化产业也非常关注，经常主动与相关产业界的主流公司保持交流。作为国内最早一批从事 CT 领域研究的专家，庄老师经常受到国内外公司的邀请，参加相关主题的研讨，或给企业出谋划策，比如东软、西门子、锐珂医疗、联影医疗、安科公司等。我想庄老师乐于与产业界保持密切联系，除了自己跟踪技术与产品发展的原因之外，还有一个重要原因就是庄老师非常重视科研成果的转化应用。我记得，实验室内当时开展的多个科研项目都是面向临床应用或产业化展开的，比如影像归档和通信系统（picture archiving and communication system, PACS）、人体穴位及针灸三维显示及针刺演示系统、基于立体计算机视觉的手术导航系统，还有我做的倒置结构（reverse geometry）的 CT 成像系统。

为了搭建倒置结构 CT 的实验原型，我和庄老师对设计方案进行了反复的探讨，除了手绘机械式扫描装置外，他还指导我到中国原子能科学研究院购买 X 射线探测器，到长宁区的一个球管厂购买 X 射线球管，最后从海门探伤设备厂购买了一个小型铅房，把实验装置搭建起来，总共花了大概 10 万元。那时上海科委资助的面上科研项目，经费也就十几万元，因此为了这个项目，已是"大动干戈"了。

庄老师在指导学生的科研工作中，不仅特别务实，面向产业应用外，还特别强调在科研中创新。他经常和我们分享世界上别的科研机构、知名企业做出了什么新产品，问我们怎么能做得更好。比如，我和庄老师一起搭建的倒置成像装置，就是利用阴极射线管的扫描原理，把CT的点状射线源通过循环扫描的方式来模拟面阵源。但在后续的实验中发现，由于这种模拟是手动的，效率确实太低了，完成一个直径为5 cm，高为10 cm的圆柱，大概需要1个月的时间来采集数据。后来我毕业了，庄老师和师兄弟、师侄们继续进行扫描效率的升级。一次我回母校，他高兴地告诉我，他们利用安放在校医院里的DR系统，搭建了面状探测器的CT结构。

专业课上，庄老师给我们讲CT、MRI、数字式X射线（DR）的不同成像原理，临床应用中的特色及缺点。比如MR能提供非常好的对比度，适合大脑等神经系统检查，但扫描时间长；CT能提供很好的空间分辨率，扫描速度快，适合于胸部、头颅检查，但有射线辐射；DR成像价格低，剂量小，但只能提供重叠的放射投影，常用于骨头成像、体检筛查。如何把这些优点综合到一起，给临床医生提供最佳的诊断帮助？这是庄老师在专业课上留给我们的思考题，可惜我们这帮学生还没有入门，只当是老师布置的作业，天马行空地写了几句话，草草了事。可是，庄老师自己一直在思考这个问题。在一次学术会议上，庄老师提出放射组学的概念，他的报告题目是"放射组学与计算机辅助诊断"，其中包括多模态图像重建，基于专家库和机器学习的人工智能，图像融合与虚拟现实等。诸多先进理念和思考对于现在的医学图像人工智能的临床应用困境仍具有很高的启发价值。

二、鼎力支持学生事业，一贯倾情相助

庄老师的硕士研究生和博士研究生有50多人，如今分布在世界各地，包括欧美的大学、研究机构、知名企业等。据我所知，到国外留学深造的同门中，大多都是庄老师推荐的。他们到国外留学深造的首个目的地，有的是庄老师的科研合作伙伴，有的是庄老师在学术会议上顺便推荐过去的研究机构或企业。

在我毕业的时候，受2001年美国9·11事件的影响，欧美将重心转向反恐，很多非安全类项目经费被削减。于是庄老师给我推荐到西门子上海医疗器械公司，当时我还在杨浦区的临清路上班。五月份面试后，我就进入西门子开始实习。大约年底的时候，庄老师问我在西门子干得怎么样？我说，不是很喜欢那里的企业文化。于是，庄老师又给我推荐给了纽约大学石溪分校的一位教授，后来因家庭原因，没有选择出国。

2006年初，通用电气（GE）中国研发中心建立X光与CT团队。这里我也要感谢秦斌杰，是他第一时间告诉我这个消息。庄老师也觉得这是一个很好的机会，非常认真地给我写了两页纸的推荐信。经过面试，我和庄老师的另一位硕士生张伟被录取。入职时，因为我专业对口、表现优秀，获得入职人才奖。

2018年，我申请上海科技大学的平台主任，庄老师再次给我写了推荐信。回想我这几段职业经历，每一次都麻烦庄老师给我写推荐信。他不管多忙，每次都爽快答应，而且很快就能把推荐信给我。在推荐信中，庄老师每次都根据申请职位的特点和要求，言辞恳切地介绍我的特长和特点，说明我的能力和职位的契合点。应该说，庄老师的推荐对我每次申请新的职位都发挥了积极的作用。

2022年，我和几家企业联合申请到科技部国家重点研发计划"诊疗装备与生物医用材料"专项——光子计数能谱CT研发。经项目牵头单位的深思熟虑，聘请庄老师等为项目实施方案论证专家。在项目方案论证会上，庄老师发表真知灼见，表达了他对光子计数CT的关键技术和研发难点的看法，并和我们分享了几十年前，他亲身经历的我国首

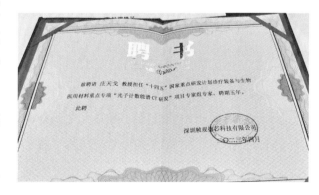

庄天戈的国家重点研发计划项目专家组专家聘书

台CT研发艰难起步的感人故事，鼓励我们要不畏艰难险阻，为国为民争口气，取得下一代CT技术和产品的研发

三、生活勤俭朴素、知足感恩，为人谦逊低调

几年前，在交通大学校园里，你是很可能有机会遇到庄老师的，特别是晚上7:00后，从生医工楼到地铁9号线的小路上。在地铁9号线开通前，他的习惯是骑一辆老旧的自行车，穿一件深色的夹克和一条灰色的裤子，款式可能是上个世纪80年代的，但总是被师母洗得很干净。如果是阴雨天，他还会穿一双解放鞋。有一次在实验室，我们正在聊庄老师简朴的衣着时，他正巧走进来，乐呵呵地给我们说：这鞋防滑，还特别耐磨。可能是他把精力全部都投入到科研中去了，所以对生活根本就没有太多的要求。

在生活中，庄老师和师母也是我们的好榜样。由于庄老师年轻时到西安交通大学工作，夫妻长期分隔西安、上海两地，两个女儿的培养主要由师母承担。在和我们的交流座谈中，庄老师多次激动地表达了对师母的愧疚和感激。师母桑老师原是华东理工大学的教授，退休后更是对庄老师的生活起居照顾得井井有条。桑老师还自学养生之道，给庄老师安排营养均衡的饮食和适宜的锻炼计划。庄老师和桑老师相互理解、相互支持、相敬相爱的画面，给我们留下了深刻的印象。

下图为2020年9月26日，在开学前，我带孩子去拜访庄老师和桑老师。他们的小家总是收拾得干净整洁、井井有条。

说起西安交大，庄老师对她怀有深厚的感情，不仅是因为他在那里工作了很多年，还因为那里有他怀念的恩师——蒋大宗先生。每每说起蒋先生，庄老师就像在谈论他心目中的英雄。在西南联大读书时，因中美盟军联合抗击日本侵略者需要大批翻译，蒋先生义无反顾地投笔从戎，加入到抗日从军的行列中。正是在印缅战场的美军医院，蒋先生学习了X射线机的原理、操作和维修技术。抗战胜利后，蒋先生进入交通大学，从一名军官变身为一名助教。凭借聪明才智和勤奋努力，蒋先生后来成为中国生物医学工程的创始

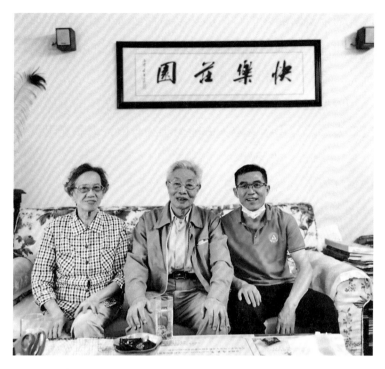

徐昊（右一）与庄天戈及其夫人合影

人之一、西安交通大学生物医学工程专业的奠基人。在我读书的那些年，蒋先生每年都会到上海交通大学来一趟，和庄老师课题组的师生见见面。而每次迎接蒋先生时，有资格给蒋先生拎包的只有庄老师，蒋先生还会亲切地叫他"小庄"，常引起众人的一片欢笑。

2014年，蒋先生不幸因病去世。再说起蒋先生，庄老师几次在众人面前泪流满面。庄老师对蒋先生的深厚感情可见一斑。

身为我们的恩师，庄老师对我们一样不矜不伐、谦逊低调。微信流行起来后，我们和庄老师、师母桑老师组建了一个微信群，世界各地的学生经常在群内分享相互之间的拜访和交流活动。我们在过年过节时，也会在群里给庄老师、桑老师、同门们问候节日快乐！庄老师通常也会在群里回应大家，也祝我们节日快乐，并称呼我们为"各位校友"。也许在我们毕业后，他已不再以老师身份自居，而把我们当作平等的校友或朋友。

尽管庄老师常常帮助我们，但他从来不在口头上教育我们要怎么。他倒是常常给我们讲成功的同门们的故事。他还根据掌握的信息，给我们分享某家企业的特点，包括技术和产品的特点、管理和组织结构的特点等。我想，他是多么希望我们能自己领悟，结合自己的特点和单位的发展需求，在事业上能有更好的发展。只可惜，本人的能力实在有限，大多是辜负了先生的美好希望。

最近读到《孟子 离娄上》，其中一句"人之患，在好为人师"。毛主席也在《新民主主义论》里说，"好为人师是一种自以为是的狂妄态度"。至此，我好像明白庄老师为什么要这么做，也许这是他谦逊低调的做人态度。某教育家曾说：更好的建议不是劝说，而是影响。或许这也是庄老师高明的教育方法。

在写本文时，我犹豫过是称呼他"庄老师"，还是"庄先生"呢？尽管内心对他充满尊敬和感恩，但在他面前，我是从未叫过"先生"的，因为觉得叫"老师"更亲切。他虽比我父亲还大几岁，但每次见面，他都如同慈父般和蔼可亲。所以，还是叫他"庄老师"吧。

真诚祝愿庄老师和桑老师，永远身体健康、幸福快乐！

（徐昊是上海科技大学iHuman研究所重大项目主管）

工程师成长随笔

——庄天戈先生对我的影响

赵晨光

博士毕业后，我在磁共振成像领域工作了将近20年，大部分时间是在工业界从事研发工作。说起这二十年的成长，跟我的导师庄天戈先生在我博士就读期间的指导和影响是息息相关的。

早期的入行，受益于庄天戈先生教授的"医学成像原理"这门课，庄先生用简洁的语言讲解了磁共振成像中通过傅里叶变换从信号得到图像的核心原理。后来也读过几本很厚的专业书籍，但是万变不离其宗。早期扎实的基础让我受益匪浅，在这个领域的发展能够游刃有余。直到现在，我在给年轻工程师讲解磁共振成像理论的时候，还是可以通过比画比画一张纸的内容让他们基本明白磁共振成像的核心原理。也正是通过这门课让我对磁共振成像这个行业产生了浓厚的兴趣，最终把它作为自己的职业选择。

读书人可能都有类似的经历，一门学问如果顿悟了可能受益终身；相反，如果一知半解就成了一生的知识短板，因为在后来的职场中，你可能没有学校里的那种机会，坐下来静静地思考。对一门学问的顿悟，导师往往起到非常关键的作用。在我研究博士课题期间，我受到导师庄先生的悉心指导，在神经网络、机器学习、图像信号处理、医学成像、自动化原理等方面积累了扎实的知识，终身受用，可以说是我后来在工业界赖以谋生的主要技能基础。毕业后的近20年中，大数据、云计算、人工智能不断兴起，在医学成像中得到应用。早期的基本功让我面对这些新涌现的技术时，能够很快适应。

中国的科技发展经历了风风雨雨，上世纪60～70年代曾经形成了严重的知识和人才断层。中国的科技人才之所以得到延续，是因为无论多么艰苦，始终有一批人在孜孜不倦地求索、积累。我们这批70后能够成长起来，要得益于那批在艰苦环境中坚持并在后来传承给我们的人。我的导师庄天戈先生就是这些人中的一位。

我有中国企业的工作经历，也有欧美企业的工作经历。在这种跨文化的经历中，我们经常会看到中企在大型医疗设备领域落后于国外同行的情况。自然地，我们会思考一个问题：差距形成的根本原因是什么？在思考这个问题的时候，我的脑海中又会浮现出庄先生提到的上海科学家研发的第一台国产CT的模糊印象。他们老一辈在技术上追赶欧美日的时候是否也思考过这个问题呢？我虽然不是第一台CT研发的亲历者，但老一辈在该项目中的倾情投入，我似乎又能感同身受，总想着自己及后辈要做点什么来缩短这种差距。也许这就是传承，尽管时代在不断变化。

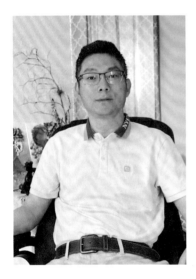

赵晨光

全面考虑和回答技术差距的问题比较复杂。从一个工程师的经历出发，我认为其中一个直接的原因是我们的工程师由于主客观因素很难在一个工作岗位上进行常年的积累。欧洲的一些成熟的制造业国家的工程师经常会在一个工作岗位上深耕十年、二十年以上。而美国近些年由于金融资本的过度发达，年轻人也倾向于赚"快钱"，能够扎实地做研发的人数的比例在下降。庄先生经常教导我们脚踏实地，实事求是，朴实无华又弥足珍贵。

（赵晨光为Imaginostics MR研发工程师）

赤子之心

——记庄老师二三事

张　静

　　回想起来，拜入庄老师的师门已经二十年了。二十年来，庄老师点点滴滴的教诲依然时时刻刻萦绕在我耳边，受用终身，不仅激励我在学习工作中不断精进，更加重要的是也教会了我如何为人处世。

　　记忆的闸门打开，许多往事浮现。记录一些点滴的片段，以感恩庄老师的教诲。

　　在读研究生期间，有一次在学校广元西路的校门口，远远看见庄老师费力地扛着许多日用品走过来。我有点惊讶，问庄老师，扛着这么多东西，这是要去哪里？庄老师高兴地告诉我，他的老师蒋大宗老先生来上海开会了，他帮老先生把需要的日用品送到宾馆去。我说，庄老师我帮您拿吧。庄老师说，不用了，你赶紧去实验室做事情吧，这些事情他自己来就行了。说着庄老师穿过马路，就渐渐走远了。看着庄老师远去的背影，有一种莫名的感动涌上心头。一个年近七十的学生对自己八十几岁的老师的这样一种深厚的情谊，经历了漫长岁月的沉淀，如此弥足珍贵。很多年以后，我去看望庄老师的时候，提起这件往事。我还跟庄老师提了一个问题："庄老师，这样的事情，您让学生帮着做不就行了吗？"庄老师回答我，学生家长把孩子送到我这里来学习不容易，希望学生有更多的时间来做研究做学问，学到真本领。如果老师把这些与学习研究无关的事情都丢给学生去做，怎么对得起学生和学生家长。所以我自己做掉这些事情，让学生们心无旁骛地学习，才能取得成果。庄老师的回答给了我很大的触动。一个老师对待学生，他是从学生的角度还是从自己的角度来考虑问题，境界和格局立见高下。从学生的角度出发，为学生的成长和发展提供最好的环境和支持，老师用心良苦，但是那时候的我们并没有体察到，直到现在才明白。这件事教会了我在今后为人处世事的时候，要多从别人的角度考虑问题，常怀一颗利他之心，提升自己的境界和格局。

庄老师的为人处世不仅深刻影响了我们这些学生，也潜移默化地影响着我们的下一代。

研究生毕业以后，我们一家三口也常常去看望庄老师和桑老师。现在每年快到了教师节的时候，儿子就会问我，我们要去看望庄老师和桑老师了吧。每次我们在和庄老师和桑老师交谈的时候，儿子总是在旁边静静地听着。有一次在回来的路上，儿子跟我们讲，今天听了庄老师的故事很受感

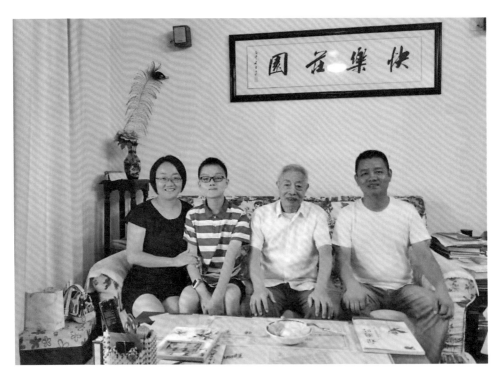

庄天戈与张静合影（右二为庄天戈；左一为张静）

动。改革开放初期，庄老师被公派到美国学习，学成之后，一天都没有耽搁就回到国内。"早一天回到中国，中国在医疗器械领域赶超世界先进水平的梦想就可以早一天实现"，庄老师的话太令我感动了，我以后也要学生物医学工程专业，解决中国在这个领域的"卡脖子"问题。

2022年初升高，儿子考上敬业中学。庄老师还专门写了贺词送给我儿子："孔圣先贤殊可敬，少年立志成大业"。桑老师说，庄老师为了写贺词，酝酿了很久，花了不少心思。原来贺词里还藏着儿子高中的名字——敬业。而且庄老师知道我儿子从小读《论语》，所以专门跑到书店挑了一本《孔子》送给我们。庄老师不光对我们学生悉心培养，对我们的下一代也用心良苦。

写到这里，感觉眼眶有些湿润。庄老师捧着一颗赤子之心，献给了国家，献给了教育，献给了生医工，献给了师长，献给了学生，献给每一个靠近他的人，散发着光和热，激励和温暖着每一个人。

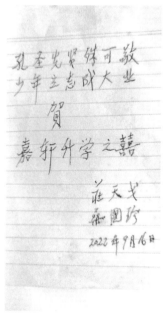
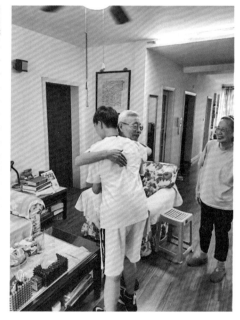

庄天戈寄语及与张静儿子合影

[张静是锐珂医疗全球研发中心（上海）主任研究员]

由两张照片引发的回忆

金燕南

　　尊敬的庄老师将在今年迎来九十大寿，实在可喜可贺。我在电脑中看到几张庄老师十一年前访问通用电气时的照片，不禁想起以前庄老师的帮助与教诲，心中充满了感激与敬意。

　　庄老师治学严谨，功底深厚，淡泊名利，方方面面皆是我辈的楷模。庄老师是中国生物医学工程的奠基人之一，在医学成像领域辛勤耕耘了几十年，与产、学、研各个领域的专家都有密切的合作。我的导师赵俊老师是庄老师的学生，因此我算是庄老师"徒孙"级的晚辈。在上海交通大学，庄老师开拓的与国内外广泛的学术交流与合作薪火相传，日益深入，为我这样的后辈带来了很多宝贵的机会。比如与美国CT算法专家王革教授的密切合作，让我在赵老师指导下快速进入CT科研领域的前沿，这一阶段的训练让我受益终身。

　　2013年，庄老师来美国访问了位于纽约州的通用电气（GE）全球研发总部。我当时刚加入GE研发中心不久，因为曾是庄老师的学生，所以有幸参与了大部分接待工作。GE公司对庄老师的访问十分重视，CT组大多数成员都分别与庄老师面谈，介绍最新的研究进展以谋求合作。下面的照片是我和CT组的同事Jed Pack一起向庄老师介绍一种新型X射线滤波器的设计方案。

　　庄老师访问时，GE研发总部的CT组共有12～13名成员，其中华人超过了一半。很多华人同事听说我是上海交通大学毕业的都会向我提起，曾经认真拜读过庄先生的著作《CT原理与算法》且受益良多。庄老师在科研和教学领域声名卓著，硕果累累。这本著作是CT成像领域不可多得的经典教材，带领一代中国学子走进CT重建的大门。也正因为如此，庄老师来访引起GE同事们的热烈欢迎。下面的照片就是庄老师、桑老师和GE研发总部CT组全体华人同事的合影。

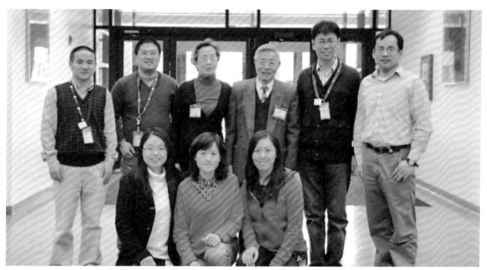

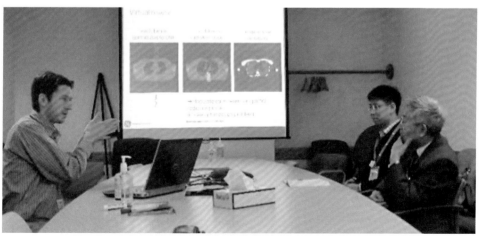

2013年，庄天戈访问通用电气。上图：第二排，右二为金燕南，右三为庄天戈　下图：右一为庄天戈，右二为金燕南

十几年后回看这些照片，我无比感激庄老师在学术交流中付出的心血。庄老师孜孜不倦地努力建立了上海交通大学在医学成像领域的声誉，带来了思想的碰撞和创新的火花，也带给像我当时一样的年轻人更开阔的眼界。在庄老师九十大寿之际，衷心祝愿庄老师福如东海，寿比南山，身体安康，幸福如意！

（金燕南是飞利浦医疗CT系统架构师）

一个不浮夸别人的老教授

郑 茂

几天前，在学生们为他举办的七十寿辰庆典上，生命学院的庄天戈教授被感动得掉下泪来。原来，为了这个庆典，学生们已秘密筹备了一年。海内外的学生纷纷送来了诚挚的祝福，毕业十年的学生也专程赶来祝寿。

庄教授早年毕业于上海交通大学，后随交通大学西迁，在西安交通大学执教十余年后，于20世纪80年代调回上海交通大学。他的研究生程卓是刚从西安交通大学考过来的，在西交上本科时，她就常常从老师们的嘴里听到庄天戈的大名，以学术水平高著称。现在，她成了庄老师的弟子，她说："非常荣幸。"庄教授主要从事医学成像包括图像重建、处理、识别和通信的研究，主持完成了七项国家自然科学基金项目。学生们对庄老师的学术造诣非常佩服，但更令他们感动的，是庄老师的治学为人之道。

早在1997年，庄老师的学生就曾这样描述过："老庄，庄天戈教授也，生命科学技术研究院副院长、博士生导师。中国人爱用'严谨治学'来形容一位学者，不过这词用在老庄身上可不为过。老庄给我两个印象：一是爱上图书馆。我去查资料时，有的资料包图没有，就在二楼登记外借。一跟管理员说起我是八系的，她就问我是不是庄老师的学生。而且我查的资料庄老师已经复印过了，找他就行。二是爱泡实验室。庄老师经常一天到晚都在实验室，晚到什么时候？常常是到八九点钟。所以他的学生都养成了不打游戏的好习惯。"这两个"印象"，以及其他种种"印象"，至今为庄老师的学生们津津乐道。

庄老师很认真。他从教48年，亲手编写的课程讲义堆积如山，每门课都是一年一本新讲义，绝没有第二年重复使用的情况。庄老师粗略计算，每节课他基本上需要二十节课以上的时间来准备！对这样精心准备的课，学生们自然喜欢听。今年，他与其他教师一起又获得了2005年度国家级精品课程奖，在生物医学图像处理精品课程网上，学生可以方便地找到他所教的课程，看到他讲课的视频。

庄老师的认真，不仅仅表现在上课上。给硕士、博士生出考题，他也要年年加入最新内容。他在翻译外文资料时，更是字斟句酌，反复推敲，每个公式都要自己推导一遍，有时会揪出外国人犯的错误来。一次，他的一名研究生申请到西门子公司去实习，很自然地在申请书里向西门子表示了赞美，庄老师严肃地告诉她："我们不要浮夸自己，也不要浮夸别人。"

今年九月份，"第27届IEEE生物医学工程学会国际年会"在上海成功召开，1 500多位海内外生物医学工程专家、学者、企业家云集上海，他们中有一位就是庄老师。凡事怕认真，这次会议能在中国召开，是庄老师花了5年时间"跑"出来的！这个年会，被誉为生物医学工程领域的"奥运会"，历届26次会议中仅有5届年会在北美洲之外的地区举办，1998年香港承办了第20届年会，这是IEEE/EMBS年会第一次在亚洲举行。可以说，能否承办此次国际年会被看作是对该地区经济、文化和生物医学工程领域学术水平的一次大考验。

为了取得承办权，作为本次国际年会副主席的庄教授倾注了大量的时间和精力。在全国、上海、交通大学的领导以及同行的支持鼓励下，从1999年酝酿申办到组成申办小组，从取得时任上海市市长徐匡迪院士的支持到争取国内外各方面支持，从2001年带领队伍赴休斯敦陈述申办词到最终获得承办权，庄教授亲力亲为，其中的每一步都充满了曲折，每一次努力都为成功铺垫了道路。每当山穷水尽疑无路之时，老先生的那份坚持与执着总能使事情出现转机。为了宣传上海，他亲自到市府宣传处收集资料，亲临光碟公司商谈光碟制作；骑车到印刷厂与工作人员一起校对专家、权威们的支持信，排版制成精良的宣传册子。看着一个个重量级的签名，听着娓娓道来的背后的曲折，真不知整个申办过程庄教授耗去了多少精力，付出了多少的努力与奔波。但当问起他如何能百折不回时，他只是寥寥数语，"只是胆子比较大，看准了就不考虑太多，只想着去做"。

在此期间，尤其让他的学生感动的是，所有会前准备和会后总结的文案，庄老师都亲自整理，从不让学生插手，以致累得眼底出血。有人劝他说，"让你的学生帮帮忙不好吗"？他反对说："他们到交通大学读书，父母是抱了很大的希望的，不能让学生做这些不相干的事。"

宋朝昀作为学生，主持了庄老师的生日庆典活动，她在日记中这样写道："有一些话，一直想说，……如今那么多诱惑的年代，能够沉下心来认真做学问、做点事情的人实在太少了，先生就是其中的一个。……先生是我终身学习的榜样。真心祝愿先生苍松不老，健康安宁。"

明年，庄天戈教授将告别讲坛，他希望在退休之后把自己的科研、教学所得总结成书，惠泽莘莘学子，使更多的学生能够进入生物医学工程这扇大门，望见瑰丽的科学世界的风景。

（本文原载于2005年10月24日《上海交大》报）

岁月留声，情谊永存

——80211 班同学与恩师庄天戈教授重聚交通大学

李云霞

2024 年 4 月 6 日，春意盎然，阳光洒满了上海交通大学的校园。这天不仅是校庆纪念日，更是上海交通大学 1986 届 80211 班校友和庄天戈教授团聚的日子。在这个明媚的中午，上海交通大学七餐西餐厅正在举行一场特别的聚会，一派热闹非凡的景象。庄天戈教授和夫人桑国珍老师在 80211 班同学们的陪伴下来到餐厅，他们或拥抱寒暄，或握手致意，脸上洋溢着久别重逢的喜悦。这些曾经共同在学术殿堂求学的伙伴们，如今各自在以生物医学工程为主的各个领域发光发热，当天能再次聚首并见到多年未见的恩师庄天戈教授，实属不易。

交流会伊始，上海交通大学原党委常委、副校长徐学敏对 80211 班同学来校参加活动表示欢迎。她表示庄天戈教授作为医学成像、医学图像处理等领域的专家，在学校长期从事与生医工相关的科研和教学工作，为交通大学生物医学工程学科的发展作出了突出贡献。庄教授的努力和奉献，如同一座座丰碑，见证了上海交通大学生物医学工程学科从稚嫩到茁壮的成长和辉煌。各位校友和庄教授有着深厚的师生情谊，今天再次聚首，不仅是重温往昔的美好时光，更是为了携手共创未来的辉煌篇章。

生物医学工程学院院长廖洪恩讲述了学院近年来的发展和未来的规划，对庄天戈教授和校友们对学院的贡献表示了肯定和感谢。

庄天戈教授坐在大家中间，白发苍苍，却依旧精神矍铄。作为 80211 班的任课教师，庄教授和班级同学们共同度过了难忘的教与学时光。他回忆起80211班同学在校期间的点点滴滴，回忆起与同学们相处的日子，仿佛昨日重现，让人感慨万千。时隔多年，庄教授还清楚地记得每一位同学的一些事。他提起朱晴本科毕业后去读了图书馆专业研究生，也记得徐锋毛笔字写得很好。如今班级的各位同学都已经成为各自领域的中坚力量，为社会发展作出了积极贡献，他感到十分欣慰。

在温馨和谐的氛围中，往日画卷徐徐打开，80211班校友共叙同窗情谊，回忆起在交通大学学习的青春岁月，以及和庄老师相处的点点滴滴。班级理事虞晴表示，庄老师对班级的同学们都十分关心，他送给同学们《人体使用手册》一书，非常实用，让大家都感到十分温暖。庄老师八十岁的时候还在健康地工作，让她特别佩服和开心，恩师一直是她的榜样。

徐微苑表示，庄老师不仅在科研方面引导学生，在学生的成长过程中也给予各方面的关心。作为庄老师的第一个硕士研究生，她一直和庄老师保持着联系，庄老师对于学科领域前沿不断探索的精神让她十分钦佩。

陈毓贞对于能够再次见到庄老师和师母表示非常激动。多年前庄老师赠予大家的《人体使用手册》让她受益匪浅。她在十八年前做了一个大手术，经历了放疗化疗，正好在需要的时候读到庄老师送的书，对自己的康复很有帮助。庄老师是非常有智慧的人，不光把学识传递给大家，也把人生的哲学和道理传授给大家，一直到现在都是这样。

朱晴对于庄老师至今还清楚地记得她本科毕业后去读了图书馆专业研究生这件事表示惊喜。庄老师有这么多届的学生，一届一届送走之后还记得大家的名字，令人非常感动。

张浩回忆起十几年前，团队研发出了干式微流控血气检测装置，得到了庄老师的高度赞扬和肯定，他深受鼓舞。现在他带领团队掌握了具有干式光化学、干式电化学、湿式全自动三种形态的血气检测技术，走在行业的前列，离不开庄老师当年对他的鼓舞和肯定。

刘宛予还清楚地记得做毕业设计的时候，庄老师是他的指导教师。有一

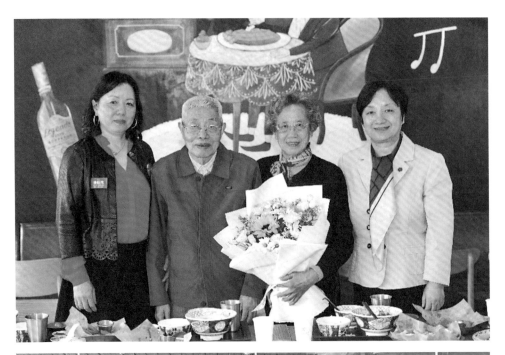

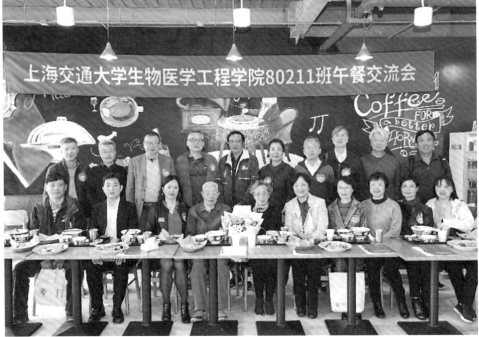

与会人员合影留念

第二排左起：潘世雷、徐锋、孙曦东、黄奇、杨铭潜、朱晴、瞿纪洪、马靖东、张浩、孙卫东

第一排左起：刘宛予、廖洪恩、徐微苑、庄天戈、桑国珍、徐学敏、虞晴、刘熔、陈毓贞、魏丹云

次去找庄老师请他指导课题，天下着雨，庄老师还在发着烧，刘宛予提出换一天讨论，庄老师表示今天一定要看他设计的装置。庄老师的言传身教对他影响很大，之后无论是读博士还是工作，一路走来都是脚踏实地。庄老师是他一生的导师。

瞿纪洪表示见到最崇拜的庄老师是一件令人开心的事，他还清楚地记得2003年1月，庄老师访问哥伦比亚大学放射系Hatch NMR Research Center时，全程用英文作学术报告的场景。

午餐交流会的最后，与会人员合影留念，留下美好的回忆。大家依依不舍地和庄老师告别。庄老师对大家的关爱和恩情，正如这春日的阳光，温暖而又充满希望，照耀着每一个人前进的道路。

后　记

随着书稿的缓缓合卷，我心中涌动的是对过往岁月的感慨与对未来无限的期许。庄天戈教授是上海交通大学生物医学工程学科创建人之一，他为学科四十多年来的发展作出了不可替代的卓越贡献。这本书稿记载了庄天戈教授一生在生物医学工程领域的辛勤耕耘，教书育人、传道授业，体现了他高尚的精神风范与人格魅力，也是一部国内较早建设且排名前列的上海交通大学生物医学工程学科发展史，是中国生物医学工程学术界的一笔宝贵财富，其意义远远超越了书稿本身。

书稿从"我的前半辈子"开始，记载了庄教授作为一名交大老师，经历了新中国成立初期、交大"西迁"与"院系调整"、"文革"和"改革开放"背景下高等教育的翻天覆地的变化。书中描述了庄教授作为高校杰出教师代表在这样的历史背景下，其个人成长、发展经历和人生感悟；《学科建设》章节详尽记载了庄教授作为奠基者，如何引领交大生物医学工程学科的创立与蓬勃发展；《科教融合》章节聚焦庄教授在交大生医工学院教育教学中的创新实践与显著贡献；《学术交流》章节记录了庄教授全力推动申办并主导2005年IEEE EMBC国际生物医学工程年会的整个过程；《代表性综述》章节收录了庄教授部分代表性综述文章；《他人眼中的庄老师》章节汇聚了庄教授亲友、学生等各方人士的温馨回忆与高度评价，多维度刻画出一位受人尊敬与爱戴的学者形象。

该书是庄天戈教授智慧的结晶。他无私地分享了自己的个人回忆、教学心得与科研成果，亲自撰写文字内容并对所有资料进行细致的审阅与修订。在前期采访中，工作小组先后五次前往庄教授家中与他进行交流，每次访谈时间都在两小时左右。庄教授认真回忆讲述往事，对所有细节都能娓娓道来。他不仅在科研中严谨治学，对待该书编写工作也是如此，在后期内容校对过程中，更是对每一个字都认真斟酌，确保准确。

记得几年前，罗九甫老师（原生命学院党委书记，后任Med-X研究院党委书记），曾说过庄教授作为交大生医工发展的见证人，要将他的学术生涯写出来，整理成册，我非常赞同。特别记得回国初期，参与他亲力亲为的IEEE EMBC国际生物医学工程年会，2005年在上海成功举办，全球参会人数创历史记录，一下子扩大了中国生物医学工程的国际影响力。如果没有庄教授的不懈努力是完全不可能成功的，当时的情景今天仍然历历在目。后来由于学校行政事务较忙，没能及时推进，一直深感遗憾。两年前，偶尔与现任生物医学工程学院党委书记陈江平老师提起此事，他非常支持，很快组建了编写工作小组，由赵俊老师具体负责，成员包括李云霞、刘梦、刘博涛三位老师，以及一些学生骨干，才得以有效推进。文集编写工作于2022年11月启动，编写工作前期，以资料收集为主，工作组开展庄教授个人经历的采访及事迹整理工作；在书稿整理过程中，得到了生物医学工程领域学者及庄教授众多好友的支持与鼎力相助。赵俊老师作为庄教授的得意门生兼任本项工作负责人，多次前往庄教授家中，就文集中收录的他所著文章进行内容确认，同时积极联系庄教授的学生推进素材收集工作。

2023年4月至2024年6月，工作组广泛收集文章素材，并进行整理与修订；2024年春季学期，在素材收集的基础上，我们开始考虑文集的整体构架，并通过例会制度，全面推进相关工作，同时接洽学校出版社。7月底，我利用去北京开会期间，拜访了韦钰院士并向她汇报了书稿编写的初衷及推进情况。她对于庄教授在中国生物医学工程领域的贡献高度评价，欣然接受为该书写序并提供了当年他们为学科发展共同奋斗的珍贵历史照片。

这里，还要特别提及，该书的成功出版离不开交大生物医学工程校友的支持。庄教授的学生、交大法国校友会主席徐微苑和朱晴、张浩、潘世雷、虞晴等，不仅积极贡献文集资料，还发起设立了"庄天戈创新基金"并慷慨捐资，用于本书的出版、推广、保存以及奖励交大生医工学院在创新和创业方面有突出成就的优秀学生。这一举动得到了40余名交大校友的支持(名册见附录)，不仅充分体现了他们对庄教授的崇高敬意，更是一种薪火相承，为推动生物医学工程领域的创新与发展贡献力量。

　　在此，我谨代表上海交大和生物医学工程学院向所有参与、支持这项编写工作的同仁们、校友们和出版社工作人员表示最衷心的感谢！

　　最后，借此机会，向庄天戈教授及所有为国家科研事业默默奉献的学者们致以最崇高的敬意！同时，真诚地希望所有读者能从这本文集中汲取到智慧与力量，感受到庄教授那份对科学研究的执着追求与对教育事业的热爱，了解到上海交大生物医学工程学科自创立以来一步步发展与壮大的光辉历程。我们坚信，在庄天戈教授等老一辈学者的精神引领下，上海交通大学生物医学工程学院乃至整个生物医学工程领域必将迈向一个充满无限可能与辉煌成就的未来！

徐学敏

生物医学工程讲席教授

上海交通大学原副校长

2024 年 8 月 20 日

附录　庄天戈创新基金捐赠名单

（按姓氏笔画排序）

马靖东、王建明、王鑫、申羽、卢卷彬、朱晴、向军、庄天戈、刘勇、刘熔、孙伟、孙建奇、杨铭潜、余沪涛、邹华娟、宋利伟、宋朝昀、张志勇、张虹、张浩、张强、张静、陈育敏、陈毓贞、赵俊、赵晨光、赵静、胡海波、秦翊麟、顾霄峥、徐昊、徐学敏、徐锋、徐微苑、奚岩、郭小涛、虞晴、谭明勇、潘世雷、戴青、魏丹云